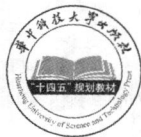

卫生职业教育"十四五"规划护理专业新形态一体化教材

供护理、助产及相关专业使用

U0745568

社 区 护 理

主　编　杜　宏
副主编　王水秀　欧翠翠　姚　凯　刘炜妮
编　者　（以姓氏笔画为序）
　　　　王水秀（井冈山大学）
　　　　刘炜妮（广东省食品药品职业技术学校）
　　　　杜　宏（云南省临沧卫生学校）
　　　　李　娟（广东省食品药品职业技术学校）
　　　　沈妍谷（河源市卫生学校）
　　　　张　奕（上海健康医学院附属卫生学校）
　　　　张奕蓉（临沧职业学院）
　　　　欧翠翠（海丰县中等职业技术学校）
　　　　罗永刚（孝感市第一人民医院）
　　　　姚　凯（武汉市第二卫生学校）
　　　　晏　雁（南漳县职业教育中心）
　　　　戴贵花（河源市卫生学校）

华中科技大学出版社
中国·武汉

内 容 简 介

本书为卫生职业教育"十四五"规划护理专业新形态一体化教材。社区护理是将公共卫生学及护理学理论相结合,以健康为中心,以社区人群为对象,以促进和维护社区人群健康为目标的一门综合学科。

本书理论部分共分九章,内容包括社区护理概论、社区环境与健康、社区健康教育与健康促进、社区重点人群的保健与护理、社区慢性病的管理与护理、社区康复护理、社区传染病病人的管理与护理、社区家庭护理、社区健康档案及评价分析。实训部分选择了与学习目标紧密联系的 6 个实训,实用性较强。

本书可供中职、高职院校护理、助产及相关专业学生使用。

图书在版编目(CIP)数据

社区护理 / 杜宏主编. -- 武汉:华中科技大学出版社,2025.1. -- ISBN 978-7-5772-1566-2

Ⅰ. R473.2

中国国家版本馆 CIP 数据核字第 2025C7A319 号

社区护理

Shequ Huli

杜 宏 主编

策划编辑:黄晓宇

责任编辑:朱 霞

封面设计:廖亚萍

责任校对:朱 霞

责任监印:周治超

出版发行:华中科技大学出版社(中国·武汉)　　电话:(027)81321913

　　　　　武汉市东湖新技术开发区华工科技园　　邮编:430223

录　　排:华中科技大学惠友文印中心

印　　刷:武汉市洪林印务有限公司

开　　本:889mm×1194mm　1/16

印　　张:11.5

字　　数:301 千字

版　　次:2025 年 1 月第 1 版第 1 次印刷

定　　价:39.80 元

卫生职业教育"十四五"规划
护理专业新形态一体化教材
丛书编委会

网络增值服务

使用说明

欢迎使用华中科技大学出版社教学资源服务网 bookcenter.hustp.com/index.html

1 教师使用流程

（1）登录网址：https://bookcenter.hustp.com/index.html（注册时请选择教师用户）

注册 ＞ 登录 ＞ 完善个人信息 ＞ 等待审核

（2）审核通过后，您可以在网站使用以下功能：

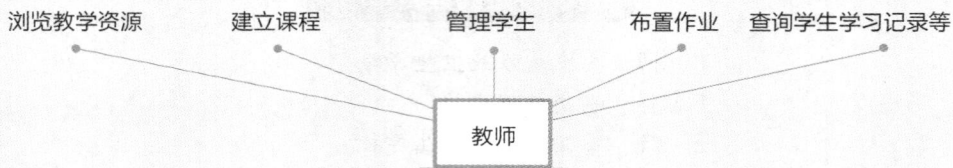

浏览教学资源　　建立课程　　管理学生　　布置作业　查询学生学习记录等

教师

2 学生使用流程

（建议学生在PC端完成注册、登录、完善个人信息的操作）

（1）PC 端操作步骤

① 登录网址：https://bookcenter.hustp.com/index.html（注册时请选择普通用户）

注册 ＞ 完善个人信息 ＞ 登录

② 查看课程资源：（如有学习码，请在个人中心－学习码验证中先验证，再进行操作）

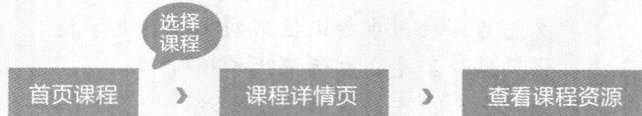

选择课程

首页课程 ＞ 课程详情页 ＞ 查看课程资源

（2）手机端扫码操作步骤

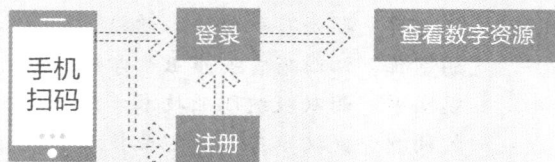

手机扫码 → 登录 → 查看数字资源

注册

总序

职业教育是国民教育体系和人力资源开发的重要组成部分。以习近平新时代中国特色社会主义思想为根本遵循，深入贯彻党的二十大精神，持续推进现代职业教育体系建设改革，是当前和今后一个时期我国职业教育事业改革与发展的重大战略任务。近年来，中共中央办公厅、国务院办公厅连续印发《关于推动现代职业教育高质量发展的意见》《关于深化现代职业教育体系建设改革的意见》，指出要优化就业与升学并重的办学定位，大力提升职业教育办学质量。

随着健康中国战略的不断推进，党和国家加大了对卫生人才培养的支持力度。新形势下卫生职业教育秉持着"以服务为宗旨，以就业为导向"的指导思想，取得了长足的进步与发展，为国家输送了大批高素质应用型医药卫生人才。

根据《"十四五"职业教育规划教材建设实施方案》，为进一步贯彻落实文件精神，适应护理专业职业教育改革发展的需要，充分发挥教材建设在提高职业教育人才培养质量中的基础性作用，在广泛调研卫生职业教育的实际需求后，在全国卫生健康职业教育教学指导委员会和部分中高等职业院校领导的指导下，华中科技大学出版社组织全国 40 余所医药类中高等职业院校的近 200 位老师编写了本套卫生职业教育"十四五"规划护理专业新形态一体化教材。

本套教材充分体现了新一轮教学计划的特色，坚持以就业为导向、以能力为本位、以岗位需求为标准的理念，遵循"三基"（基本理论、基本知识、基本技能）、"五性"（思想性、科学性、先进性、启发性、适用性）、"三特定"（特定目标、特定对象、特定限制）的编写原则，充分反映各院校的教学改革成果。教材编写体系和内容均有所创新，着重突出以下编写特点。

（1）紧跟"十四五"教材建设工作要求，引领职业教育教材发展趋势，密切结合最新专业目录、专业教学标准，以岗位胜任力为导向，参照高素质应用型医药卫生人才的培养目标，提升学生的就业竞争力，体现鲜明的卫生职业教育特色。

（2）有机融入思政教育，结合专业知识教育背景，深度挖掘思政元素，注重培养学生正确的世界观、人生观、价值观，对学生进行价值引导与人文精神滋养。

（3）强调"岗课赛证融通"的编写理念，选择临床典型案例，强化技能培养，紧密衔接最新护士执业资格考试大纲要求和岗位胜任力需要，注重吸收行业新技术、新工艺、新规范，突出体现"医教协同、理实一体"的教材编写模式。

（4）采用"互联网＋"思维的教材编写模式，增加大量数字资源，构建信息量丰富、学习手段灵活、学习方式多元的新形态一体化教材体系，推进教材的数字化建设。

本套教材得到了各相关院校和领导的高度关注与大力支持，我们衷心希望本套教材能为新时期卫生职业教育的发展做出贡献，并在相关课程的教学中发挥积极作用，得到广大读者的青睐。相信本套教材在使用过程中，通过教学实践的检验和实际问题的解决，能不断得到改进、完善和提高。

卫生职业教育"十四五"规划护理专业新形态一体化教材
丛书编委会

前言

　　社区护理是卫生职业教育护理专业的一门重要专业课程，是卫生职业教育"十四五"规划护理专业新形态一体化教材。它是将公共卫生学及护理学理论相结合，以健康为中心，以社区人群为对象，以促进和维护社区人群健康为目标的一门综合学科。本课程的主要内容包括社区护理概论、社区环境与健康、社区健康教育与健康促进、社区重点人群的保健与护理、社区慢性病的管理与护理、社区康复护理、社区传染病病人的管理与护理、社区家庭护理、社区健康档案及评价分析。通过学习，使学生树立整体护理和预防保健的"大卫生、大健康"理念，认识社区护理工作的重要意义，获取社区护理的基本理论、基本知识及基本技能，学会预防保健的基本方法和技能，并运用到社区护理的实践中，开展各种预防保健和健康管理工作，为毕业后从事社区护理工作以及专业发展打下良好的基础。

　　本书的编写全面贯彻党的教育方针和卫生健康工作方针，落实立德树人根本任务，以培养具有崇高道德水准和高素质劳动者与技能型人才为中心任务，充分体现了社会主义核心价值观，突出爱国主义、集体主义、社会主义教育，弘扬劳动光荣、技能宝贵、创造伟大的时代新风尚。

　　通过广泛征求各位编者教学实践中的体会和建议，本书由理论部分及实训部分构成。理论部分共分9章，知识体系完整，内容贴近社区人群，具有较强的实用性、创新性和可读性的特点。每章后面均有相应的测试题，供学生巩固和提高所学知识。在结构上，设置"学习目标""案例引导""护考提示""知识拓展""章末小结""直通护考"等模块，便于开展新形态一体化教学和利于学生系统化学习。实训部分则选择了与学习目标紧密联系的6个内容，简洁而实用。

　　本书在编写过程中得到了编者所在学校的大力支持，在此表示衷心的感谢。鉴于编者学术水平和时间所限，书中难免有不妥和疏漏之处，敬请广大读者批评指正。

杜　宏

教 学 大 纲

一、课程性质

社区护理是卫生职业教育护理专业的一门重要专业课程。本课程的主要内容包括社区护理概论、社区环境与健康、社区健康教育与健康促进、社区重点人群的保健与护理、社区慢性病的管理与护理、社区康复护理、社区传染病病人的管理与护理、社区家庭护理、社区健康档案及评价分析。本课程的任务是使学生树立整体护理和预防保健的"大卫生、大健康"理念,认识社区护理工作的重要意义,获取社区护理的基本理论、基本知识及基本技能,学会预防保健的基本方法和技能,并运用到社区护理的实践中,开展各种预防保健和健康管理工作,为毕业后从事社区护理工作以及专业发展打下良好的基础。

二、课程目标

通过本课程的学习,学生能够达到以下要求。

(一)职业素养目标

1. 具有良好的职业道德,重视护理伦理,自觉尊重护理对象的人格,保护护理对象的隐私。
2. 具有良好的法律意识和医疗安全意识,自觉遵守有关医疗卫生法律法规,依法实施护理任务。
3. 具有良好的人文精神,珍视生命,关爱护理对象,减轻护理对象的痛苦,维护护理对象的健康。
4. 具有较好的护患沟通能力和医护团队合作能力。
5. 具有从事护理工作的健康体质、健全人格、良好心理素质和社会适应能力。
6. 树立社会预防观念,增强贯彻落实我国新时期卫生健康方针和推进健康中国建设的自觉性。
7. 具有群体护理观念和良好的职业素养,实现传统护理的理念和职责向群体护理观念转变。

(二)专业知识和技能目标

1. 掌握社区护理的概念和特点。
2. 熟悉社区卫生服务的概念、特点、内容和方式。
3. 熟悉社区护士的角色和职责。
4. 掌握人类与环境的关系。
5. 掌握环境污染及其对人类健康的影响。
6. 熟悉生态平衡的特点及环境保护的要点。
7. 掌握社区健康教育、健康促进的概念以及社区健康教育程序。
8. 熟悉健康教育的对象、内容与方法。
9. 学会制订社区健康教育计划。

10. 掌握社区重点人群的保健内容以及儿童、妇女在不同时期的护理要点。

11. 熟悉社区重点人群保健的意义。

12. 掌握社区慢性病的管理与护理要点。

13. 掌握社区康复护理的基本方法。

14. 熟悉社区康复护理的特点与实施原则以及社区常见病残者的康复护理。

15. 掌握传染病的报告制度和防控管理。

16. 熟练掌握社区常见传染病病人的管理与护理。

17. 掌握家庭护理的概念及家庭健康评估内容。

18. 熟练掌握家庭访视与评估。

19. 掌握社区居民健康状况评价指标。

20. 熟悉社区健康档案的种类和主要内容。

21. 学会建立社区居民健康档案。

三、学时安排

教学内容	学　时		
	理　论	实　训	合　计
一、社区护理概论	2	0	2
二、社区环境与健康	2	0	2
三、社区健康教育与健康促进	2	2	4
四、社区重点人群的保健与护理	6	2	8
五、社区慢性病的管理与护理	4	2	6
六、社区康复护理	2	0	2
七、社区传染病病人的管理与护理	2	2	4
八、社区家庭护理	2	2	4
九、社区健康档案及评价分析	2	2	4
合　计	24	12	36

四、主要教学内容和要求

单　元	教　学　内　容	教学要求	教学活动参考	参考学时	
				理论	实践
一、社区护理概论	（一）社区 1. 社区的概念 2. 社区的构成要素 3. 社区的功能 （二）社区卫生服务 1. 社区卫生服务的概念 2. 社区卫生服务的对象、特点、内容及方式	了解 了解 了解 熟悉 熟悉	理论讲授 多媒体演示	2	

续表

单 元	教 学 内 容	教学要求	教学活动参考	参考学时	
				理论	实践
	（三）社区护理				
	1. 社区护理的概述	掌握			
	2. 社区护理的程序	熟悉			
	3. 社区护理的发展	了解	理论讲授多媒体演示		
	（四）社区护士				
	1. 社区护士的定义、基本条件及工作内容	了解			
	2. 社区护士的角色	熟悉			
	3. 社区护士的职责	熟悉			
	4. 社区护士应具备的素质与能力	了解			
二、社区环境与健康	（一）环境概述				
	1. 环境的概念	了解			
	2. 人类与环境的关系	掌握			
	（二）生态系统和生态平衡				
	1. 生态系统	了解	理论讲授多媒体演示	2	
	2. 生态平衡	熟悉			
	（三）环境污染与环境保护				
	1. 环境污染及其对人类健康的影响	掌握			
	2. 环境保护	熟悉			
	3. 社区护士在环境保护中的职责	熟悉			
三、社区健康教育与健康促进	（一）健康教育概述				
	1. 健康观	掌握			
	2. 健康教育	熟悉			
	（二）社区健康教育程序				
	1. 社区健康教育需求评估	掌握			
	2. 社区健康教育问题诊断	掌握			
	3. 社区健康教育计划制订	掌握	理论讲授多媒体演示	2	
	4. 社区健康教育计划实施	掌握			
	5. 社区健康教育效果评价	掌握			
	（三）社区健康促进				
	1. 健康促进的概念	掌握			
	2. 健康教育与健康促进的联系与区别	熟悉			
	3. 健康促进的活动领域	了解			
	4. 社区常见的健康促进活动	了解			
	实训1：制订社区健康教育计划	学会	案例分析技能实践		2

单　元	教 学 内 容	教学要求	教学活动参考	参考学时 理论	参考学时 实践
四、社区重点人群的保健与护理	（一）社区儿童保健与护理 1. 社区儿童保健概述 2. 社区儿童各期保健与护理 3. 预防接种和计划免疫 （二）社区妇女保健与护理 1. 社区妇女保健概述 2. 社区妇女各期保健与护理 3. 孕产妇保健服务流程 （三）社区老年人保健与护理 1. 社区老年人保健概述 2. 老年人的生理和心理特点 3. 社区老年人保健措施 4. 社区老年人保健服务流程	了解 掌握 熟悉 了解 掌握 了解 了解 熟悉 掌握 了解	理论讲授 多媒体演示	6	
	实训2：新生儿和产妇的家庭访视	熟练掌握	情景模拟角色扮演讨论		2
五、社区慢性病的管理与护理	（一）慢性病概述 1. 慢性病的概念、特点、现状与分类 2. 慢性病危险因素 3. 慢性病对个体、家庭、社会的影响 4. 社区慢性病防治措施与预防策略 5. 慢性病病人自我健康管理 6. 健康教育、策略和方法 7. 社区护士在慢性病管理中需具备的知识能力 （二）社区常见慢性病病人的管理与护理 1. 高血压病人的社区管理与护理 2. 糖尿病病人的社区管理与护理 3. 冠心病病人的社区管理与护理	了解 熟悉 熟悉 掌握 掌握 掌握 掌握 掌握 掌握 掌握	理论讲授 多媒体演示	4	
	实训3：高血压病人慢性病管理	熟练掌握	社区实践讨论		2
六、社区康复护理	（一）社区康复护理概述 1. 基本概念 2. 社区康复护理的对象与内容 3. 社区康复护理的实施原则 4. 社区康复护理的基本方法 （二）社区常见病残者的社区康复护理 1. 脑卒中病人的社区康复护理 2. 精神疾病病人的社区康复护理	了解 了解 熟悉 掌握 熟悉 熟悉	理论讲授 多媒体演示	2	

续表

单 元	教 学 内 容	教学要求	教学活动参考	参考学时	
				理论	实践
七、社区传染病病人的管理与护理	（一）传染病概述		理论讲授多媒体演示	2	
	1. 传染病的概念	了解			
	2. 传染病的流行特征	掌握			
	3. 传染病的流行过程及影响因素	掌握			
	（二）传染病的社区管理				
	1. 传染病的疫情管理	熟悉			
	2. 传染病的报告制度	掌握			
	3. 传染病的防控管理	掌握			
	（三）社区常见传染病病人的管理与护理				
	1. 肺结核病人的社区管理与护理	掌握			
	2. 手足口病病人的社区管理与护理	掌握			
	实训 4：手足口病病人的社区管理与护理	熟练掌握	情景模拟		2
八、社区家庭护理	（一）家庭与健康		理论讲授多媒体演示	2	
	1. 家庭概述	掌握			
	2. 家庭与健康的关系	了解			
	（二）家庭健康评估				
	1. 评估内容	掌握			
	2. 评估工具	熟悉			
	（三）家庭护理				
	1. 家庭护理的概念	掌握			
	2. 家庭护理的作用	掌握			
	3. 家庭护理的内容	熟悉			
	（四）家庭护理的形式				
	1. 家庭访视	熟悉			
	2. 居家护理	熟悉			
	实训 5：家庭访视与评估情景模拟实训	熟练掌握	情景模拟角色扮演讨论		2
九、社区健康档案及评价分析	（一）社区护理中常用的评价指标		理论讲授多媒体演示	2	
	1. 社区居民健康状况评价指标	掌握			
	2. 社区卫生服务评价指标	熟悉			
	（二）建立社区健康档案的意义				
	1. 社区健康档案的概念	熟悉			
	2. 建立社区健康档案的目的	了解			
	3. 建立社区健康档案的意义	了解			
	（三）社区健康档案的种类和主要内容				
	1. 社区健康档案的种类	熟悉			
	2. 社区健康档案的内容	熟悉			

续表

单 元	教 学 内 容	教学要求	教学活动参考	参考学时	
				理论	实践
	（四）社区居民健康档案的建立与管理				
	1. 社区居民健康档案的建立	掌握			
	2. 社区居民健康档案的使用与管理	熟悉			
	实训6：建立社区居民健康档案	学会	社区实践指定场景模拟		2

五、说明

（一）教学安排

本课程标准主要供卫生职业教育护理专业新形态一体化教学使用，第四学期开设，总学时为36学时，其中理论教学24学时，实践教学12学时。

（二）教学要求

1. 本课程的知识目标分为掌握、熟悉、了解三个层次。掌握：对基本知识、基本理论有较深刻的认识，并能灵活运用所学的知识解决实际问题。熟悉：能够领会基本概念和基本原理。了解：对基本知识、基本理论有一定的认识，能够记忆所学的知识要点。

2. 本课程的教学贯彻理论联系实际的原则，重点突出以岗位胜任力为导向的教学理念，采用医学中的实例，讲述基本概念和基本原理；贯彻启发性教学原则，把整体护理思维方法的训练作为课堂教学的内容。在实践技能方面分为熟练掌握和学会两个层次。熟练掌握：能独立、规范地解决社区护理问题，完成社区护理操作。学会：在教师的指导下能初步实施社区护理操作。

3. 本课程注重学生素质培养，帮助学生树立良好的学习态度，提高观察问题和解决问题的能力。培养学生的法治思维，提升道德素养，强化社会责任感，注重激发学生爱国情怀和团队协作精神。

（三）教学建议

1. 本课程依据社区护理岗位的工作任务、职业能力要求，充分调动学生的学习积极性和主动性，强化理论与实践一体化，突出"做中学、学中做"的职业教育特色，根据培养目标、教学内容和学生的学习特点以及职业资格考试要求，提倡项目教学、案例教学、任务教学、角色扮演、情景教学等方法，充分利用校内外实训基地，将学生的自主学习、合作学习和教师引导等教学组织形式有机结合。教学中注重强化职业意识，培养实事求是的作风。

2. 积极采用现代化的教学手段和资源，以学生为主体，开展必要的教学活动，启迪学生的科学思维和创新意识，加深对教学内容的掌握和理解。

3. 根据实际情况，在保证实现课程目标前提下，课程内容可做适当调整。

4. 可通过提问、作业、笔试、技能考核等方式对学生进行综合考评。

目录

社区护理概论

学习目标

【知识目标】

掌握社区护理的概念和特点；熟悉社区卫生服务的概念、对象、特点、内容及方式，以及社区护理的程序、社区护士的角色和职责；了解社区护理的发展，社区护士应具备的素质与能力，社区的构成要素和功能。

【能力目标】

能说出社区护理的基本理念，准确理解社区护理的基本功能。

【素质目标】

理解社区护理在维护和促进居民健康的作用和专业价值，培养良好的职业素质和责任感。

随着人们健康观念的转变和医疗卫生服务体系的发展，社会对社区护理服务的需求不断增加，社区护理在促进全民健康和推动健康中国建设中的作用越来越凸显，这就要求社区护士正确理解社区护理在基本公共卫生服务和基本医疗服务中的地位，充分发挥社区护士的角色功能，为促进社区人群和生命周期的健康水平发挥重要作用。

案例引导

产妇，李某，28岁，6天前在市医院会阴侧切分娩一男孩，出生时母婴平安，因会阴部切口疼痛，产妇不太愿意给新生儿哺乳；出院后第3天，社区护士首次进行家庭访视，发现产妇体温38.3 ℃，乳房皮肤发红、触痛、肿硬明显，新生儿不愿意含吮乳头，每次喂完母乳后总是啼哭不止，产妇和家属担心没有足够的母乳喂养而紧张焦虑。

请问：

1. 什么是社区卫生服务？
2. 社区护理的主要内容是什么？

第一节 社 区

一、社区的概念

"社区（community）"一词来源于拉丁语，原意是团体、共同的意思。19世纪80年代，德国社会学家斐迪南·滕尼斯(Ferdinand Tönnies)最早将"社区"的概念引入社会学领域,并将其定义为"社区是由同质人口组成的,价值观念一致、关系密切、出入相友、守望相助的富有人情味的社会群体"。20世纪30年代,著名社会学家费孝通先生将"社区"一词引入我国,并根据我国社会的特点将其定义为"社区是若干社会群体(如家庭、氏族)或社会组织(如机关、团体)聚集在某一地域所形成的一个生活上相互关联的大集体"。社区是构成社会的基本单位,是与人们的生活和健康息息相关的场所,也是社区护士进行社区护理服务的主要工作场所。

二、社区的构成要素

(一)社区的分类

1. 按地域特点划分 社区可以分为城市社区、农村社区和城镇社区。城市社区是处于城市地区、以从事非农业生产活动为基本特征、人口相对集中的社区;农村社区是处于农村地区、以农业生产活动为基本特征、人口相对分散的社区;城镇社区是发展规模较小、人口集中程度较低、以从事非农业生产活动为主的社区。城镇社区是连接城市社区和农村社区的中间环节。按照地域特点划分不同的社区,有利于根据不同社区的特点对其进行健康评估和实施健康干预,以社区的需求为导向,组织和动员社区群体实施预防和干预措施,能够得到地域内权威人士的支持,并充分利用现有的资源开展健康促进活动。

2. 按功能目标划分 社区可以分为生活社区和功能性社区。生活社区是以居民居住、生活为主的社区。功能性社区是有特定的目的和功能的社区,如学校社区、工厂社区等。功能性社区是青少年和劳动力人群聚集的场所,功能性社区的人群可以集中居住,也可以分散居住,但他们在特定时间聚集在一起,实现共同的目标。功能性社区也是社区护理的服务对象。

(二)社区的构成要素

社区的主要构成要素包括地域要素、人口要素、互动要素和认同要素。

1. 地域要素 一定范围的地域和生活空间是社区存在和发展的前提,是构成社区的重要环境条件,地域要素决定着社区的性质和未来发展。

2. 人口要素 人是社区生活的主体,是构成社区的必要前提。人口要素包括社区人口的数量、素质、构成、密度和分布等,反映整个社区内部的人口关系和社区整体面貌。

3. 互动要素 包括社区生活服务设施、生活制度及管理机构等。生活服务设施是社区成员生产与生活所必需的物质条件,也是联系社区人群的纽带,如医院、银行、药店、超市等。生活制度和管理机构是社区正常运行的保证。生活制度如生活垃圾管理制度,管理机构如物业、居委会等。互动要素是促进社区中人与人之间、人与环境之间互动,以及保障社区运转的基本条件。

4. 认同要素 包括文化背景、生活方式、认同意识、价值观念等,涉及人们社会生活的很多方面。在同一个社区生活的人往往会有一些共同的认识、价值观念等,让社区中的人团结起来,共同促进整个社区的发展。认同要素是社区得以生存和发展的内在要素。

三、社区的功能

社区具有满足居民需求和管理的功能。社区功能的充分发挥有助于挖掘社区资源和开展社区卫生服务。其功能可概括为以下几个方面。

1. 管理功能 社区的管理机构通过行为规范、规章制度来管理生活在这个社区的人群的社会生活事务，规范社区居民的行为。

2. 服务功能 为社区居民和单位提供社会化服务，通过社区的服务功能让人们能够生活得更好。

3. 保障功能 当社区居民有困难时，社区给予帮助和支援。社区可与当地民政部门或相关医疗机构联系，以提供相应保障，满足社区居民需求。

4. 教育功能 社区通过组织一些活动来进行居民教育，从而提高社区成员的文明素质和文化修养。

5. 社会化功能 社区不仅将具有不同文化背景、生活方式的居民聚集在一起，还通过不断的社会化过程，相互影响，逐步形成社区的风土人情、人生观和价值观。

6. 社会参与功能 社区设立各种组织、团体，举办各种活动，促进居民间互动，参与社会活动，以此来凝聚社区力量，产生归属感。

7. 安全稳定功能 社区会通过居委会、物业、邻里、派出所等来化解社会矛盾，保证居民生命财产安全。

护考提示

1. 社区的基本构成要素。
2. 社区的功能。

知识拓展

社区健康是指社区居民这一特定群体的健康状况及围绕着社区居民健康所创造的综合健康环境状况。社区健康是社区发展的一个重要目标和社区综合实力的重要标志，具有相对性和动态性。个体、家庭和社区之间相互影响，所处的环境变化也会直接影响着他们的健康活动。家庭是社区的基本单位，而家庭是由个体组成的，个体的健康直接影响家庭健康，如一个家庭的优势、拥有的资源和潜在的能力可促进家庭健康。保障社区每一个家庭健康的基础是健康的社区环境，因此，有必要及时、持续实施社区健康评估，调动社区自身力量和社区居民对健康相关决策的积极参与，及时解决社区健康问题，促进社区健康发展。

健康社区是指拥有健康的物质环境、人文环境和健康人群的社区，主要包括社区健康政策、社区健康管理、社区健康环境和社区健康人群。要促进社区健康，应以社区为范围，家庭为单位，居民为对象，提高社区居民的健康素养，激励全社区居民积极参与预防疾病和促进健康的活动，建立健康信念，培养健康意识，营造健康的社区环境。

第二节 社区卫生服务

一、社区卫生服务的概念

1999 年 7 月,国家发布的《关于发展城市社区卫生服务的若干意见》(卫基妇发(【1999】第326 号)中,将社区卫生服务(community health services,CHS)定义为:"社区卫生服务是社区建设的重要组成部分,是在政府领导、社区参与、上级卫生机构指导下,以基层卫生机构为主体,全科医生为骨干,合理使用社区资源和适宜技术,以人的健康为中心、家庭为单位、社区为范围、需求为导向,以妇女、儿童、老年人、慢性病病人、残疾人等为重点,以解决社区主要卫生问题、满足基本卫生服务需求为目的,融预防、医疗、保健、康复、健康教育、计划生育技术服务等为一体的,有效、经济、方便、综合、连续的基层卫生服务"。

社区卫生服务是政府保障基本公共卫生服务与基本医疗服务而提出的一项重要举措,是为了不断提高国民健康素质、促进社会公平、维持稳定、构建和谐社会的重要手段,是坚持与落实社区卫生服务公益性、落实国家保障基本医疗服务、维护健康权利的体现。发展社区卫生服务应遵循卫生服务低成本和高效益的卫生发展要求。与医院服务相比,社区卫生服务更强调工作目标是预防疾病、促进健康;主要任务是完成基本医疗和基本公共卫生服务;服务对象以群体为中心,不仅包括病人,还包括健康人群、亚健康人群、高危人群等;服务场所主要在社区和家庭。

二、社区卫生服务的对象、特点、内容及方式

(一)社区卫生服务的对象

社区卫生服务机构提供基本公共卫生服务和基本医疗服务,以社区、家庭和居民为服务对象,以妇女、儿童、老年人、慢性病病人、残疾人、贫困居民等为服务重点,以主动服务、上门服务为主,开展健康教育、预防、保健、康复等服务和一般常见病、多发病的诊疗服务。按照居民健康状况和卫生服务需求,可将社区卫生服务人群分为五类。

1. 健康人群 健康人群的特点:①身体健康,即身体结构完好和功能正常;②心理健康,即正确认识自我,正确认识环境和及时适应环境;③良好的社会适应能力,即个体能在社会系统中充分发挥其适应能力,使其个体行为与社会规范相一致;④道德健康,即能按照社会行为的规范准则来约束及支配自己的行为。随着人们对健康的重视,健康人群将会成为社区卫生服务的主要对象。对于这类人群应以预防为主,给予健康指导,增强其社会适应能力。

2. 亚健康人群 亚健康指介于健康与疾病之间的中间状态,机体出现结构和生理功能减退、心理失衡,可以向疾病发展亦可向健康逆转,有人称之为第三状态。其特点为机体活力降低、反应能力减退、适应能力下降以及工作效率低下等,同时,无临床检验证据。亚健康状态往往不被个体所重视,不为医学所确认。因此,应特别关注这类人群的健康需求,使其得到及时的健康照顾。

3. 高危人群 高危人群是指明显存在某些健康危险因素的人群,其疾病发生的概率明显高于普通人群。健康危险因素是指机体内、外环境中存在与疾病发生、发展以及与死亡有关的诱发

因素,如不良生活方式、职业危险因素、家庭危险因素等。对高危人群应开展健康体检,及时发现危险因素;给予疾病相关知识指导和行为干预;定期体检,加强随访和管理。

4. 重点人群 重点人群是指由于各种原因需要在社区得到特殊保健服务的人群,如0~6岁儿童、孕产妇、老年人以及残疾人等。根据重点人群的健康需求提供保健服务,例如,儿童保健侧重于新生儿、婴幼儿及学龄前儿童保健,以及辖区内托幼机构的卫生保健指导;妇女保健侧重于婚前、孕前、孕产期及更年期保健,以及常见妇科疾病预防和筛查;老年人保健侧重于疾病预防和自我健康管理。

5. 患病人群 指患有各种疾病的人群,如慢性病病人、重性精神障碍病人等。对这类人群应开展疾病管理、居家护理、健康教育等。

(二) 社区卫生服务的特点

社区卫生服务以满足基本医疗卫生服务为需求,解决社区主要健康问题,旨在提高社区全体居民的健康水平和生活质量,具有基础性、公益性、主动性、综合性、连续性、可及性、协调性等特点。

1. 基础性 社区卫生服务为社区居民提供的是最基本的、最广泛的预防及医疗保健服务。社区保健人员在充分评估社区人群健康状态基础上,确定社区居民的健康问题,针对存在的问题,提供最基本的预防、医疗、保健、康复等服务。

2. 公益性 社区卫生服务机构提供基本公共卫生服务和基本医疗服务,注重卫生服务的公平、效率和可及性,不以营利为目的,具有社会公益性质,以"人人享有卫生保健"为目标来构建社区卫生服务体系。

3. 主动性 社区卫生服务以社区、家庭和居民为服务对象,以妇女、儿童、老年人、慢性病病人、残疾人为服务重点,以主动服务、上门服务为主要服务方式,为社区服务对象提供健康服务。

4. 综合性 社区卫生服务是多位一体的服务,服务内容涉及面广,为社区居民提供预防、医疗、保健、康复、健康教育等"优质、价廉、方便"的综合卫生服务。

5. 连续性 社区卫生服务始于生命的准备阶段直至生命结束,覆盖服务对象生命的全周期以及疾病发生、发展的全过程。社区卫生服务不因某一健康问题的解决而终止,而是根据生命各周期及疾病各阶段的特点和需求,提供具有针对性的健康服务。

6. 可及性 社区卫生服务从服务内容、时间、价格及地点等方面更加贴近社区居民的需求。社区卫生服务机构所提供的服务、开展的适宜技术、基本医疗服务、基本药品,居民不仅能承担得起而且还使用方便。

7. 协调性 社区卫生服务是社区服务系统的一部分,与社区建设的各方面互相促进,相互支持,需要整合、协调和利用社区内外的资源来实现。同时社区卫生服务涉及多学科团队,如社区全科医生、护士、康复治疗师、营养师、社区工作者等,应做好各学科、部门间的沟通与协调。

(三) 社区卫生服务的工作内容

我国社区卫生服务机构主要承担提供疾病预防等基本公共卫生服务和一般常见病、多发病的基本医疗服务。

1. 基本公共卫生服务 主要包括:卫生信息管理;健康教育;传染病、地方病、寄生虫病预防控制;慢性病预防控制;精神卫生服务;妇女保健;儿童保健;老年人保健;残疾人康复指导和康复训练;中医药健康管理;协助处置辖区内的突发公共卫生事件;政府卫生行政部门规定的其他公共卫生服务等。

在实施国家基本公共卫生服务项目过程中,要结合全科医生制度建设、分级诊疗制度建设和家庭医生签约服务等工作,不断改进和完善服务模式,积极采取签约服务的方式,为居民提供基本公共卫生服务。

2. 基本医疗服务　主要包括:一般常见病、多发病诊疗;诊断明确的慢性病治疗;社区现场应急救护;家庭出诊、家庭护理、家庭病床等家庭医疗服务;康复医疗服务;转诊服务;政府卫生行政部门批准的其他适宜医疗服务等。

国家卫生健康委员会推动了家庭医生签约服务,进一步拓展和完善了基本医疗服务内容。签约服务内容包括健康评估、康复指导、家庭病床、家庭护理、中医药"治未病"、远程健康监测等。要求通过个体化的健康管理,提高居民对签约服务的感受度;以儿童、孕产妇、老年人、慢性病病人、残疾人等人群为重点,以疾病管理和预防保健服务为切入点,提高签约服务利用率,逐步扩大签约服务范围;按照慢性病分级诊疗技术方案做好签约服务;建立基层与上级医疗机构的联动工作机制,搭建全科医生与公立医院专科医生联系沟通平台。

(四)社区卫生服务的方式

社区卫生服务的方式与专业医疗或预防保健机构明显不同,主要表现在以下几个方面。

1. 主动上门服务　一是根据《社区卫生服务合同》,定期或不定期为合同服务对象上门巡诊;二是通过居民电话预约,安排临时性上门服务,如送医送药、健康咨询等。

2. 咨询热线服务　开通 24 h 热线电话或网络咨询服务,提供就诊指南、健康咨询、联系出入院、家庭出诊、转会诊等服务。

3. 家庭病床服务　根据社区居民的需求,选择适宜的病种开设家庭病床,进行规范的管理和服务。

4. 双向转诊服务　建立双向转诊服务机制,及时把急危重症或疑难杂症病人转到合适的医院诊治,同时接受医院转回的慢性病病人和康复期病人,以保证病人得到连续性的医疗康复服务。

护考提示

1. 社区卫生服务的特点。
2. 社区卫生服务的内容。

第三节　社区护理

一、社区护理的概述

(一)社区护理的概念

社区护理(community nursing)是面对社区内个体、家庭和群体的健康服务工作。美国护士协会(American Nurses Association,ANA)认为"社区护理是将公共卫生学及护理学理论相结合,用以促进和维护社区人群健康的一门综合学科"。根据现阶段我国社区卫生服务发展的特点,将社区护理定义为"综合应用护理学和公共卫生学的理论与技术,以社区为基础、以人群为对象、以服务为中心,将医疗、预防、保健、康复、健康教育等融于护理学中,并以促进和维护人群健康为最终目的,提供连续性的、动态性的和综合性的护理服务"。社区护理强调以健康为中心,不仅关注个体健康,而且也重视社区整体人群健康,注重提供广泛持续的护理活动,进而维持和促进社区健康、预防疾病、减少残疾,实现提高社区人群生活质量的最终目标。

社区护理包含以基本公共卫生服务为主和以基本医疗服务为主两方面的护理服务。以基本公共卫生服务为主的护理服务中,社区护士通过社区诊断,确认社区内的个体、家庭以及群体需求改变的健康状况和需要开展的健康维护和健康促进。而以基本医疗服务为主的护理服务,主要提供围绕个体以及整个家庭生命周期的"疾病护理",实施社区急、慢性健康问题的管理和以家庭为中心的疾病照护。在实际护理服务中两者不能截然分开,只是服务的侧重点有所区别。

(二) 社区护理的特点

(1) 服务对象范围广,涉及个体、家庭、群体以及不同健康状况、不同年龄阶段、不同社会阶层的人群,强调以社区人群为服务对象,注重以人群为单位进行健康管理。

(2) 以健康促进与疾病预防为主要目标,促进个体、家庭、群体和社区达到健康的最佳水平。

(3) 社区护士具有较高的独立性与自主性,很多问题的发现和解决需要依靠护士的专业素质和能力。

(4) 服务时间具有长期性,跨越整个生命周期,需要与服务对象建立长期的服务关系。

(5) 服务内容具有综合性,涉及健康人群保健、高危人群疾病预防、病人群体健康管理等多个方面。

(6) 需要多学科密切合作,不仅要与卫生保健人员合作,还要与社区管理者、社区居民等相关人员合作。

(三) 社区护理的工作内容

社区护理的主要职责是将社区人群及其生存环境视为一个整体,进行健康促进、健康维护和健康教育,并对社区群体的健康进行管理、协调和连续性照顾,直接对社区内的个体、家庭、群体和环境进行护理,使全民达到健康水平。社区护理的工作内容包括疾病护理、疾病预防、健康促进、社区康复及组织管理等。

1. 疾病护理　主要包括慢性病的护理,如冠心病的保健治疗及基础、专科护理;精神疾病护理,如心理指导、心理健康评估;传染病护理,如消毒隔离;母婴护理;临终护理;社区急救,如基本的现场急救;常见病、多发病的评估及指导。

2. 疾病预防　主要包括儿童、青少年常见病的预防,如生长发育监测、儿童计划免疫;妇科常见疾病的预防,如乳房自检等;传染病、性病预防,如预防接种、健康教育;老年慢性病及意外伤害的预防。

3. 健康促进　主要包括儿童的健康促进,如新生儿、儿童、青少年的健康促进及教育指导;妇女的健康促进,如孕期卫生宣教、围产期的保健指导;老年人的健康促进,如健康体检、饮食指导等。

4. 社区康复　主要包括残疾人的康复训练指导;骨折病人的康复指导;出院早期病人的家庭康复指导等。

5. 组织管理　主要包括组织协调社区卫生服务活动;药物环境管理,如药品管理;档案信息管理,如资料的收集整理分析;人才管理,如社区护士的继续教育等。

目前我国开展比较好的社区护理服务项目有儿童预防免疫接种、新生儿家庭访视、社区卫生服务中心和社区服务站的护理处置与诊疗辅助。在健康教育、社区保健、慢性病防治、社区康复、居家护理和家庭病床方面还有待提高。

总之,社区护理已经成为人群健康服务的重要内容,社区护士的专业能力直接影响社区护理的质量。只有加强社区人员的能力培养,提高社区护理队伍的整体素质,才能保证社区护理的质量,促进社区护理进一步完善。

(四)社区护理的功能与作用

1. 促进社区、家庭和居民健康　社区护理以促进社区、家庭和居民健康为主要目标,在促进社区、家庭和居民健康的过程中发挥重要作用。通过社区评估发现社区存在的健康问题,协助相关部门做好社区健康促进工作,消除威胁社区和居民健康的影响因素,如传染病疫源、水源污染、意外事件、空气污染及生活垃圾的处理等,确保社区环境安全。评估家庭存在的各种健康问题,并给予个体化护理、指导、帮助及支持等。根据社区居民不同的年龄、性别、健康状况、疾病类型等,为各类人群提供所需的护理服务、转诊及社会资源利用的指导,从而为促进社区居民健康起到关键作用。

2. 为社区居民提供综合护理服务　与临床护理不同,社区护理是将医疗、预防、保健、康复、健康指导等融为一体,向社区居民提供的综合护理服务。在进行社区护理时,社区护士给予全方位的护理服务,帮助社区居民及早发现健康问题和影响健康的相关因素,并加以预防和干预。社区护士也可将现有的资源进行整合,向社区居民提供健康指导,增强社区居民的健康意识,进一步促进社区居民的健康发展。

二、社区护理的程序

社区护理程序是护理程序在社区护理中的应用,护理对象更加侧重于群体,包括个体、家庭和社区。一般包括社区护理评估、社区护理诊断、制订社区护理计划、实施社区护理计划和社区护理评价五个步骤。

(一)社区护理评估

通过全面、准确的社区护理评估,可以发现社区存在的健康问题及其影响因素,为确定社区护理诊断提供可靠的依据。

1. 收集资料　主要包括社区评估资料、家庭评估资料和个体评估资料。

(1)社区评估资料:是社区护理评估的最基本内容。社区评估资料主要收集:①社区环境状况,如社区的地理位置、面积、气候、交通、自然与人为环境等;②社区人口状况,如社区的人口数量、结构、变动及健康状况等;③社区健康资源状况,如社区卫生服务机构的数量、分布、规模及居民利用情况;④社区支持系统,如教育系统、交通系统、娱乐系统、福利系统等。

(2)家庭评估资料:家庭是构成社区的基本单位,家庭情况对社区居民健康有很大影响。

(3)个体评估资料:主要包括个体的生理、心理及社会状况评估,不同健康状况的人,其个体评估资料有所差异。

2. 整理与分析资料　将收集到的资料进行归类、核对、概括,与标准数据比较,发现社区存在的健康问题及其影响因素。

（二）社区护理诊断

通过全面、系统地分析评估资料，判断社区现存的或潜在的健康问题，为制订社区护理计划提供依据。

社区护理诊断通常采用 PSE 方式陈述，即 P（problem，健康问题）、S（symptoms or signs，症状或体征/主客观资料）、E（etiology，病因/危险因素）。例如：婴儿死亡率过高（P），死亡率高达20‰（S），与家长喂养不当、疏于照顾有关（E）等。

当出现多个社区护理诊断时，应根据问题的重要性、紧迫性进行排序。遵循的原则一般是默克（Muecke，1984）提出的八个排序标准：①社区对问题的了解；②居民对问题解决的动机；③问题的严重程度；④可利用的资源；⑤预防的效果；⑥护士解决问题的能力；⑦健康政策与目标；⑧解决问题的持续性与快速效果。对每个社区护理诊断进行评分，然后根据总分高低来决定优先处理的顺序。

（三）制订社区护理计划

社区护理计划是为解决社区健康问题所制订的护理计划，可以作为社区护理评价的衡量标准。

1. 确定社区护理目标　目标的制订要做到 SMART（specific、measurable、attainable、relevant、timely），即特定的、可测量的、可达到的、相关的、有时间期限的，以便于护理计划的落实和护理评价的实施。目标一般分为近期目标和远期目标。近期目标是具体目标，在较短时间内可以实现，是实现远期目标所要达到的阶段性结果；远期目标是总目标，需较长时间才能实现，是实施计划后应达到的理想结果。与远期目标相比，近期目标应明确、具体、有针对性，可以观察和测量。

2. 制订社区护理实施计划　社区护理实施计划是社区护士帮助护理对象达到预定目标所采取的具体方法。制订实施计划时，应先确定目标人群、可利用的资源、社区护理计划实施小组、最佳干预策略和方法等，然后在反复评价和修改的基础上制订。具体步骤包括：选择合适的社区护理措施、为社区护理措施排序、确定所需资源与来源、记录社区护理计划、评价和修改社区护理计划。

3. 制订社区护理评价计划　制订评价计划时，可参照 4W1H 原则，即社区护理计划应明确参与者（who）、参与者的任务（what）、执行时间（when）、执行地点（where）以及执行方法（how）。

（四）实施社区护理计划

实施社区护理计划是社区护士将制订好的社区护理计划付诸实施的过程。实施社区护理计划时要注意以下几点。

1. 社区动员　计划实施前需在社区进行广泛发动与宣传，以取得社区领导和居民的支持和参与。

2. 明确资源　计划实施前，社区护士要再次确认所需资源是否已到位。

3. 分工协作　计划实施时，通常需要团队的合作，社区护士应做到分工明确、责任到人，还要注意部门间的统筹协调，确保计划得以实施。

4. 及时调整　计划实施过程中可能出现一些意外情况，社区护士应适时调整、修改和完善社区护理计划，确保计划实施效果。

5. 如实记录　社区护士应对计划实施的全过程如实记录,包括计划执行的情况、护理对象的反应、护理效果以及产生的新需求等,体现护理的动态性与连续性。记录格式常采用 PIO 格式,即"问题＋护理措施＋结果"格式。

(五) 社区护理评价

社区护理评价主要评价护理活动实施后的效果,将护理对象的实际状态与护理目标做比较,确定达标程度。社区护理评价通常分为过程评价和结果评价两类。

1. 过程评价　是计划实施过程中的阶段性评价。评价的目的是及时反馈信息,纠正过程偏差,不断修改和完善计划,以确保计划顺利完成。

2. 结果评价　是社区护理目标实现情况的评价,即将实施后的效果与制订的目标进行比较。若护理目标完全实现,说明护理措施有效,可以继续实施或终止;若目标部分实现或未实现,应认真分析原因,并重新评估,从而形成社区护理程序新循环。

三、社区护理的发展

(一) 社区护理的发展简史

社区护理起源于西方国家,追溯其发展过程,可划分为四个主要阶段,即家庭护理阶段、地段护理阶段、公共卫生护理阶段和社区卫生护理阶段。

1. 家庭护理阶段　19 世纪中期以前,由于卫生服务资源的匮乏、医疗水平的局限及护理专业的空白,多数病人均在家中休养,由家庭主妇看护,给病人一些基本的生活照顾。这为早期护理和社区护理的诞生奠定了基础。

2. 地段护理阶段　1859 年,英国企业家威廉·若斯蓬(William Rathbone)先生在利物浦成立了护理学校训练保健护士(health nurse),从事各地段居家病人的照顾工作。地段护理侧重于对贫困病人的护理以及对病人家属的指导。

3. 公共卫生护理阶段　20 世纪开始,地段护理的服务不再局限于贫困病人,还提供给其他有需求的社区居民,其服务对象从病人扩展到整个家庭,服务内容由单纯的医疗护理扩展至预防保健服务,称为公共卫生护理。目前,公共卫生护理仍然是社区护理的重要内容。

4. 社区卫生护理阶段　20 世纪 70 年代以后,世界各国的护士开始以社区为范围,以健康促进、疾病防治为目标,提供医疗护理和公共卫生护理服务,称为社区护理。1978 年,世界卫生组织(WHO)要求社区护理成为社区居民"可接近的、可接受的、可负担得起的"卫生服务。从此社区护理以不同的方式在世界各国迅速发展起来。

(二) 发展社区护理的意义

社区卫生服务对社区居民的健康有着重要影响。社区卫生服务的发展,关键在于社区护理。发展社区护理的意义主要体现在以下三个方面。

1. 适应社会人口结构的变化　现阶段,我国人口发展趋势已经由人口均衡化发展转化为人口老龄化非均衡式发展,老年人口在社会中所占比例越来越高。预计到 2026 年我国老龄人口将达到 3 亿,2037 年超过 4 亿。老年人因生理、心理、社会、文化、卫生等方面的特点,更需要得到方便、经济、及时、高质量的护理服务以满足其健康需求。同时人口结构的变化带来的家庭结构的变化,使家庭养老功能弱化,家庭负担加重,给社会发展带来沉重的负担。发展社区护理事业不仅可以减轻家庭与社会的经济负担和照顾压力,还可以建立健全社会保障体系和养老保障体系,促进社会良性健康发展。

2. 适应慢性病护理需求的增加 随着人们生活水平的提高和疾病谱的变化,心脑血管疾病、糖尿病等慢性病和肿瘤的发病率不断上升。慢性病的治疗和康复是一个漫长的过程,大部分慢性病病人需要在社区和家庭进行持续性治疗和护理,慢性病带来的大量健康需求仅靠医院临床护理是难以完成的。社区护理为慢性病病人及其家庭提供方便、快捷、连续、经济、全面的护理服务,从而提高病人的自我管理能力和家庭照顾能力,对改善慢性病病人的生活质量具有重要意义。

3. 促进卫生资源的合理利用 随着社会生活水平的提高,人们在关注身体健康的同时,对疾病预防和自我保健知识的需求增加。社区护理通过预防保健、健康教育等途径,帮助人们增强健康意识,掌握健康相关知识,改善生活方式,从而预防疾病,促进健康,提高整个社会的健康水平。同时,社区护理能够为出院病人提供延续性护理服务和居家健康指导,提高医院床位周转率,使慢性病复诊数量下降,解决医疗资源紧缺、医疗费用支出过高等重大问题。社区护理运用其特有的功能,能够很好地满足社区居民的服务需求,促进卫生资源的合理利用,逐步改善医疗卫生资源紧缺的状况。

(三) 社区护理的发展趋势

近些年,国家深化医药卫生体制改革和把基本医疗卫生制度作为公共产品向全民提供的核心理念,为社区卫生服务和社区护理的发展与改革带来了良好的机遇。我国社区护理人才队伍建设得到进一步加强,社区护理服务能力得到有效提升,社区护理逐渐成为一门独立的学科。社区护理得到持续推进的同时,也面临着新的挑战。如:社区卫生服务机构护理管理运行机制需要巩固完善;现有社区护理服务供给能力不足、服务工作范围不明确;缺乏应对社会需求的护理服务内容和方法的创新;高素质社区护理人才严重匮乏等。这些是制约我国社区护理发展的瓶颈,如何调动社区护士的积极性也是值得关注的问题。我国社区护理发展趋势体现在以下几个方面。

1. 完善社区护理质量管理体制 强化政府主导作用,构建社区卫生服务与社区护理法律体系,使社区护理相关政策、法规及管理标准逐步形成及完善;加强在岗社区护士规范化培训制度与人员准入制度的建设,并逐步建立健全社区护理质量管理及绩效考评制度,确保社区护理服务的高效性、优质性、资源合理性,有效激励社区护理服务的发展。

2. 丰富社区护理服务模式和内容 随着社区卫生服务功能的不断拓展以及社会对社区卫生服务需求的持续增加,根据市场需求将开展各项研究并开发多元化社区护理服务模式和服务功能,如促进和规范"互联网＋护理服务"的发展,开发社区养老和居家养老服务,以及开发失能老年人照料、残疾康复保健、精神护理、临终关怀等特殊人群护理服务,并纳入社区卫生服务体系管理范围。

3. 发展社区护理学科,建设高素质社区护理队伍 各个院校将加强社区护理学教育和学科建设,在专业设置上将注重社会需求的不同层次社区护士的培养,加强社区护理方向的研究生教育;加强毕业后岗位培训与继续教育,不断提高在岗社区护士的职业认同感和社区护理服务的工作积极性,满足社会对社区护理人才的需求。

护考提示

社区护理程序。

第四节　社区护士

一、社区护士的定义、基本条件及工作内容

根据卫生部 2002 年《社区护理管理的指导意见（试行）》文件精神，社区护士的定义和基本条件如下。

（一）社区护士的定义

社区护士（community health nurse）是指在社区卫生服务机构及其他医疗机构从事社区护理工作的护理专业人员。

（二）社区护士的基本条件

（1）具有国家护士执业资格并经注册。
（2）通过地（市）以上卫生行政部门规定的社区护士岗位培训。
（3）独立从事家庭访视护理工作的社区护士，应具有在医疗机构从事临床护理工作 5 年以上的工作经历。

（三）社区护士的工作内容

社区护士的工作内容主要包括以下几个方面。
（1）提供社区健康护理服务：对社区的健康状况和影响社区健康的因素进行评估和管理，发现社区存在的健康问题，采取相应干预措施促进社区健康。
（2）提供个体和家庭健康护理：通过家庭访视和居家护理的形式深入到家庭，不仅对家庭中的病人或有健康问题的个体进行护理和保健指导，还应注重家庭整体健康，对家庭整体健康进行护理。
（3）进行重点人群的预防保健指导：侧重于社区中儿童、妇女、老年人等重点人群的日常生活与健康保健指导，利用定期健康体检、家庭访视、居家护理等机会，对社区的重点人群进行保健指导，帮助他们预防疾病、促进健康。
（4）实施健康教育：健康教育对象以群体为主，也包括个体。通过举办健康教育专题讲座、发放宣传资料等多种方式对社区居民进行教育。教育内容包括疾病预防、健康促进、疾病康复等多个方面。
（5）开展居家慢性病病人、残疾人和精神障碍者的管理：为已诊断明确的居家病人提供基础或专科护理服务，配合全科医生进行病情观察与治疗、精神卫生护理、慢性病防治与管理、营养与饮食指导，为病人及家属提供护理服务及健康教育服务。
（6）开展计划免疫与预防接种：参与完成社区儿童的计划免疫工作，进行免疫接种的实施与管理。
（7）开展定期健康体检：组织、管理社区居民健康体检，辅助医生诊查，并对相应的问题给予

生活指导和保健指导。

（8）开展传染病的防治：参与社区传染病的预防与控制工作，对社区居民进行预防传染病的知识培训，提供一般消毒、隔离技术等护理指导与咨询。

（9）提供急重症病人的转诊服务和临终病人的护理服务。

（10）参与社区卫生监督管理等工作。

（11）承担社区卫生服务相关人员的联络与协调工作。

（12）条件具备者，可成为社区卫生服务的管理者，担当社区卫生管理工作。

二、社区护士的角色

社区护理工作范畴的广泛性及社区护理服务对象的复杂性决定了社区护士角色的多重性。

1. 初级卫生保健者 是社区护士的首要角色。社区护士的首要任务是帮助人们避免有害因素，预防疾病，维持及提高人们的健康水平。

2. 护理服务提供者 是社区护士的基本角色。社区护士要为那些需要护理服务的社区患病人群提供护理专业服务，从而促进服务对象的健康。

3. 健康教育者与咨询者 是社区护士的重要角色。社区护士要发挥健康教育和指导的功能，帮助社区居民增强健康意识，丰富健康知识，提高健康管理技能，从而帮助个体、家庭、社区确定预防疾病、促进健康的最佳方案，并指导他们有效运用健康知识，强化健康行为，提高健康水平。

4. 组织者和管理者 社区护士承担组织者和管理者的角色，对人员、物资及各种活动进行管理和安排。

5. 协调者与合作者 社区卫生服务是多学科融合的工作，社区护士必须同社区全科医生、社区行政管理者、社区社会工作者等协同合作，充分运用社会资源，顺利开展社区护理工作，为护理服务对象提供高质量的护理服务。

6. 社区居民的代言者 社区护士代表社区居民积极向上级主管部门反映与社区有关的卫生保健方面的需求，以及对健康促进政策方面的建议和意见，促进社区健康发展。

7. 观察者与研究者 社区护士在向社区居民提供各种卫生保健服务时，应注意观察、探讨、研究与社区健康护理相关的问题，为护理学科及社区护理的发展做出不懈的努力。

社区护理范围和内容的变化，引起社区护士的角色发生变化，如在一般社区、学校、职业场所、社区养老或居家养老等卫生服务中的护士角色既有共同点，也有一些区别。重要的是，社区护士在提供护理服务时要正确判断服务对象的卫生服务需求；要在社区护理工作中，通过各种途径和措施大力发展潜在的卫生服务需求，即服务对象尚未认识到、无兴趣或没有能力而从专业角度认为有必要提供的卫生服务，限制那些服务对象有欲望和要求但从专业角度认为没有必要提供的卫生服务；要指导社区居民有效、合理地利用卫生服务资源，使有限的卫生服务资源得到最大限度的合理利用，真正起到居民健康"守门人"的作用。

三、社区护士的职责

2002 年 1 月，卫生部印发的《社区护理管理的指导意见（试行）》明确规定了社区护士的职责。

（1）参与社区护理诊断工作，负责辖区内人群护理信息的收集、整理及统计分析，了解社区人群健康状况及分布情况，注意发现社区人群的健康问题和影响因素，参与对影响人群健康不良因素的监测工作。

（2）参与对社区人群的健康教育与咨询、行为干预和筛查，以及建立健康档案、高危人群监测和规范管理工作。

（3）参与对社区传染病预防与控制工作，参与预防传染病的知识培训，提供一般消毒、隔离技术等护理技术指导与咨询。

（4）参与完成社区儿童计划免疫任务。

（5）参与社区康复、精神卫生、慢性病防治与管理、营养指导等工作。重点对老年病人、慢性病病人、残疾人、婴幼儿、围产期妇女提供康复及护理服务。

（6）承担诊断明确的居家病人的访视、护理工作，提供基础或专科护理服务，配合全科医生进行病情观察与治疗，为病人及其家属提供健康教育、护理指导和咨询服务。

（7）承担就诊病人的护理工作。

（8）为临终病人提供临终关怀护理服务。

（9）参与计划生育技术服务的宣传教育与咨询。

四、社区护士应具备的素质与能力

（一）社区护士应具备的素质

1. 良好的职业道德和强烈的责任感　社区护理工作具有相对独立性，要求社区护士具有高度的自觉性和良好的职业道德。要有爱心、耐心和强烈的责任感，以维护和促进社区人群健康为己任，积极奔走于社区，急人之所急，主动为社区居民提供力所能及的护理服务。

2. 健康的身体素质和心理素质　社区护理工作比较繁忙，还时常要上门服务，若没有健康的身体则无法胜任。另外，社区护士接触面广，难免会遇到一些突发状况，因此社区护士应胸怀豁达，具有较强的情绪自控能力，才能更好地开展护理服务。

3. 丰富的知识、技能与经验　社区护士不仅需要掌握护理学的知识与技能，而且需要掌握公共卫生学的知识与技能，更需要在实际工作中不断积累经验。社区护士只有拥有了丰富的学识和经验，发现和处理问题才能游刃有余。

（二）社区护士应具备的核心能力

借鉴国际护士协会（2003年）提出的护士核心能力框架，社区护士的核心能力主要涵盖以下几方面。

（1）综合护理能力：根据社区护理概念及社区护士的主要职责，社区护士必须具备各专科护理技能及中西医结合的护理技能，才能满足社区人群的需求。

（2）独立判断、解决问题能力：社区护士在很多情况下需要独立进行各种护理操作，运用护理程序，开展健康教育，进行咨询或指导。因此，独立判断和解决问题的应变能力对于社区护士非常重要。

（3）预见能力：主要应用于预防性服务，而预防性服务是社区护士的主要工作之一。社区护士有责任在问题发生之前，找出潜在因素，从而提前采取措施，避免或减少问题的发生。

（4）收集信息和处理信息的基本能力：如掌握基本的统计学知识，具备处理和分析资料的能力及协助社区进行健康相关研究的能力。

（5）人际交往和沟通能力：社区护理工作既需要合作者的支持和协助，又需要护理对象的理解和配合。社区护士需要与不同年龄、家庭、文化及社会背景的社区居民、社区管理者和其他卫生工作人员密切合作,因而必须具有社会学、心理学知识和人际沟通技巧方面的能力,以便更好地开展工作。

(6)组织、管理能力:是社区护士必备的能力之一。社区护士在向社区居民提供直接护理服务的同时还要调动社区的一切积极因素,组织开展各种形式的健康促进活动。

(7)具有应对社区常见急症的基本能力。

(8)能不断获取与本专业发展有关的新知识,具有培养、促进自身与专业发展的能力。

(9)自我防护能力:主要包括两个方面,即法律的自我保护及人身的自我防护。

护考提示

1. 社区护士的职责。
2. 社区护士的角色。
3. 社区护士应具备的素质与能力。

章末小结

本章主要学习了社区的概念、构成要素和功能;社区卫生服务的概念、对象、特点、内容及方式;社区护理的概念、程序、发展;社区护士的概念、角色、职责,以及社区护士应具备的素质与能力。重点是社区护理的概念。社区护理是以健康为中心,以家庭为单位,以社区为范围,以需求为导向,以特殊人群为重点,提供融预防、保健、医疗、健康教育、康复、计划生育"六位一体"的贯穿人的生命全过程的护理保健服务。难点是社区护士的职责、社区护士应具备的素质与能力。在学习过程中,要紧密联系工作实际,理解社区护理在维护和促进社区及居民健康的作用和专业价值,注重培养社区护士良好的职业素质和责任感。

(姚 凯)

直通护考

直通护考 参考答案

A1/A2 型题(以下每一道考题下面有 A、B、C、D、E 五个备选答案,请从中选择一个最佳答案。)

1. 以下有关社区的构成要素中哪项有误?( )

A. 人口的数量、构成及分布　　B. 与地域空间密切相关的生态体系

C. 与生活服务密切相关的社区设施　　D. 家庭及家庭资源

E. 社区的行为规范

2. 以下有关社区护士的基本条件及角色的描述哪项不妥?( )

A. 具有国家护士职业资格并注册

B. 通过地(市)级以上卫生部门规定的岗位培训

C. 应在医疗机构从事临床护理工作 5 年以上才能独立从事家庭访视

D. 应在医疗机构从事临床护理工作 3 年以上才能独立从事家庭访视

E. 护士扮演照顾者、咨询者、管理者、协调者、观察者及研究者等角色

3．以下关于社区护理的工作程序哪项说法不妥？（　　）

A．社区保健评估只收集被评估社区及家庭的资料

B．护理诊断是对护理对象出现的现存的或潜在的健康问题的判断

C．应该针对护理诊断制订护理计划

D．社区护理效果的评价是护士对护理计划项目最终结果的评价

E．护理诊断分为四类

4．以下社区健康评估的内容哪项不妥？（　　）

A．社区人口的组成　　　　　　　　B．社区居民的健康状况

C．社区环境状况　　　　　　　　　D．社区保健机构等健康资源状况

E．社区健康服务的利用率是否达 100％

5．以下不属于社区卫生服务对象范围的是（　　）。

A．患病人群　　　　　　　B．健康人群　　　　　　　C．重点保健人群

D．高危人群　　　　　　　E．住院人群

6．以下关于社区护士的职责，不正确的是（　　）。

A．进行家庭治疗时不需要遵医嘱　　　　　B．进行健康教育

C．加强公共安全与传染病管理　　　　　　D．为特殊人群做好预防保健工作

E．参与完成社区儿童计划免疫任务

7．社区护理起源于（　　）。

A．康复医学　　　　　　　B．替代护理　　　　　　　C．临床医学护理

D．公共卫生护理　　　　　E．家庭护理

8．下列哪项不是社区护理的特点？（　　）

A．营利性　　　B．主动性　　　C．全面性　　　D．综合性　　　E．连续性

9．地段护理阶段的主要护理对象是（　　）。

A．居家贫困人群　　　　　B．医院患病人群　　　　　C．健康人群

D．社区人群　　　　　　　E．特殊人群

10．社区护士在社区护理中组织有关人员制订计划，共同工作，对社区护理工作进展情况进行评价控制等。社区护士应行使以下哪种职责？（　　）

A．照顾者　　　B．指导者　　　C．咨询者　　　D．协调者　　　E．管理者

社区环境与健康

学习目标

【知识目标】

掌握人类与环境的关系，环境污染及其对人类健康的影响；熟悉生态平衡的特点，环境保护的要点，社区护士在环境保护中的职责；了解环境的概念，生态系统的概念、组成及功能。

【能力目标】

学会综合分析环境因素对健康的影响。

【素质目标】

树立"绿水青山就是金山银山"的理念，增强学生节约意识、环保意识和生态意识。

环境为人类的生存和发展提供了必要条件，人类的健康与环境关系密切。在社区护理工作中，社区护士要熟悉环境因素对人群健康的影响特点、作用方式及其相应的预防措施，从而取得工作成效，提高工作质量。

案例引导 2-1

历史上，塞罕坝曾是一处水草丰沛、森林茂密、禽兽繁集的天然名苑。清朝晚期，国势渐衰，毗邻承德皇家园林和狩猎地的塞罕坝被开围垦荒，树木被大肆砍伐，原始森林逐步退化成荒原沙地，塞罕坝呈现出"黄沙遮天日，飞鸟无栖树"的荒凉景象。

1962年，来自全国18个省区市的127名大中专毕业生奔赴塞罕坝，与当地林场242名干部职工一起组成一支平均年龄不足24岁的创业队伍，用青春和汗水向沙漠发起挑战。1962年和1963年连续两年，栽种的千亩树苗成活率都不足8%，但他们毫不气馁，坚持不懈，经过10年的努力，培育了60多万亩树木，让荒山变了模样。60余年来，塞罕坝林场三代建设者在荒漠上徒手种下112万亩人工森林，将森林覆盖率提高至80%，每年可涵养水源、净化水质2.74亿立方米，固碳81.41万吨，释放氧气57.06万吨。

请问：

1. 塞罕坝林场建设者用他们的实际行动诠释了怎样的理念？

2. 从塞罕坝的绿色实践中，你得到什么样的启示？

Note

第一节　环　境　概　述

一、环境的概念

环境（environment）是指某一特定生物体或生物群体以外的空间，以及直接或间接影响该生物体或生物群体生存的一切事物的总和。环境总是针对某一特定主体或中心而言的，是一个相对的概念，离开了这个主体或中心也就无所谓环境。

人类的环境是以人类为中心的外部空间，以及其中直接或间接影响人类生存和发展的各种自然因素和社会因素的总和。根据组成要素，环境分为自然环境和社会环境。

（一）自然环境

自然环境（natural environment）是人类生活和生产所必需的自然条件和自然资源的总称，即阳光、温度、气候、地磁、空气、水、岩石、土壤、动植物、微生物以及地壳的稳定性等自然因素的总和，是人类赖以生存的物质基础。根据组成特点，自然环境可划分为大气圈、水圈、土壤岩石圈和生物圈，根据与人类活动的关系，自然环境又可分为原生环境和次生环境。

1．原生环境（primitive environment）　是指自然形成的、未受或少受人为因素影响的环境。在原生环境中存在着多种对机体健康有利的因素，如清洁的含有正常化学成分的空气、水、土壤，适宜的阳光辐射和气象条件，以及优美的风光等，这些对健康都是有益的。但有些原生环境由于各种原因也会对机体产生不利影响，如生物地球化学性疾病（地方病）就是由于原生环境中水、土壤里某些元素过多或过少，居民通过长期饮用水和摄食后，导致体内出现相应元素的过多或过少，最终引起具有明显地区性的特异性疾病。

2．次生环境（secondary environment）　是指在人类活动影响下形成的环境。人类在改造自然的过程中，虽然为其生存提供了良好的物质条件，但同时也对原生环境施加了影响，尤其是人类在改造自然的过程中忽视了生产力运动也要受制于自然的作用，在不断向自然索取中破坏了生态平衡，在不断向自然排放废弃物的过程中造成了严重的环境污染。因此，全世界一百多年来，尽管社会发展、经济增长和人类进步，但同时也引发了全球性资源枯竭、环境污染等一系列难以避免的问题。

（二）社会环境

社会环境（social environment）是人类在自然环境的基础上，为不断提高物质和精神生活水平，通过长期有计划、有目的的发展，逐步创造和建立起来的一种人工环境。

社会环境有狭义和广义之分。狭义社会环境指组织生存和发展的具体环境，也就是组织与各种公众的关系网络。广义社会环境则包括社会政治环境、经济环境、文化环境和心理环境等大的范畴，它们与组织的发展也是息息相关的。社会环境是人类物质文明和精神文明发展的标志，对我们职业生涯乃至人生发展都有重大影响，它随经济和科学技术的发展而不断地变化。

📝 **知识拓展**

世界环境日

世界环境日为每年的 6 月 5 日,反映了世界各国人民对环境问题的认识和态度,表达了人类对美好环境的向往和追求,是联合国鼓励全世界对环境的认识和行动的主要工具,也是联合国促进全球培养环境意识、提高对环境问题的关注并采取行动的主要媒介之一。世界环境日自 1973 年以来每年举办一次,已成为促进可持续发展目标环境方面进展的重要平台。在联合国环境规划署(UNEP)的领导下,每年有 150 多个国家参加,来自世界各地的大公司、非政府组织、社区、政府和名人采用世界环境日品牌来倡导环境事业。

二、人类与环境的关系

人类与环境是一个不可分割的整体。在人类社会发展的漫长过程中,人类与环境形成了一种既相互对立与相互制约又相互依赖与相互作用的辩证统一关系(图 2-1),正如恩格斯指出的"人本身是自然界的产物,是在他们的环境中并和这个环境一起发展起来的"。人类与环境的关系主要体现在以下几个方面。

1. 依赖关系 人类依赖环境提供的自然资源和生态系统服务来满足生活的基本需求,包括食物、水、空气、能源等,即环境为人类提供了生存所需的资源和条件。

2. 影响关系 人类的活动对环境产生直接和间接的影响。例如,工业化和城市化带来大规模的资源开采、能源消耗和污染物排放,对环境造成了负面影响,包括空气污染、水污染、土地破坏、物种灭绝等。同时,环境的变化也会对人类产生影响,例如气候变化、自然灾害等。

3. 保护与可持续发展 人类需要保护和管理环境资源,以确保其可持续利用和保护生态系统的平衡。可持续发展的理念强调经济、社会和环境的协调发展,追求长期的可持续性,以满足当前和未来世代的需求。

4. 环境意识和责任 人类逐渐认识到环境的重要性,并承担起保护环境的责任。环保意识的提高促使人们采取行动,包括环保行为、资源节约、减少污染等,以减轻对环境的负面影响。

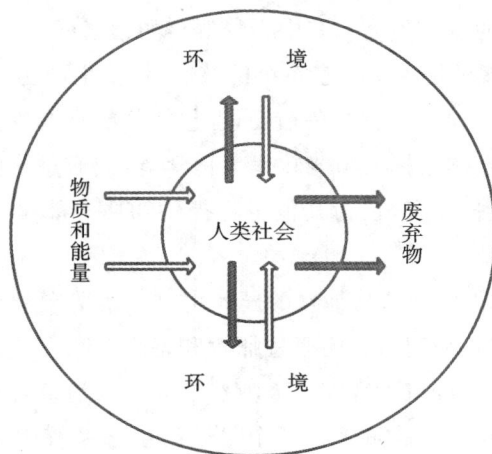

图 2-1 人类与自然环境的相互作用

Note

第二节　生态系统和生态平衡

一、生态系统

（一）生态系统的概念

生态系统（ecosystem）是指在一定的时间和空间范围内，生物群落与非生物环境通过能量流动和物质循环所形成的一个相互影响、相互作用并具有自身调节功能的自然整体。

生态系统的范围可大可小，相互交错。一片森林、一块草地、一个池塘都可以看作一个生态系统。地球最大的生态系统是生物圈，最为复杂的生态系统是热带雨林生态系统。

（二）生态系统的组成

任何一个生态系统都是由非生物部分和生物部分组成（图 2-2）。

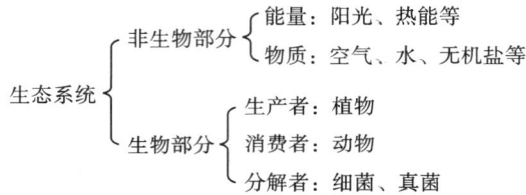

图 2-2　生态系统的组成

1. 非生物部分　即无机环境，是一个生态系统的基础，包括阳光以及其他所有构成生态系统的基础物质，如水、无机盐、空气、有机质、岩石等。阳光是绝大多数生态系统直接的能量来源，水、空气、无机盐与有机质都是生物不可或缺的物质基础，故又称为生命支持系统。无机环境条件的好坏直接决定生态系统的复杂程度和其中生物群落的丰富度。

2. 生物部分　即生物群落，是一个生态系统的核心，包括生产者、消费者、分解者。

（1）生产者（producer）：主要是各种绿色植物，也包括化能合成细菌与光合细菌，它们都是自养生物。生产者能够通过光合作用把太阳能转化为化学能，或通过化能合成作用，把无机物转化为有机物，不仅满足自身的生长发育，也为其他生物提供物质和能量，在生态系统中居于最重要的地位。

（2）消费者（consumer）：指以动植物为食的异养生物。消费者的范围非常广，包括了几乎所有动物和部分微生物（主要有真细菌），它们通过捕食和寄生关系在生态系统中传递能量。其中，以生产者为食的消费者称为初级消费者，以初级消费者为食的消费者称为次级消费者，其后还有三级消费者与四级消费者。同一种消费者在一个复杂的生态系统中可能充当多个级别消费者，杂食性动物尤为如此，它们可能既吃植物（充当初级消费者）又吃各种食草动物（充当次级消费者），有的生物所充当的消费者级别还会随季节而变化。

（3）分解者（decomposer）：又称"还原者"，它们是一类异养生物，以各种细菌（寄生的细菌属于消费者，腐生的细菌是分解者）和真菌为主，也包含屎壳郎、蚯蚓等腐生动物。分解者可以将生态系统中的各种无生命的复杂有机质（尸体、粪便等）分解成水、二氧化碳、铵盐等可以被生产者重新利用的物质，完成物质的循环。分解者是生态系统的必要成分，是连接生物群落和无机环境的桥梁。

（三）生态系统的功能

生态系统的功能包括物质循环、能量流动和信息传递三个方面。其中，物质循环是生态系统的基础；能量流动是生态系统的动力；信息传递决定物质循环和能量流动的方向和状态。

1. 物质循环 指在生态系统中，各种化学元素（或物质）沿特定的途径从环境到生物体，再从生物体到环境并再次被生物体吸收利用的循环变化的过程，即各种化学元素（或物质）在生物体与非生物环境之间的循环运转过程。物质循环又称为生物地球化学循环（或称生物地化循环）。

2. 能量流动 指太阳辐射能被生态系统中的生产者转化为化学能并被储藏在产品中，然后通过取食关系沿食物链被逐渐利用，最后通过分解者的作用，将有机物的能量释放于环境之中的能量动态的全过程。

3. 信息传递 生态系统中存在着各种形式的信息，如物理信息、化学信息和行为信息等。信息传递具有重要的作用。生命活动的正常进行，离不开信息传递；生物种群的繁衍，也离不开信息的传递。信息还可以调节生物的种间关系，以维持生态系统的稳定。

二、生态平衡

生态平衡（ecological equilibrium）是指在一定时间内生态系统中的生物和环境之间、生物各个种群之间，通过物质循环、能量流动和信息传递，使它们相互之间达到高度适应、协调统一的状态。

生态平衡是一种相对平衡而不是绝对平衡。任何生态系统都不是孤立的，都会与外界发生直接或间接的联系，会经常遭到外界的干扰。生态系统对外界的干扰和压力具有一定的弹性，其自我调节能力也是有限度的，如果外界干扰或压力在其所能忍受的范围之内，则当这种干扰或压力去除后，它可以通过自我调节能力而恢复；如果外界干扰或压力超过了它所能承受的极限（也称阈限），其自我调节能力也就遭到了破坏，生态系统就会衰退，甚至崩溃。

生态平衡是一种动态的平衡而不是一种静态的平衡。生态系统总会因系统中某一部分先发生改变，引起不平衡，然后依靠生态系统的自我调节能力使其又进入新的平衡状态。正是这种从"平衡—不平衡—平衡"的反复过程，推动了生态系统整体和各组成部分的发展与进化。

护考提示

生态平衡的特点是什么？

第三节　环境污染与环境保护

案例引导 2-2

　　1952 年 12 月 5 日至 9 日,伦敦上空受反气旋影响,大量工厂生产和居民燃煤取暖排出的废气难以扩散,积聚在城市上空。伦敦被浓厚的烟雾笼罩,交通瘫痪,行人小心翼翼地摸索前进。不仅市民的生活节奏被打乱,其健康也受到严重侵害,许多市民出现胸闷、窒息等不适感,发病率和死亡率急剧增加。直至 12 月 9 日,一股强劲而寒冷的西风吹散了笼罩在伦敦上空的烟雾。据统计,当月因这场大烟雾而死亡的人多达 4000 人。此次事件被称为"伦敦烟雾事件",成为 20 世纪十大环境公害事件之一。

请问:

1. 造成本次污染事件的原因是什么?

2. 本次污染事件对人类健康的主要危害有哪些?

3. 如何避免类似事件的发生?

一、环境污染及其对人类健康的影响

(一)环境污染

　　环境污染(environmental pollution)指由于自然的或人为的原因,使进入环境的有害物质或有害因素的数量及其作用强度超过了环境的自净能力,导致环境的构成或状态发生变化,环境质量下降,从而扰乱和破坏了生态系统和人类正常生产和生活条件,对人类和其他生物健康产生直接、间接或潜在危害的现象。环境污染包括自然污染和人为污染。

　　1. 自然污染　指自然界中天然的物理、化学和生物过程中产生的有毒物质对环境造成的污染或危害。如火山爆发产生的火山灰,海水蒸发带入空气中的各种盐粒,海洋上浪花飞溅产生的液体微粒及大风扬起的灰尘等。自然污染程度较轻,影响不严重,且多具有局限性。

　　2. 人为污染　指人类社会活动引起的环境污染。如不科学、不合理的农业生产活动,生活污水、垃圾和粪便的任意排放,有毒有害的化学制剂以及化学武器、生物细菌武器和核武器的实验与使用等,对环境所造成的干扰、污染和破坏,都属于人为污染。它所产生的影响范围广、危害性大,具有广泛性、长期性、多样性、复杂性等特点,是环境保护工作的重点。

　　通常把由于人类活动产生的严重环境污染和环境破坏对公众和社会带来的危害,称为公害。由公害引起,并由政府认定的地区性环境污染性疾病称为公害病,如与大气污染有关的慢性呼吸系统疾病、由含汞废水引起的水俣病、由含镉废水引起的痛痛病等。

（二）环境污染物

环境污染物（environmental pollutants）是指进入环境并引起环境污染或环境破坏的物质。

1. 环境污染物的种类

（1）按属性分类。

①化学性污染物：有害气体（SO_2、NO_x、CO 等）、重金属（铅、汞、镉等）、农药（有机磷农药、有机氯农药等）、有机物及无机物（苯、甲醛、多氯联苯等）以及高分子化合物等。

②生物性污染物：病原微生物、寄生虫及有害动植物等。

③物理性污染物：噪声、振动、电离辐射、电磁辐射等。

（2）按形成过程分类。

①一次污染物：指由污染源直接排入环境的理化性质未发生改变的污染物，如铅、汞、镉、SO_2、NO_x、CO 等。

②二次污染物：排入环境的一次污染物在各种环境因素的作用下，其理化性质发生改变，生成与一次污染物不同的、新的污染物。如 SO_2 在环境中氧化遇水形成的 H_2SO_4（酸雨）；碳氢化合物、NO_x 在紫外线照射下，经过光化学反应生成的臭氧、醛类及过氧酰基硝酸酯（光化学烟雾）等。

2. 环境污染物的主要来源

（1）生产性污染：指工农业生产中向环境排放有害物质而导致的污染，如工业生产中产生的"工业三废"（废气、废水、废渣），农业生产中使用的农药和化肥等大量排放到环境中，对空气、土壤、水体等造成污染。

（2）生活性污染：指由居民生活产生的"生活三废"（垃圾、污水、粪便）排入环境所引起的污染，以及由室内装修、烟草烟雾、烹调油烟、室内燃烧物等导致的室内空气污染等。

（3）交通性污染：指各种交通工具产生的尾气、噪声、振动和油污等对环境造成的污染。汽车尾气和噪声已经成为城市环境污染的重要来源。

（4）其他污染：广播电视信号发射塔、无线通信设备产生的电磁辐射，医疗卫生机构使用放射性元素产生的电离辐射、医疗垃圾和废水等，也会对环境造成污染。

🔲 **护考提示**

环境污染物的来源有哪些？

3. 环境污染物的转归

（1）分布或迁移：由于环境因素的综合作用，污染物在环境中可发生分布或空间位置的移动。如大气、水体中的污染物，通过稀释、扩散、溶解、沉降等作用由高浓度向低浓度处转移。

（2）生物富集：也称生物浓缩，指生物有机体或处于同一营养级上的许多生物种群，从周围环境中蓄积某种元素或难分解化合物，使生物有机体内该物质的浓度超过环境中该物质浓度的现象。

（3）生物转化：指环境污染物进入生物体内，在体内经酶催化或非酶作用下发生的化学变化过程。生物转化可以使污染物的毒性降低（生物解毒），也可使污染物的毒性增加（生物活化），即生物转化的两重性。

（4）自净作用：指受污染的物体经本身的作用达到净化或无害化的现象。自净作用可分为环境自净、水体自净和土壤自净。

（三）环境污染对人类健康的影响

环境污染对人类健康的影响十分复杂，表现形式多样，主要有直接危害和间接危害。

1. 直接危害 环境污染对人类健康的直接危害包括急性危害、慢性危害、远期危害和非特异性危害。

（1）急性危害：指环境污染物短时间内大剂量进入环境，使暴露人群在短时间内出现不良反应、急性中毒甚至死亡等危害。如英国伦敦烟雾事件、美国洛杉矶光化学烟雾事件、印度博帕尔毒气泄漏事件、苏联切尔诺贝利核泄漏事件等。

（2）慢性危害：指环境污染物小剂量、低浓度、长时间反复作用于人体所产生的危害。污染物在体内的蓄积是产生慢性危害的根本原因，如日本"四大公害事件"（水俣病、痛痛病、哮喘病和米糠油事件）。

（3）远期危害：表现为潜伏期长、后果严重而深远，突出表现为致癌、致畸、致突变作用，简称"三致作用"。

①致癌作用：指导致人或哺乳动物患癌症的作用。致癌物可以分为化学性致癌物（如亚硝酸盐、石棉和生产蚊香用的双氯甲醚）、物理性致癌物（如镭的核聚变物）和生物性致癌物（如黄曲霉毒素）三类。

②致畸作用：指作用于妊娠母体，干扰胚胎的正常发育，导致新生儿或幼小哺乳动物先天性畸形的现象。科学家经过研究发现，孕妇在怀孕后的 30～50 天，服用一种叫作"反应停"的镇静药，会导致胎儿畸形。目前已经确认的致畸物有甲基汞和风疹病毒等。

④致突变作用：指导致人或哺乳动物发生基因突变、染色体结构变异或染色体数目变异的作用。常见的致突变物有亚硝胺类、甲醛、苯和敌敌畏等。

（4）非特异性危害：表现为一般多发病的发病率增高、机体抵抗力下降、劳动力降低、儿童生长发育受阻等。某些环境污染物可作为致敏原使敏感人群罹患变态反应性疾病，如哮喘、过敏性皮炎、过敏性鼻炎等。

2. 间接危害 环境污染对人类健康的间接影响和危害是多方面的。生物性污染可导致其他生物群疾病发生或流行，危及人类食物链，甚至引发人畜共患病。化学性污染损害植物，可导致农作物减产和食物短缺，破坏城市生活区的环境绿化。综合性污染对土壤和森林的破坏，可导致水土流失和沙漠化。有时候间接危害比直接危害更大、更难消除，如温室效应、酸雨、臭氧层破坏（全球三大环境问题）等都会对人类健康产生某些间接影响。

综上所述，造成环境污染的因素固然有人类环保意识淡薄、绿色生活习惯尚未形成等，但是归根结底，还是因为重经济发展轻环境保护、重开发资源轻科学统筹规划。面对日益严重的环境问题，我们应加倍重视并采取有效措施治理。

护考提示

环境污染对人类健康的影响主要有哪些表现形式？

二、环境保护

环境保护（environmental protection），简称环保，是指人类为解决现实或潜在的环境问题，协调人类与环境的关系,保障经济社会的可持续发展而采取的各种行动的总称。环境保护涉及的范围广、综合性强,它涉及自然科学和社会科学的许多领域,还有其独特的研究对象。环境保护的方法和手段有工程技术的、行政管理的,还有法律的、经济的、宣传教育的等多种方式,旨在合理利用资源,防止环境污染,保持生态平衡,保障人类社会的健康发展。

纵观世界发展史,保护生态环境就是保护生产力,改善生态环境就是发展生产力。良好的生态环境是最公平的公共产品,是最普惠的民生福祉。对人的生存来说,金山银山固然重要,但绿水青山是人民幸福生活的重要内容,是金钱不能替代的。

(一)自然经济

环境保护所要解决的问题大致包括两个方面的内容,一是保护和改善环境质量,保护人类身心健康,防止机体在环境的影响下变异和退化;二是合理利用自然资源,减少或消除有害物质进入环境,以及保护自然资源(包括生物资源)的恢复和扩大再生产,以利于人类生命活动。

当然,环境保护还必须考虑经济的增长和社会的发展,只有互相之间协调发展,才是新时代的环境保护新概念。

(二)产品环保

随着现代科学技术发展的突飞猛进,新产品的科技含量也产生了翻天覆地的变化。从日常生活用品到工业、农业、化工、电子、通信、军工、航天、建筑等各个领域,都在日新月异地飞速发展中。为了减少对自然资源的开采,加快化学工业产品的复合应用,复合材料的生产带来了巨大的经济效益和社会效益,也减缓了对自然资源的开发速度,但是,复合材料所带来的环保问题是不可忽视的,必须考虑到复合材料的回收和利用问题。

(三)防止污染

防止污染包括防止工业生产排放的"三废"(废水、废气、废渣)、粉尘、放射性物质以及产生的噪声、振动、恶臭和电磁微波辐射,交通运输活动产生的有害气体、液体、噪声,海上船舶运输排出的污染物,工农业生产和人类生活使用的有毒有害化学品,城镇生活排放的烟尘、污水和垃圾等造成的污染。

(四)防止破坏

防止破坏包括防止由大型水利工程、铁路、公路干线、大型港口码头、机场和大型工业项目等工程建设对环境造成的污染和破坏,农垦和围湖造田活动、海上油田、海岸带和沼泽地的开发、森林和矿产资源的开发对环境的破坏和影响,新工业区、新城镇的设置和建设等对环境的破坏、污染和影响。

(五)自然保护

自然保护包括对珍稀物种及其生活环境、特殊的自然发展史遗迹、地质现象、地貌景观等提供有效的保护。另外,城乡规划、控制水土流失和沙漠化、植树造林、控制人口的增长和分布、合理配置生产力等,也都属于环境保护的内容。

三、社区护士在环境保护中的职责

1975年,国际护士会在其政策声明中概述了护理专业与环境的关系,保护和改善环境成为人类奋斗的一个主要目标。该目标要求每一个人和每一个专业团队都要承担保护人类环境、保护世界资源的职责。同时,该声明也明确规定了社区护士的职责。

(1)帮助发现环境中对人类积极的和消极的影响因素。

(2)在与个体、家庭、社区和社会接触的日常工作中,社区护士应告知如何防护具有潜在危害的化学制品及有放射线的废物等,并应用环境知识指导社区预防和减轻潜在性危害。

(3)采取措施预防环境因素对健康所造成的威胁,同时加强宣传,宣讲对环境资源进行保护的方法。

(4)与卫生部门共同协作,找出住宅区对环境及健康的威胁因素。

(5)帮助社区处理环境卫生问题。

(6)参与研究和提供措施,早期预防各种有害于环境的因素,研究如何改善人们的生活和工作条件。

章末小结

本章主要学习了环境的概念及组成,人类与环境的关系,生态系统和生态平衡,环境污染及其对人类健康的影响,环境保护的要点,以及社区护士在环境保护中的职责。重点是人类与环境的关系,环境污染及其对人类健康的影响,社区护士在环境保护中的职责。难点是环境保护的要点。在学习过程中,要紧密联系生活实际,围绕身边的环境问题,自觉增强保护环境、促进健康以及可持续发展的意识。

(杜 宏)

直通护考

一、A1/A2 型题

1. 原生环境是( )。

A. 天然形成的环境条件,未受人为作用影响

B. 天然形成的环境条件,受到人为作用的严重影响

C. 天然形成的环境条件,受到动物活动的影响

D. 天然形成的环境条件,受到"工业三废"的污染

直通护考
参考答案

Note

E. 人为活动所形成的优美环境

2. 由于地球地质化学条件的区域性差异而使当地水、土壤或食物中某些元素含量过多或过少,从而影响当地居民摄入该元素的量,使居民体内该元素含量过多或过少,并引起疾病。该病被称为（　　　）。

　　A. 流行病　　　　B. 传染病　　　　C. 职业病　　　　D. 地方病　　　　E. 公害病

3. 大气中因含量增加可引起温室效应的气体是（　　　）。

　　A. NO_2　　　　B. CO　　　　C. CO_2　　　　D. SO_2　　　　E. NO

4. 对生态平衡描述错误的是（　　　）。

　　A. 生态平衡是生物生存、活动、繁衍得以正常进行的基础

　　B. 人类的健康有赖于生态平衡

　　C. 自然和人为因素均可影响生态平衡

　　D. 生态平衡一旦形成,就不易破坏

　　E. 人类必须与整个生态系统的其他部分和环节保持动态平衡

5. 化学污染物在人体内的蓄积是产生哪种危害的前提?（　　　）

　　A. 急性危害　　　　　　B. 慢性危害　　　　　　C. 远期危害

　　D. 迟发性反应　　　　　E. 致敏作用

6. 酸雨的主要形成物是（　　　）。

　　A. CO_2　　　　B. SO_2　　　　C. CO　　　　D. NO_x　　　　E. NO_2

7. 某些污染物通过食物链逐渐转移而使生物体内污染物浓度逐级增高的作用是（　　　）。

　　A. 生物转化作用　　　　　B. 生物传递作用　　　　　C. 生物同化作用

　　D. 生物富集作用　　　　　E. 生物异化作用

8. 对环境污染描述错误的是（　　　）。

　　A. 可由各种人为因素或自然因素引起

　　B. 造成环境质量恶化,破坏了生态平衡

　　C. 不会造成环境理化结构的改变

　　D. 对人类健康可造成直接的、间接的或潜在的有害影响

　　E. 严重的环境污染叫作公害

9. 以下不属于环境污染对人类健康造成特异性损害的是（　　　）。

　　A. 急性中毒　　B. 致癌作用　　C. 致畸作用　　D. 慢性中毒　　E. 抵抗力下降

10. 环境污染的主要防治措施是（　　　）。

　　A. 治理"工业三废"　　　　B. 预防农药污染　　　　C. 预防生活污染

　　D. 制定完善法律法规　　　E. 发现污染来源

11. 美国洛杉矶在 1940 年就拥有 250 万辆汽车,每天大约消耗 1100 吨汽油,排出 1000 多吨碳氢化合物,300 多吨氮氧化合物,700 多吨一氧化碳。每年从夏季至早秋,只要是晴朗的日子,城市上空就会出现一种弥漫天空的浅蓝色烟雾,使整座城市上空变得浑浊不清。这种烟雾使人眼睛发红,咽喉疼痛,呼吸憋闷,头昏,头痛。你认为出现这些症状可能的原因是（　　　）。

　　A. 某种传染病流行　　　　B. 光化学烟雾　　　　C. 煤烟型烟雾事件

　　D. CO 急性中毒　　　　　E. 附近火山喷发烟雾

12. 1984 年印度博帕尔农药厂发生泄漏事件造成严重污染,导致数十万人中毒,数千人死亡,数万人失明,成为世界环境污染史上最严重的一次污染事件,此次泄漏的化学物质是（　　　）。

　　A. 有机磷农药　　　　　B. 氨基酸甲酯　　　　　C. 异氰酸甲酯

　　D. 艾氏剂　　　　　　　E. 氯丹

13. 20 世纪 50—60 年代,作为抗妊娠反应的药物沙利度胺,在欧洲、亚洲、非洲、澳洲和南美洲被广泛使用,从而引起震惊世界的"反应停"事件,这次事件让人们认识到了（   ）。

A. 药物的副作用 　　　　　B. 化学污染物的致畸性 　　　　　C. 化学污染物的致癌性

D. 化学污染物致突变性 　　　　　E. 药物的致癌性

二、A3/A4 型题

（14~15 题共用题干）

20 世纪 50 年代中期到 70 年代初期,日本富山神通川下游地区,因某锌冶炼厂排出废水,使水及水稻受到污染,造成居民中出现以骨骼系统病理改变为主的一系列疾病。

14. 该病可能是（   ）。

A. 地甲病 　　　B. 水俣病 　　　C. 痛痛病 　　　D. 克山病 　　　E. 大骨节病

15. 下列选项中,可能引起该病的是（   ）。

A. 铅 　　　　　B. 汞 　　　　　C. 镉 　　　　　D. 铬 　　　　　E. 砷

社区健康教育与健康促进

学习目标

【知识目标】

掌握健康、社区健康教育、健康促进的概念,社区健康教育程序;熟悉健康教育的对象、内容与方法,熟悉健康教育与健康促进的区别与联系;了解健康教育相关理论,了解社区常见的健康促进活动。

【能力目标】

能说出健康、健康教育、健康促进的概念,能运用健康教育的方法对社区居民开展健康教育活动。

【素质目标】

具有良好的人际交往能力和团队合作意识。

健康是促进人们全面发展的必然要求,是经济社会发展的基础条件,实现国民健康长寿是国家富强、民族振兴的重要标志。健康教育和健康促进是促进人类健康最经济、最有效的一种手段。要做好社区护理工作,就必须开展好社区健康教育和健康促进活动。通过健康教育与健康促进,可以增强人们的健康意识,帮助个体和群体改变不健康行为和建立健康行为,最终达到改善人们的健康状况、提高人们的生活质量的目的。

第一节 健康教育概述

案例引导

社区护士小李在建立健康档案的过程中,发现其辖区居民60岁以上老年人口比例为13.8%,肥胖率为21.2%,高血压患病率为26.5%。她决定对本社区居民开展一次高血压知识的健康教育。

工作任务:

1. 说出对社区居民开展健康教育的意义。

2. 如何对本社区居民开展高血压健康教育活动。

Note

一、健康观

(一)健康

健康(health)是一个动态的概念,随着时代的变迁、社会的发展、医学模式的转变,人们对健康的认识也在不断地提高与完善。1990 年世界卫生组织(WHO)提出了健康新概念,即"健康不仅是没有疾病,而且包括躯体健康、心理健康、社会适应良好和道德健康"。

在这一新概念中,生理的健康水平与心理、社会适应和道德品质是相互依存、相互促进的,生理健康是物质基础,心理健康与良好的社会适应,是在生理健康的基础上发展起来的,并反过来促进生理健康,道德健康则是健康的最高层次。

(二)亚健康

亚健康是指机体介于健康与疾病之间的边缘状态,临床检查无明显阳性体征,但机体却呈现出精神活力、适应能力和反应能力均下降的状态,且出现身心疲惫,创造力下降,并伴有自感不适等症状。

(三)影响健康的因素

人类的健康受多种因素的影响。目前,影响健康的主要因素有四种,即环境因素、行为和生活方式因素、机体生物学因素、医疗卫生服务因素。

1. 环境因素　环境因素包括自然环境因素和社会环境因素。

自然环境因素是指在日常生产生活中,人们遇到的对健康有影响的物理、化学、生物等各种物质因素的总和。自然环境的物理因素包括气温、气压、气流、噪声、辐射等。在自然状况下,物理因素一般对人类无危害,但当它超出一定限度时,就会对人类健康造成危害。自然环境的化学因素包括天然的化学物质和人工合成的化学物质,一些化学元素及化学物质在正常接触和使用的情况下对人体无害,但超过一定的浓度、剂量及接触时间时,它们就会对人体产生严重的危害。自然环境的生物因素包括动物、植物和微生物等,它可通过直接或间接的方式影响甚至危害人类的健康。

社会环境因素是指人们在日常生产生活和社会交往活动中相互之间所形成的生产关系、阶级关系和社会关系等。在社会环境中,社会制度、经济状况、人口状况、文化教育水平等很多因素与人类健康有关。

2. 行为和生活方式因素　行为和生活方式因素现已成为影响健康的最主要因素。合理的行为和生活方式将促进和维护人类健康,如合理的膳食、适量的锻炼、充足的睡眠等。而不良的行为和生活方式对健康的影响日益严重,如吸烟、酗酒、纵欲、缺乏锻炼等不良行为和生活方式导致一系列身心疾病日益增多。

3. 机体生物学因素　机体生物学因素是指人类在长期生物进化过程中所形成的遗传、成熟、老化等因素。机体生物学因素直接影响人类健康,它对人类诸多疾病的发生、发展及分布具有决定性作用。

4. 医疗卫生服务因素　医疗卫生服务因素既包括医疗机构所提供的诊断、治疗服务,也包括卫生保健机构提供的各种预防保健服务。一个国家的医疗卫生服务范围、内容与质量以及医疗卫生条件对人群的健康状况起重要作用。

知识拓展

疾病的三级预防策略

疾病的三级预防是贯彻"预防为主"卫生工作方针的具体体现,是控制和消灭疾病的根本措施。

1. 第一级预防 又称病因预防,是针对病因或危险因素所采取的措施。主要措施包括保护环境、预防接种、建立良好的行为和生活方式等。

2. 第二级预防 又称临床前期预防,即在疾病的临床前期做好早期发现、早期诊断、早期治疗的"三早"预防措施。可通过普查、筛查、定期健康体检、群众自我检查、高危人群的重点项目检查等方法,尽早实现对疾病的合理治疗,争取早日恢复。

3. 第三级预防 又称临床预防,即对已患病的人群采取及时、有效的治疗措施,防止疾病恶化、伤残和死亡,达到促进康复、延长寿命、提高生活质量的目标。

护考提示

健康的概念是什么? 影响健康的因素有哪些?

二、健康教育

(一) 健康教育的概念

健康教育(health education)指通过信息传播和行为干预,帮助个体或群体掌握卫生保健知识,树立健康信念,改变不健康行为和建立健康行为,以预防疾病、增进健康为目的所开展的系列活动过程。

健康教育是初级卫生保健任务中的首要任务,已成为衡量社会文明和进步的重要标志。其主要作用是帮助人们建立健康行为和生活方式,有效预防慢性非传染性疾病,有效预防与行为相关的传染病,有效维护个体和群体的身心健康,满足全社会人群对健康知识的需求,其实质是一种行为的干预。

社区健康教育(community health education)指以社区人群为教育对象,以促进社区居民全面健康为目标所开展的有目的、有计划、有组织、有评价的健康教育活动。其目的是帮助社区居民树立健康意识,及时发现个体、家庭和社区存在的健康问题,培养和促进健康的行为和生活方式,提高个体、家庭及群体的保健能力和健康水平。

(二) 健康教育的相关理论

1. 健康相关行为 指个体或群体与健康和疾病有关的行为。按照行为对健康状况的影响,健康相关行为可分为促进健康行为和危害健康行为。

（1）促进健康行为：指有利于自身和他人健康的行为，可分为以下五种。

①基本健康行为：指在日常生活和工作中促进健康的行为，如充足睡眠、平衡膳食、适量运动等。

②预警行为：指预防危害健康事件的发生以及事故发生后正确处置的行为，如施工过程戴安全帽、驾车系安全带、地震发生后的自救等。

③避免环境危害行为：指避免自身暴露于有害健康的危险因素的环境中的行为，如离开污染环境、积极应对各种紧张生活事件等。

④戒除不良嗜好行为：指自觉抵制或戒除不良嗜好的行为，如戒烟、限酒等。

⑤保健行为：指合理、正确使用医疗保健服务以维护自身健康的行为，如预防接种、定期体检、遵医嘱等。

（2）危害健康行为：指不利于自身和他人健康的行为，可分为以下四种。

①日常危害健康行为：指在日常生活和工作中对自身或他人健康带来伤害的行为，如吸烟、酗酒等。

②致病行为模式：指长期的某种行为模式引起特异性疾病发生，主要指 A 型行为模式和 C 型行为模式。A 型行为模式表现为急躁和易激惹，与冠心病的发生密切相关，被称作"冠心病易发性行为"；C 型行为模式表现为压抑情绪和自我克制，与肿瘤的发生相关，被称作"肿瘤易发性行为"。

③不良疾病行为：指个体从感知自身患病到疾病康复过程中所表现出来的不利于疾病治疗和康复的行为，如隐瞒病情、讳疾忌医、不遵医嘱等。

④违规行为：指违反法律法规、道德规范并危害健康的行为，如滥用药物等。

（3）影响健康行为的因素。

①倾向因素：指产生某种行为的动机、愿望或诱发某种行为的因素，是激发某种行为的基础，包括知识、信念、价值观等。

②促成因素：指促使某种行为得以实现的因素，如必要的技术和资源，包括行为干预、服务、保健设施等。

③强化因素：指维持、发展或减弱激励行为的因素，主要来自行为者周围的人（如配偶、父母、医生、朋友）以及自身的感受等。

2. 健康相关行为的改变理论　健康教育理论模式是健康教育活动的行动指南，对指导社区健康教育具有重要的意义。目前，应用较多的是知—信—行模式和健康信念模式。

（1）知—信—行模式：将人类行为的改变分为获取知识、形成信念及改变行为三个连续的过程。"知"是基础，"信"是动力，"行"是目标。知—信—行模式认为：要以健康知识为基础，对知识进行积极的思考，并有强烈的责任感，才可能逐步形成信念，就有可能采取积极的态度去转变行为。

（2）健康信念模式：指运用社会心理学方法解释健康相关行为的理论模式。它包括个体认知、修正因素和行动的可能性三个部分。

①个体认知：认识到某种疾病或危险意识带来的威胁及严重性。

②修正因素：认识到采取某种行为或放弃某种行为的益处及困难。

③行动的可能性：对自身采取某种行为或放弃某种行为的自信，也称自我效能，即个体对自己的行为能力有正确的评价和判断，相信自己一定能通过努力克服障碍，达到预期效果。

健康信念模式认为：让人们对危害健康行为感到害怕，坚信一旦放弃这种危害健康行为及采取促进健康行为会得到有价值的结果，同时也清醒地认识到行为改变过程中可能出现的困难，最终充满信心地改变危害健康行为。

(三)社区健康教育的对象

社区健康教育的对象是社区的个体和群体。群体是指有同种健康问题的人群或某一特定团体中的人群。健康教育的对象不同,教育的侧重点也不同。根据教育对象的健康需求,社区人群可分为以下四类。

1. 健康人群 健康人群在社区中所占的比例最大,他们由各个年龄段的人群组成。健康人群会认为疾病距离他们太遥远,对健康教育持排斥态度。对于健康人群,主要侧重于卫生保健知识的健康教育,帮助他们维持良好的行为和生活方式,提高他们对常见疾病的预防意识,让他们远离疾病,保持健康。

2. 高危人群 高危人群主要是指那些目前尚健康,但本身存在某些致病的生物因素(如高血压、糖尿病、乳腺癌等疾病家族史)或不良行为及生活方式(如高盐、高糖及高脂饮食,吸烟,酗酒等)的人群。高危人群中有些人对疾病过于恐惧,因某种疾病家族史过分焦虑,而有些人又对自己的不良行为或生活习惯不以为意。对于这类人群,主要侧重于预防性的健康教育,帮助他们了解疾病相关知识,掌握自我保健的技能,学习疾病的早期自我监测等,或帮助他们自觉地纠正不良的行为及生活方式,消除致病隐患。

3. 患病人群 患病人群包括各种临床期病人、康复期病人、残障期病人和临终病人。一般来说,临床期、康复期、残障期的病人对健康教育比较感兴趣,他们渴望早日摆脱疾病,恢复健康。因此,对于这类人群,主要侧重于康复知识的健康教育,帮助他们积极配合治疗,自觉开展康复锻炼,从而减少残障,加速康复。对于临终病人,其实质是死亡教育,帮助他们正确面对死亡,减少对死亡的恐惧,尽可能轻松、平静地度过人生的最后阶段。

4. 病人家属及照顾者 病人家属及照顾者与病人接触时间最长,他们往往因长期护理而产生心理和躯体上的疲惫,甚至厌倦。对于这类人群,主要侧重于疾病相关知识、自我监测技能及家庭护理技能的健康教育,帮助他们科学地护理、照顾病人,并指导他们掌握自我保健的知识和技能,让他们在照顾病人的同时维持和促进自身的身心健康。

(四)社区健康教育的内容

1. 一般性健康教育 内容包括社区的公共卫生与环境卫生、个人卫生、室内环境保护、饮食卫生与营养知识、健康基本知识、计划生育和优生优育知识、心理卫生、运动与健康等。

2. 特殊健康教育 对于不同人群,社区健康教育的主要内容不同,如老年人健康教育的主要内容包括老年人生理、心理知识,老年人生活安排及心理调适,营养指导、运动锻炼指导,常见慢性病的自我护理,心脑血管意外预防等。

3. 卫生管理法规教育 学习健康教育的有关法规,为开展健康教育与健康促进工作提供依据,促进社区居民树立良好的道德观念,提高居民进行社区卫生管理的责任心和自觉性,使他们自觉遵守卫生管理法规,维护社会健康。

(五)健康教育的方法

1. 语言健康教育 语言健康教育通过语言的沟通与交流,有技巧地讲解健康知识。语言健康教育是健康教育中最基本、最主要的方式,包括口头交谈、健康咨询、专题讲座、小组座谈等。

Note

2. 文字健康教育 文字健康教育是利用各种文字传播媒介(如卫生标语、卫生传单、卫生手册、卫生专栏等)来达到健康教育目的的一种方法。

3. 形象化健康教育 形象化健康教育常以图画、照片、标本、模型、演示等传递健康信息。其特点是形象、生动、直观,真实性强,常与文字健康教育结合使用,可加强健康教育的效果。

4. 电化健康教育 电化健康教育包括广播、电视、电影、录音带、录像带、幻灯、投影等,电化健康教育可以发挥视听并用的优势,尤其适合操作技能的演示。

5. 网络健康教育 网络健康教育是通过互联网进行健康信息传播的一种方法,可以通过文字、声音、图像方式进行交流。网络健康教育具有信息资源丰富,传播速度快、范围广,教育效果好等优点,可随时为社区居民提供各种健康保健知识。

健康教育的方法各有特点,在实际应用中,应根据健康教育的对象、目的、特点等选择合适的健康教育方法,也可以结合使用。

第二节　社区健康教育程序

社区健康教育是指以社区为单位,以社区人群为教育对象,以促进社区居民健康为目标而进行的有组织、有计划、有系统、有评价的健康教育活动。其基本步骤与社区护理程序相似,分为社区健康教育需求评估、社区健康教育问题诊断、社区健康教育计划制订、社区健康教育计划实施及社区健康教育效果评价五个基本步骤。

一、社区健康教育需求评估

社区健康教育需求评估是指社区健康教育者或社区护士通过各种方式收集有关健康教育对象的资料,了解教育对象对健康教育的需求,为开展健康教育提供依据的过程。评估的内容主要包括以下几个方面。

1. 教育对象的评估

(1)一般状况:包括社区人口数量、平均年龄、性别构成、年龄构成、文化程度构成、家庭情况等。

(2)健康问题:包括社区人群各种疾病的发病率、病死率及相对应的危险因素等。

(3)生活方式:包括吸烟、酗酒、饮食、体育锻炼等。

(4)学习能力:包括学习的愿望、方式、态度、动机及心理压力等。

2. 环境的评估

(1)物理环境:包括社区环境和居家环境等。

(2)社会环境:包括家庭关怀,社区文化,社区人力、物力、财力的支持情况,相关人员的态度等。

3. 教育者的评估 包括教育者的教学能力和经验等。

4. 医疗卫生服务资源的评估 包括医疗卫生机构的数量、卫生服务人员的人数及专业配置、地理位置等。

社区健康教育的对象是社区人群,小至个体,大至整个社区。因此,社区护士应针对不同的对象采取不同的评估方式。常用的评估方式有问卷调查、重要人物访谈、观察、查阅有关档案资料等。

二、社区健康教育问题诊断

社区健康教育问题诊断是指社区健康教育者或社区护士根据已收集的资料进行分析,从而确定教育对象现存或潜在的健康问题及相关因素。

1. 社区健康教育问题诊断的步骤

(1)列出教育对象现存或潜在的健康问题。教育者应根据收集的资料进行分析,找出教育对象现存或潜在的健康问题。

(2)分析健康问题对教育对象的健康构成的威胁程度。教育者将挑选出的健康问题按其严重程度加以排列。

(3)分析开展健康教育可利用的资源。教育者对社区所具备开展健康教育的能力进行分析。

(4)选出可通过健康教育解决或改善的健康问题。教育者在列出的所有健康问题中排除不能通过健康教育去解决的问题。

(5)找出与健康问题相关的行为因素、环境因素,以及促进教育对象改变行为的相关因素。

2. 确定优先项目 优先项目是真实地反映社区群众最关心的健康问题,是最重要、最有效、资源占用少而效益高的项目。同时存在几个主要健康问题时,优先的原则是重要性、有效性和可行性。

(1)重要性:人群健康影响较大。通过分析社区人群疾病的发病率、病残率、死亡率以及疾病或健康问题造成的经济负担、社会负担等来确定其重要性。

(2)有效性:实施有效的干预措施。通过健康教育手段解决疾病或健康问题,干预实施后,能收到明显的效果和取得社会效益。

(3)可行性:疾病或健康问题的干预能得到社会有关部门的支持,以及健康教育者能得到社区人群,尤其是干预对象的支持和认同。

三、社区健康教育计划制订

为了使社区健康教育计划能有效地实施,社区护士应与社区其他卫生服务人员、社区基层组织领导及教育对象共同商讨制订计划。在制订社区健康教育计划时,一定要以教育对象为中心。

1. 确定目标 目标是社区健康教育计划活动的总方向,是社区健康教育计划执行后预期要达到的理想结果,目标包括总体目标和具体目标。

(1)总体目标:是要解决主要的健康问题,是最终结果,如降低社区人群高血压的患病率。

(2)具体目标:是为实现总体目标而设计的具体的、明确的、可测量的指标。具体目标一般包括五个要素,即对谁、实现什么变化、实现变化的期限、变化程度有多大、如何测量这种变化。一项社区健康教育计划通常包括三个方面的指标,即教育指标、行为指标和健康指标,但不是所有计划都要具备这三项指标,可根据计划内容、对象、时间以及期望产生的效果来定。

①教育指标:是指为实现行为改变所应具备的知识、态度、信念和技巧等,是反映社区健康教育计划近期干预的效果。例如,实施围产期保健健康教育计划半年后,100%的孕妇能说出母乳喂养的好处,100%的孕妇相信她们能够用母乳喂养自己的孩子,100%的产妇能够掌握母乳喂养的技巧。

②行为指标:是指社区健康教育计划实施后,干预对象行为变化的指标,也是反映社区健康教育计划中期干预的效果。例如,实施母乳喂养健康教育计划一年后,社区90%的产妇实现母乳喂养。

③健康指标:是指健康教育计划实施后,干预对象健康状况改善情况的指标。由于干预对象健康状况的改善往往需要一个较长的时期,所以,健康指标反映健康教育远期干预的效果,包括

Note

35

发病率的降低,健康水平、生活质量和平均期望寿命的提高等。例如,执行控烟健康教育计划 3 年后,社区内 35 岁以上的居民高血压患病率由以前的 12.65％下降至 8％以下。

2. 制订具体计划 社区健康教育计划的内容包括以下几个方面。

(1)确定健康教育的内容:根据目标人群的知识水平、接受能力、项目目的和要求,确定学习者需要学习的内容。

(2)确定健康教育的材料:根据教育内容选择教育材料,材料主要有视听材料和印刷材料两大类。

(3)确定教育方法:健康教育方法有多种,应考虑教育方法的可接受性、简便性、经济性以及效率与效果。

(4)教育人员的组织与培训:对执行计划的各类人员,要根据工作性质和承担的任务,分别进行培训,以保证健康教育计划执行的质量。

(5)安排项目活动日程:科学、合理地安排项目的活动日程,是保证计划顺利实施的重要条件。

(6)设计监测与评价方案:在计划的设计阶段就要考虑评价问题。对评价的方法、标准、时间等作出明确的规定。

四、社区健康教育计划实施

在制订好完善的社区健康教育计划后,即可付诸实施。在具体的实施过程中,应注意以下几点:

(1)争取社区基层领导及管理者的支持;

(2)协调社会各方力量,创造有利于执行计划的良好内、外环境;

(3)制订实施工作表,进行人员培训,确定场地和准备必要的物资等;

(4)分工协作,重视信息的反馈;

(5)培养典型,以点带面,全面推进;

(6)做好活动记录,及时总结。

五、社区健康教育效果评价

社区健康教育评价是对社区的健康教育活动进行全面的检测、核查和控制,是保证社区健康教育计划设计、实施成功的关键性措施,社区健康教育的评价应贯穿健康教育活动的全过程。

1. 评价种类 社区健康教育评价包括形成评价、过程评价和效果评价三种类型。

(1)形成评价:指在计划执行前或执行早期对计划内容做的评价,评价现行计划目标是否明确合理、执行人员是否已具备完成该计划的能力、资料收集的可行性等。

(2)过程评价:指在计划实施过程中监测计划各项工作的进展,了解并保证计划的各项活动按计划要求进行,是对各项活动的跟踪检测过程。

(3)效果评价:指在计划实施后对教育活动的作用和效果进行全面检查、评估和总结,确定干预的效果,包括近期效果、中期效果和远期效果的评价。

2. 评价指标 在进行健康教育评价时,应注意使用恰当的评价指标。常用的评价指标如下。

(1)反映个体或群体卫生知识水平的指标:

$$卫生知识普及率（\%）=\frac{社区内已达卫生知识普及要求人数}{社区总人数}\times 100\%$$

$$卫生知识达标率(\%)=\frac{卫生知识达标人数}{调查总人数}\times100\%$$

（2）反映社区健康教育工作的指标：

$$社区健康教育覆盖率(\%)=\frac{社区内接受健康教育的人数}{社区内总人数}\times100\%$$

（3）反映个体或群体卫生习惯或卫生行为形成情况的指标：

$$健康行为形成率(\%)=\frac{形成某种健康行为的人数}{调查总人数}\times100\%$$

（4）反映人群健康状况的指标：包括发病率、患病率、死亡率、人均期望寿命以及儿童的生长发育指标等。

第三节　社区健康促进

随着人类健康与社会发展的双向作用的认识不断深化，社区健康教育已向社区健康促进发展，健康促进是保护和促进健康的一项重要措施。

一、健康促进的概念

健康促进的含义随着健康促进的发展而不断地完善。第一届国际健康促进大会对健康促进的定义：健康促进(health promotion)是运用行政或组织的手段，广泛协调社会各相关部门及社区、家庭和个体，使其履行各自对健康的责任，共同维护和促进健康的一种社会行为和社会战略。

美国健康教育学家劳伦斯·格林(Lawrence W. Green)对健康促进下的定义得到公认，他指出：健康促进是指一切能促使行为和生活条件向有益于健康改变的教育与环境支持的综合体。

社区健康促进是通过健康教育与社会支持，改变人们不良的行为和生活方式，降低社区人群疾病的发病率和死亡率，提高社区居民的健康水平。它包括健康教育和能促使行为和环境向有利于健康发展的社会支持系统。

二、健康教育与健康促进的联系与区别

健康促进与健康教育相辅相成，健康促进包含健康教育，健康促进需要通过健康教育来推动和落实，健康教育是实现健康促进的具体方法和手段。健康教育与健康促进的区别见表3-1。

表 3-1　健康教育与健康促进的区别

项　目	健 康 教 育	健 康 促 进
主体	医护人员	政府或政策制定者
核心	改变行为	创造可持续的支持性环境
方法	知识传播＋行为干预	健康教育＋社会支持
效果	可引起知识、态度和行为的变化，以及健康水平的提高，但难以持久	可促进个体或群体健康水平的提高，且效果具有持久性

三、健康促进的活动领域

第一届国际健康促进大会通过的《渥太华宪章》提出了健康促进的五项活动领域,它们是健康促进的核心。

1. 制定健康公共政策　所有政策领域都必须考虑到健康、和平,并对人民健康负有责任,包括法令、条例、制度、规章和规范等,保护个体、家庭和社区远离各种危险因素,使他们尽早做出有利于健康的选择。

2. 创造支持性环境　营造一个安全、舒适、满意、愉快的生活和工作环境,系统地评估不断变化的环境对人们健康的影响,以保证环境向积极有利的健康方向发展。

3. 强化社区行动　充分发挥社区各级力量,鼓励社区居民积极有效地参与卫生保健计划的制订、执行与评价,同时充分挖掘社区资源和潜力,帮助社区人群认识自己的健康问题,并提出解决问题的方法。

4. 发展个体技能　通过健康教育和提供健康信息,提高个体的健康意识和生活技能,有准备地应对人生发展各个阶段可能出现的健康问题。

5. 调整卫生服务方向　个体、社区组织、卫生机构、工商机构和政府共同负责,共建一个有利于促进健康的卫生保健体系。

四、社区常见的健康促进活动

1. 社区体育锻炼　社区应充分调动当地的社会网络,利用、认识和挖掘潜在的社区资源,取得政府的支持,设置体育锻炼场地,配备健身器材,指导各类人群进行适宜的体育锻炼,适当开展体育活动的比赛,提高社区居民体育锻炼的积极性和参与率,从而提高社区居民的身体素质和生活质量。

2. 学校卫生　学校开设健康教育课程,通过开展多种形式的健康教育活动,加强学生健康行为养成教育,重点做好心理健康、控制吸烟、远离毒品、预防意外伤害等健康教育工作,提高学生的自我保健意识,预防青少年常见疾病的发生。

3. 控制烟草危害　普及烟草危害的相关知识,开展吸烟行为的干预,加强控烟能力的建设,在公共场所张贴控烟标志,加强社区居民道德意识的教育。

4. 慢性病的防治　慢性病已成为威胁人类健康的主要疾病,这些疾病与人们的日常生活习惯和行为方式密切相关。在社区开展高危人群的检测、诊断、治疗和护理是有效降低疾病危险性的健康促进活动。

▶ 章末小结

本章主要学习了健康的概念及影响健康的因素;健康教育的概念、对象、内容、方法及程序;健康促进的概念、健康教育与健康促进的联系与区别。学习重点是健康教育与健康促进的概念,学习难点是能运用健康教育的方法对社区居民开展健康教育活动。在学习过程中,应注意培养良好的沟通交流能力和紧密的团队合作能力。

(张奕蓉)

→ 直通护考

直通护考
参考答案

一、A1/A2 型题

1. 健康的人应该对自己的健康负责任和对社会健康承担义务,此种健康是指(   )。
   A. 躯体健康   B. 心理健康   C. 道德健康   D. 社会健康   E. 生殖健康

2. 关于健康教育与健康促进的关系,叙述正确的是(   )。
   A. 健康促进是健康教育的核心内容
   B. 健康教育对健康促进起维护和推动作用
   C. 健康教育包括疾病预防和健康促进两大内容
   D. 健康教育是健康促进的深化与发展
   E. 健康促进要以健康教育为先导

3. 健康教育要提供人们行为改变所必需的(   )。
   A. 医疗技术   B. 诊断技术   C. 救护技术
   D. 生化检测技术   E. 知识、技术与服务

4. 健康促进的基本内涵包括(   )。
   A. 个体行为改变   B. 集体行为改变   C. 政府行为改变
   D. 个体及政府行为改变   E. 某一特征人群行为改变

5. 下列哪项不属于社区健康教育评估的内容?(   )
   A. 教育者   B. 教育对象   C. 外部环境
   D. 教育环境   E. 医疗卫生服务资源

6. "执行计划一年后,本社区 35 岁以上成人首诊测量血压率达到 80％"属于(   )。
   A. 总体目标   B. 过程目标   C. 教育目标   D. 行为目标   E. 健康目标

7. 关于护理目标的描述,下列哪项不妥?(   )
   A. 护理目标可以分为短期目标和长期目标
   B. 一个护理诊断只能对应一个护理目标
   C. 护理目标针对护理诊断提出
   D. 护理目标应是评价护理效果的标准
   E. 护理目标必须切实可行

8. 健康教育人员在某城区一育龄妇女及其丈夫的群体中讲授计划生育对个体、家庭、国家的意义,并给予避孕方法的指导,提供避孕工具,结果大部分妇女都自愿地实行避孕,也有少部分人不执行,有关方面按政策对不执行者进行一定的处罚,整个过程实际是(   )。
   A. 健康指导与行为改变过程   B. 心理咨询与个别访谈过程
   C. 全科医疗与卫生服务过程   D. 健康教育与健康促进过程
   E. 宣传教育与卫生保健过程

二、A3/A4 型题

(9～10 题共用题干)

某妇女,日常行为表现为情绪压抑,表面上处处依顺,谦和善忍,回避矛盾,内心却强压怒火,爱生闷气。

9. 该妇女的行为属于(   )。
   A. A 型行为   B. B 型行为   C. C 型行为   D. 退缩型行为   E. 适应型行为

10. 该妇女比别的妇女更容易患(   )。
    A. 宫颈癌   B. 胃溃疡   C. 冠心病   D. 糖尿病   E. 不孕症

Note

社区重点人群的保健与护理

学习目标

【知识目标】

掌握社区重点人群的保健内容,以及儿童、妇女在不同时期的护理要点;熟悉社区重点人群保健的意义;了解社区重点人群的保健服务流程。

【能力目标】

能对社区重点人群开展保健指导;能合理制订新生儿及产妇家庭访视计划,并正确开展家庭访视。

【素质目标】

具有关爱弱小、主动服务、保护居民隐私的意识;以高度的责任心和使命感对待社区保健工作。

社区重点人群的保健是社区卫生服务的重要组成部分,它直接关系到社区卫生服务的质量,是卫生行政部门开展基本公共卫生服务绩效考核的重点项目之一。社区重点人群是指在社区卫生服务中需要特别关注和照顾的人群,主要包括儿童、妇女和老年人等。这些人群相对更容易遭受有害因素的侵袭,对社区进行护理诊断时发现的健康问题也主要与这些人群有关。因此,社区护士应了解社区重点人群的健康需求,充分利用社区资源,为他们提供全面、系统、个体化的社区保健服务,提高他们的健康水平和生活质量。

第一节　社区儿童保健与护理

案例引导 4-1

6月龄男婴,足月顺产,出生体重3.3 kg,无窒息、无产伤史,出生后母乳喂养。现体重6.6 kg,身长67 cm。已按规定接种卡介苗、脊灰疫苗、百白破疫苗和乙肝疫苗第1、2剂。近来母乳不足,准备添加辅食,但是在辅食的选择上婆媳意见不合,婆婆坚持要用自己磨的米粉喂养,认为天然无污染;儿媳妇则认为购买大品牌的配方米粉更有安全保障,营养更全面。为此,婆媳常常争论不休,丈夫也不知道该如何调解母亲和媳妇之间的矛盾。

请问：

1. 该宝宝的生长发育是否正常？
2. 如何指导抚养人进行科学的喂养与保健？
3. 宝宝现在需要接种疫苗吗？如果需要，应接种何种疫苗？

一、社区儿童保健概述

（一）社区儿童保健的概念

儿童健康是全民健康的重要基石。社区儿童保健是指社区卫生服务人员依据儿童不同时期的生长发育特点，以满足其健康需求为目的，以解决社区儿童的健康问题为核心，所提供的系统化服务。根据 2021 年制定并发布的《中国儿童发展纲要（2021—2030 年）》的要求，现阶段我国社区儿童保健的重点对象是 0～6 岁的学龄前儿童。为保障儿童的身心健康，我国不断完善儿童健康服务体系，推动儿童健康服务均等化。我国现行的儿童保健工作的组织机构见图 4-1。

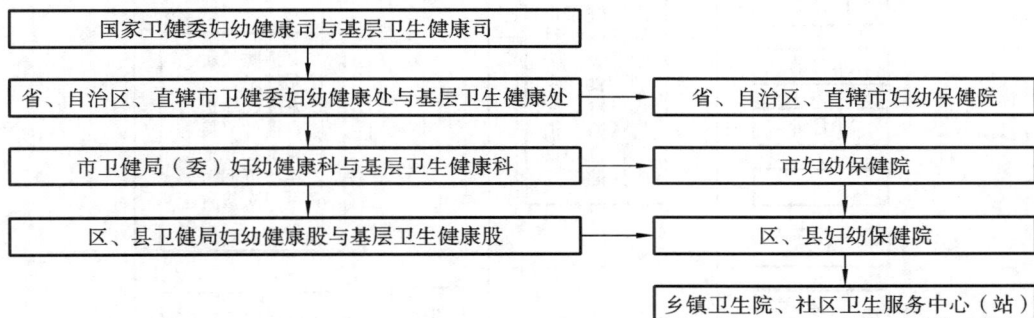

图 4-1　我国现行的儿童保健工作的组织机构

（二）社区儿童保健的基本任务

1. 儿童生长发育和心理行为发育评估　利用儿童生长发育和心理行为发育评估工具，定期对社区儿童进行发育评估，对存在营养不良、肥胖、心理行为发育偏异等情况的儿童，应当分析原因，及时指导及督促监护人进行矫正及诊治。

2. 预防接种管理　建立社区儿童预防接种档案，根据国家免疫规划疫苗免疫程序，对适龄儿童进行常规接种，保障儿童的身体健康，控制相应传染病的流行。每半年对辖区内儿童的预防接种卡（簿）进行 1 次核查和整理，查缺补漏，并及时补种。

3. 儿童常见病、多发病防控　以"小儿四病"（维生素 D 缺乏性佝偻病、营养性缺铁性贫血、小儿肺炎、婴幼儿腹泻）及传染性疾病为重点，制订相应的防控措施，加强健康指导，实施卫生宣教，普及科学育儿知识，减少疾病的发生。

4. 健康教育宣传　通过各种渠道，利用各种机会普及儿童保健知识，包括儿童的生长发育及心理行为发育知识，科学喂养知识，儿童常见病的预防知识，早期教育及预防意外伤害的知识等，让社区居民了解儿童成长的特点，促进儿童健康成长。

5. 统计及记录工作 定期对社区 0~6 岁儿童进行健康体检,并做好统计和记录,为社区内的每一名儿童建立健康档案。健康档案主要包括新生儿家庭访视记录表、儿童健康体检记录表(1~8 月龄、12~30 月龄、3~6 岁)、男童生长发育监测图、女童生长发育监测图等内容,为科学开展儿童保健工作提供依据。

(三) 社区儿童保健服务流程

社区儿童保健服务流程见图 4-2。

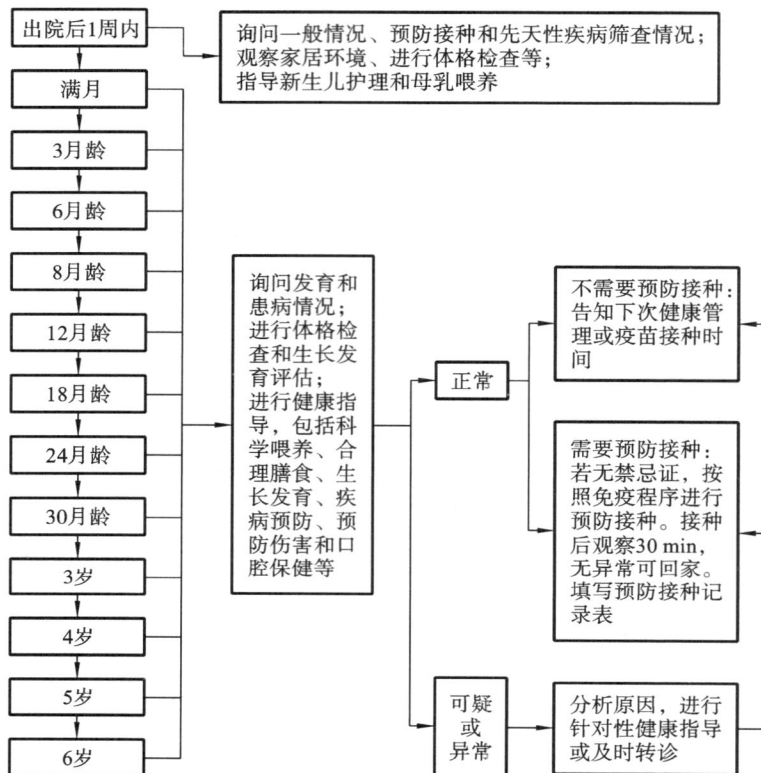

图 4-2 社区儿童保健服务流程

二、社区儿童各期保健与护理

儿童的生长发育是一个连续的、呈阶段性发展的过程,这个过程既有量变又有质变,各阶段均有其明显的特点。根据年龄,社区儿童可分为新生儿期、婴儿期、幼儿期、学龄前期和学龄期。社区护士应根据儿童不同时期的身心发育特点,科学、有效地开展儿童健康管理工作。

(一) 新生儿期保健与护理

从胎儿脐带结扎至出生后满 28 天,称为新生儿期。此期的新生儿身体各器官的功能发育尚不成熟,生理调节能力和对外界环境变化的适应性差,抗感染能力弱。此期的新生儿易患各种疾病,如缺氧、窒息、感染、黄疸、寒冷损伤综合征等,而且病情变化快,是儿童期发病率和死亡率最高的阶段,尤其是出生后 7 天内,是新生儿保健的重点时期。

1. 新生儿家庭访视 新生儿出生后 28 天内一般需进行家庭访视 3~4 次。顺产一般需进行家庭访视 4 次,包括初访(出生后 3 天)、周访(出生后 7 天)、半月访(出生后 14 天)、满月访(出生后 28 天);难产或剖宫产因住院时间较长,初访已在住院期间完成,因此出院后只需访视 3 次,即第 7 天、第 14 天、第 28 天;对于低出生体重、早产、多胎或有出生缺陷等具有高危因素的新生儿根据实际情况增加家庭访视次数。家庭访视内容可总结为一观察、二询问、三检查、四教育、五处置。重点包括:①观察新生儿居住的环境和新生儿一般情况。②询问新生儿出生时情况、预防接种情况、新生儿疾病筛查情况等。③为新生儿测量体温、体重、身长,并进行体格检查(体检)。④根据新生儿的具体情况,对家长进行喂养、发育、防病、预防伤害和口腔保健指导。⑤对发现的问题及时处理,做好记录。

护考提示

新生儿保健的重点在哪个时期? 新生儿及产妇家庭访视应在什么时候进行?

2. 新生儿的居家保健指导

(1) 衣着与保暖:新生儿体温调节中枢发育不完善,体温易受环境影响,居室应阳光充足,空气清新,足月儿最适室温为 22~24 ℃(早产儿为 24~26 ℃),相对湿度为 55%~65%,为预防新生儿寒冷损伤综合征,新生儿体温应保持在 36~37 ℃。若冬季室温过低,可指导家长正确使用热水袋保暖,若使用暖气保暖,需配合使用加湿器,以防空气过于干燥损伤呼吸道和引起皮肤问题。为避免脱水热,夏季应避免室温过高。新生儿衣被不宜过厚,衣服和尿布应选用浅色、柔软、吸水性强的棉布。注意包裹不能过紧,更不能用带子捆绑,要方便新生儿四肢自由屈伸。

(2) 营养与喂养:新生儿喂养的方式包括母乳喂养、混合喂养和人工喂养。

①母乳喂养:正常母乳的营养成分合理,易于消化吸收,且经济、便捷又卫生,是新生儿最理想的天然食品,应大力提倡母乳喂养。正常新生儿出生后,如无特殊情况,产后 15 min~2 h 就可以开奶,鼓励按需哺乳,每次喂哺时间为 15~20 min。社区护士应指导母亲掌握正确的哺乳方法与技巧,评估乳汁分泌及乳头、乳房保护的情况。纯母乳喂养的新生儿 2 周后应在医生指导下补充维生素 A、维生素 D,以提高机体免疫力,预防佝偻病,促进骨骼、视觉等的发育。

②混合喂养:若乳汁分泌不足或母亲因故临时不能给新生儿哺乳,可采用混合喂养,即母乳与代乳品混合使用。乳汁分泌不足者,先喂母乳,待乳汁吸尽后,再补充其他代乳品;因故不能按时哺乳者,可用牛乳或其他代乳品代替一次至数次喂养新生儿,母亲仍应按时排空两侧乳房,并保证每天母乳喂养 3 次以上,以防母乳分泌减少。

③人工喂养:若由于疾病或其他原因导致完全不能进行母乳喂养,可用代乳品(牛乳、羊乳、马乳等)进行人工喂养。目前较好的代乳品为婴儿配方奶粉,使用时应严格按照包装上的说明进行冲调。如选用羊乳喂养,必须在医生指导下补充叶酸和维生素 B_{12},以防发生营养性巨幼红细胞性贫血。

(3) 皮肤护理:新生儿皮肤娇嫩,且排泄次数多,应每天沐浴一次,保持皮肤清洁,减少病菌的繁殖。沐浴应在喂奶 1 h 后进行,以防吐奶。沐浴前照护者应修剪指甲,洗净双手,以防划伤和交叉感染。沐浴时应关闭门窗,调节室温至 26~28 ℃,浴盆内先倒冷水再倒热水,用手腕内侧测试水温,以 39~41 ℃为宜。沐浴后可为新生儿进行抚触,以达到促进其生长发育的目的。沐浴时尽量避免浸湿新生儿脐部,沐浴后用 75% 的酒精棉签由内向外消毒脐带残端和脐轮周围皮肤。若发现脐部周围皮肤红肿,有脓性分泌物,提示发生感染,应及时就医。

（4）排便护理：正常母乳喂养儿大便为金黄色，粥样，略带酸味，每天 3~5 次。人工喂养儿大便呈淡黄色或灰黄色，较母乳喂养儿的大便干燥，有臭味，每天 1~2 次。如发现异常应及时咨询或就诊。每次大便后用温水清洗臀部，勤换尿布，保持臀部干燥，必要时可使用氧化锌或 5％鞣酸软膏涂抹肛周及臀部。

3．早期教育　新生儿的视觉、听觉、触觉已初步形成，具备接受环境刺激的基础，家长应多拥抱、抚触新生儿，多与新生儿进行眼神交流，让新生儿多看鲜艳的玩具、听优美的音乐。新生儿衣服应宽松，使其双手外露触摸物体。3 周后可每天俯卧 1~2 次，训练抬头发育。

4．常见健康问题的保健与护理

（1）新生儿感染：新生儿机体免疫力低下，抗病能力弱，容易发生感染，应避免接触感染者。接触新生儿之前应清洁双手；新生儿的用具要专用，餐具每次用后均应消毒；保持室内环境清洁，空气新鲜。

（2）新生儿窒息：新生儿期最常见的意外伤害。新生儿及 3 月龄以内的婴儿由于活动能力差、不会翻身、消化道发育不成熟等原因，容易造成窒息。社区护士应指导母亲选择正确的哺乳姿势，避免乳房堵塞新生儿口、鼻，尤其在夜间哺乳时更需注意，最好坐起来喂哺；每次喂奶后要将新生儿竖立抱起，轻拍后背排出胃内空气后再让新生儿右侧卧位，防止发生呛咳，导致窒息。避免将新生儿包裹得过紧、过厚、过严。提倡大人与新生儿分床睡；除新生儿睡觉所需的床垫、枕头和被子外，新生儿床上及周围不可放置或悬挂任何物品。一旦发现新生儿窒息，应迅速去除窒息因素，保持呼吸道通畅，若新生儿呼吸心搏骤停，立即行心肺复苏，同时送往医院抢救。

（3）新生儿黄疸：新生儿黄疸是指在新生儿时期，由于胆红素（大部分为未结合胆红素）在体内积聚而引起皮肤、巩膜或其他器官黄染的现象。生理性黄疸在出生后 2~3 天出现，4~5 天达高峰，一般情况良好，2 周内黄疸自然消退（早产儿可延迟到 3~4 周消退），属生理现象，无需特殊处理。若黄疸出现过早（尤其是在出生后 24 h 内）或消退过晚或退而复现，程度较重，且伴有疾病症状，则可能是病理性黄疸，应及时就医。提倡尽早母乳喂养，以促进胎粪排出，同时适当晒太阳，有利于预防和减轻新生儿黄疸。

（二）婴儿期保健与护理

婴儿期是指出生后 28 天到 1 周岁的年龄阶段，又称乳儿期。此期婴儿的生长发育和新陈代谢旺盛，出现第一个生长高峰，对营养的需求量较高，但其消化吸收功能尚不够成熟，易发生消化功能紊乱和营养不良。因此，社区护士应指导家长科学喂养，科学地进行早期教育，以促进婴儿身心健康发展。

1．科学喂养　婴儿的膳食以高能量、高蛋白的乳类为主。纯母乳喂养能满足 6 月龄以内婴儿所需要的全部液体、能量和营养素，应鼓励和指导母亲坚持纯母乳喂养至 6 月龄；6 月龄时（不早于 4 月龄）以母乳为主，开始合理添加辅食（表 4-1），以适应其快速生长的营养需求。辅食添加应遵循循序渐进、由少到多、由细到粗、由稀到稠、由一种到多种、患病期间暂停添加辅食的原则，并注意观察婴儿有无不适症状（如食物过敏）和大便情况。婴儿 10~12 月龄时，可断离母乳。如母亲乳汁充足，婴儿生长良好，母亲能按照常规引导婴儿接受其他食物，可持续母乳喂养到 2 岁。为帮助婴儿顺利断离母乳，需培养婴儿良好的进食习惯，如 3~4 月龄逐渐定时哺乳，4~6 月龄逐渐断夜奶，培养婴儿对其他食物的兴趣和进食技能。断奶时切不可骤然停止母乳或在乳头上涂苦、辣味等，应逐渐断奶，以免给婴儿造成心理伤害。

表 4-1 婴儿辅食添加的顺序

月 龄	食物性状	可添加的食物	进食技能
4～6 月龄	泥状食物	强化铁米粉、蔬菜泥、水果泥、蛋黄等	用勺喂食
7～9 月龄	末状食物	稀粥、烂面、鱼肉、肉末、全蛋等	学用杯
10～12 月龄	碎状食物	软饭、稠粥、面条、馒头、碎菜、豆制品、碎肉等	抓食,自己用勺进食

2. 日常护理 有条件的家庭应每天给婴儿沐浴,适当进行抚触;选择简单、柔软、宽松、接缝少、易于穿脱和利于四肢活动的衣服,上衣不宜有领,不用松紧腰裤,最好穿连衣裤或背带裤,以利于胸腹部的发育。收纳衣服和物品时忌用樟脑球,以防刺激婴儿皮肤,还可能引起溶血症。婴儿 4～10 月龄时乳牙开始萌出,在出牙过程中,因伴有牙龈发痒甚至疼痛感,婴儿可能会出现烦躁不安、哭泣、拒食等表现,可指导家长用消毒软纱布清洁婴儿口腔,并给婴儿咀嚼较硬的饼干、烤面包片或馒头片等食物,使其感到舒适。

3. 定期进行健康体检 婴儿年龄越小,生长发育越迅速。定期为婴儿做健康体检、生长发育监测和心理行为发育评估,可早期发现问题,早期干预。婴儿期应至少进行 4 次健康体检,分别在 3 月龄、6 月龄、8 月龄、12 月龄时进行,检查的项目主要有身高、体重、头围、胸围、坐高、上臂围、皮褶厚度、视力、听力及牙齿等。在婴儿 6～8 月龄时进行 1 次血常规(或血红蛋白)检测。社区护士应指导家长每天带婴儿户外活动,进行空气浴、日光浴和做被动体操,增强体质。户外活动时间可由 5～10 min,逐渐延长到 1～2 h,注意避免阳光直射眼睛。

4. 早期教育

(1)大小便训练:婴儿 3 月龄后可以把尿,会坐后可以练习大小便坐盆,每次 3～5 min。6 月龄开始,先训练白天不用尿布,然后是夜间按时叫醒坐盆小便,最后晚上也不用尿布。在此期间,婴儿应穿易脱的裤子,方便培养排便习惯。

(2)视、听能力训练:选择各种颜色、形状、发声、转动的玩具逗引婴儿看、摸和听;每天定时放悦耳的音乐;经常面对婴儿说话、唱歌。培养婴儿分辨声调和好坏的能力,用温柔的声音表示赞许、鼓励,用严厉的声音表示禁止、批评。对 6～12 月龄的婴儿应培养其稍长时间的注意力,引导婴儿观察周围事物,促使婴儿逐渐认识和熟悉常见的事物;以询问方式让婴儿看、指、找,使婴儿视觉、听觉与心理活动紧密联系起来。

(3)动作训练:家长应为婴儿提供运动的空间和机会。2 月龄时,婴儿可开始练习空腹俯卧,并逐渐延长俯卧的时间,培养俯卧抬头,扩大婴儿的视野。3～6 月龄时,可用玩具练习婴儿的抓握能力,训练翻身。7～9 月龄时,用能够滚动的、颜色鲜艳的软球等玩具逗引婴儿爬行,同时练习站立、坐下和迈步,以增强婴儿的活动能力和扩大其活动范围。10～12 月龄时,鼓励婴儿学走路。

(4)语言训练:语言的发展是一个连续有序的过程。婴儿出生后,家长可利用一切机会和婴儿说话或逗引婴儿"咿呀"学语,利用日常接触的人和物,引导婴儿把语言同人和物及动作联系起来。5～6 月龄时开始培养婴儿对简单语言做出动作反应,如用眼睛找询问的物品,用动作回答简单的要求,以发展理解语言的能力。8～9 月龄时开始培养有意识地模仿发音,如"爸爸""妈妈"等。

5. 常见健康问题的保健与护理

(1)识别和预防常见疾病:加强对婴幼儿腹泻、小儿肺炎、营养性缺铁性贫血、维生素 D 缺乏性佝偻病等疾病的早期预防,通过合理喂养、体格锻炼、良好卫生习惯、科学护理、预防接种等,提高婴儿防病能力。

（2）预防意外：婴儿期常见的意外事故有异物吸入、窒息、摔伤、烫伤、中毒、触电、溺水等。应指导家长加强看护，保证婴儿周围环境和物品的安全，并指导家长学习应对意外事故的院外急救技术。

知识拓展

1. 水火烫伤院外急救措施 烫伤发生后，应尽快脱离热源，迅速离开现场，然后按"冲、脱、泡、盖、送"五个步骤进行紧急处置。

（1）冲：用干净的流动冷水冲洗或冷水浸泡烧伤部位至少 10 min，直至疼痛缓解，注意水流不宜过急。

（2）脱：在冷水中，将覆盖伤口表面的衣物脱去。切记小心谨慎，不可强行剥脱，以免造成二次创伤。必要时可以用剪刀剪开衣服，剪刀头向上，避免剪刀伤到或弄破水疱。

（3）泡：将烫伤部位在冷水中持续浸泡 10～30 min，注意时间不可超过 30 min，水温不可过低，以免造成体温过度下降。

（4）盖：经以上处理后，用洁净或无菌的纱布、毛巾覆盖伤口并固定，可减少外界的污染和刺激，有助于保持创口清洁和减轻疼痛。对于面部烧伤，宜采用坐姿或半卧位姿势，将清洁无菌的纱布在口、鼻、眼、耳等部位剪洞后盖在面部。

（5）送：如情况较为严重，应及时送医院进行治疗。

注意要点：不可挤压或挑破水疱，以免引起创面感染；不可在烫伤处涂牙膏、酱油、红药水等，应在医生指导下用药。

2. 强酸、强碱灼伤院外急救措施 立即脱去或剪开沾有强酸、强碱的衣服，并以大量清水反复冲洗至少 20 min。生石灰烧伤，应先用毛巾等擦净皮肤上的生石灰颗粒，再用大量清水冲洗。切记不要直接用水冲洗，因生石灰遇水发生化学反应会产生大量热量而灼伤皮肤。

（三）幼儿期保健与护理

幼儿期指 1～3 周岁的年龄阶段。幼儿神经心理发育迅速，行走和语言能力增强，自主性和独立性不断发展，与外界环境接触机会增多，但免疫功能仍不健全，对危险事物的识别能力差，故感染性和传染性疾病发病率及意外伤害发生率仍较高。

1. 合理安排膳食 断奶后配方奶仍是幼儿的主要食品，1～2 岁幼儿每天需要 500 mL 配方奶，2～3 岁幼儿每天需要 250 mL 左右配方奶。膳食安排应以"三餐两点制"为宜，即一天三顿主餐，上、下午两主餐之间各安排一次点心，以奶类、水果和其他稀软面食为宜。食物要细、软、烂，且经常变换口味，同时指导家长掌握合理的喂养方法和技巧，规律安排进餐时间，鼓励幼儿自主进食，以促进食欲。睡前忌甜食，以预防龋齿。

2. 早期教育 幼儿期是语言发展的关键阶段，家长应经常与其交流，通过游戏、故事、唱歌等，为幼儿提供良好的语言刺激环境。在家庭和集体生活中，注重培养幼儿的集体观念、道德观念，懂得礼貌谦让等。培养幼儿良好的卫生和生活习惯，如规律睡眠、刷牙、排便、进食、沐浴、游戏和户外活动等，为适应幼儿园生活做好准备。

3. 预防疾病和意外 幼儿 18 月龄、24 月龄、30 月龄、36 月龄时，应各进行健康体检 1 次，有条件的地区或前期检查发现异常者,应增加检查的次数。继续加强"小儿四病"和龋齿的早期预防,筛查视力、听力异常,进行生长发育监测。指导家长防止意外伤害,如异物吸入、烫伤、摔伤、中毒、溺水、电击伤等。

(四)学龄前期保健与护理

学龄前期也称幼童期,是指 3 周岁到 6~7 周岁的年龄阶段。此期儿童体格发育速度平稳,独立活动范围扩大,动作、语言、思维和想象力发展迅速,好奇心、求知欲强,善模仿,可塑性强,易发生意外事故。此期儿童虽然机体免疫力增强、免疫系统发育迅速,但尚不成熟,易患急性肾炎、风湿病等免疫性疾病,加之此期儿童与外界接触、交往的机会明显增多,感染疾病的机会亦增加。

1. 保证充足营养 此期儿童膳食结构接近成人,与成人共进主餐,另加一餐点心即可,每天饮牛乳 200 mL 左右,多吃适量的瘦肉、鱼、禽、蛋,以保证优质蛋白质的摄入。指导家长制作清淡少盐、多样化、粗细搭配、荤素均衡的膳食,选择健康的零食,少喝含糖饮料。此外,还应培养儿童良好的饮食习惯。

2. 教育 此期应对儿童进行安全教育和学前教育。

(1)安全教育:学龄前期儿童活泼好动、善模仿,但机体发育尚不完善,动作协调性不好,且缺乏实践经验,易发生意外。因此,要适时对他们开展安全教育,可采取口头宣教、模拟示范、宣教视频等方式进行,防止儿童发生外伤、溺水、触电、中毒、犬咬伤、交通事故等意外。家长和托幼机构应定期对儿童活动的场地、周围的设施、玩具等进行检修,预防意外事故的发生。

(2)学前教育:学习兴趣和学习习惯与在校的学习状况关系密切,因此,学龄前期应注意儿童行为习惯和生活规律的培养。通过游戏、体育活动增强体质,在游戏中培养规则意识和与人交往的能力。活动内容应动静结合,使儿童在游戏(时间以 20~25 min 为宜)中提升学习兴趣、开发智力,培养关心集体、团结协作的优良品质,以及培养儿童的注意力、观察力、记忆力、口语表达能力、思维力和想象力;在日常生活中锻炼儿童的毅力和独立生活能力,培养他们自尊、自强、自立、自信的品格,以及良好的心理素质和社会适应能力,为入学做好准备。

3. 常见健康问题的保健与护理

(1)预防近视和龋齿。长时间近距离使用电子视屏类产品,易消耗儿童远视储备量,是儿童近视早发、高发的重要原因。社区护士应指导家长陪伴孩子时尽量少用电子产品,并设定明确规则,有意识地控制孩子使用电子产品时间,积极选择替代性活动,如带孩子做游戏和户外活动,特别是日间户外活动。儿童应每半年进行一次视力检查,将检查结果和矫正情况记入儿童青少年视力健康电子档案。学龄前期儿童的乳牙已出齐,应培养儿童早晚刷牙、饭后漱口的良好口腔卫生习惯,并每年进行 1~2 次口腔检查,及早发现龋齿,及时治疗,预防错颌畸形。

🌾 **知识拓展**

家庭防控近视主要包括如下几点。

(1)预防近视应从小从早做起。儿童在 1~3 岁幼儿期、4~6 岁学龄前期、7 岁之后学龄期应当定期接受屈光筛查,监测远视储备量。

(2)每天日间户外活动不少于 2 h,或者每周累计达到 14 h。户外活动要避开午后高温强晒时段。即使阴天,户外活动也对近视有防护效果。

（3）养成良好用眼习惯。一是读写做到"三个一"，即"一尺一拳一寸"，眼离书本一尺，胸距书桌一拳，手离笔尖一寸，不可平躺、侧躺或趴在床上看书，不可边走边看书，或者在移动的车厢内看书。二是坚持"20—20—20"原则，即近距离用眼 20 min，向 20 英尺（约 6 米）外远眺 20 s 以上。三是保持光线适度，白天充分利用自然光线进行照明，同时要避免阳光直射；晚上除开启台灯照明外，室内还应使用适当的背景光源。

（4）控制电子视屏观看时间。0～3 岁婴幼儿不使用手机、平板、电脑等视屏类电子产品；3～6 岁幼儿尽量避免接触和使用手机、平板、电脑等视屏类电子产品；中小学生非学习目的使用电子屏幕单次时长不宜超过 15 min，每天累计时长不宜超过 1 h。

（5）每天坚持做眼保健操。

（6）保证均衡营养和充足的睡眠。幼儿、小学生每天睡眠时长应不短于 10 h，初中生睡眠时长应不短于 9 h，高中生睡眠时长应不短于 8 h。

（7）遵医散瞳诊断近视。家长观察到孩子有视物凑近、眯眼等异常情况或筛查发现视力变差，应及时到医疗机构进行眼科检查。

（8）确诊近视及时干预。一旦确诊近视应及时科学干预，通过配戴眼镜等方式进行矫正。佩戴合适的眼镜可以有效矫正视物不清，延缓近视发展。

（2）常见意外伤害院外急救处理。

①毒虫咬伤：仔细检查被毒虫咬伤部位是否有毒刺或者其他毒物滞留于伤口，如有，应予以拔除或刮除，同时注意观察儿童的意识和生命体征。如被黄蜂蜇伤应用弱酸性溶液（如食醋）清洗伤口；如被蜜蜂、毒蝎蜇伤或蜈蚣咬伤则用弱碱性溶液（如肥皂水）清洗伤口。剧痛者可用毛巾包裹冰块冷敷或激素软膏外涂，同时抬高患肢，以减少肿胀和减轻疼痛。对有过敏反应者可口服抗组胺药。继续观察伤口和全身反应，如局部疼痛加剧、继发感染或出现呼吸困难、哮喘、荨麻疹等应立即就医。

②犬咬伤：被犬咬伤后，应立即用大量清水、肥皂水反复冲洗伤口，然后去医院注射狂犬疫苗，至少观察 7 周，如出现头痛、发热、恶心、呕吐、吞咽困难，对声、光、风、水有恐惧感，须马上去医院复诊。

（五）学龄期保健与护理

6～7 岁到 12～13 岁的阶段为学龄期。此期儿童体格发育呈稳步增长，机体免疫力增强，疾病的种类及表现基本接近成人。逻辑思维发育成熟，社交能力增强，求知欲强，意志力强，个性明显。

1. 营养与饮食 此期儿童基本可以接受成人的饮食，但还应注意加强营养，保证每天摄入的优质蛋白质的量占蛋白质总量的 1/2，从而有益于儿童在学习上集中注意力。培养儿童健康的饮食习惯，强化平衡膳食的观念，纠正偏食、挑食、暴饮暴食、过量吃零食等不良习惯。多摄入含钙丰富的食物，如牛乳（300 g/d）、豆制品等，加强运动，使骨骼发育达最佳状态，减少成年后骨质疏松、骨折的发生。减少含糖饮料和高热量食物的摄入，同时注重户外活动和体育运动，避免肥胖。

2. 提供适宜的学习条件 培养儿童良好的学习兴趣和习惯,给予积极的教育,着力加强素质教育;合理安排校内外学习、活动和休息的作息时间,保证每天 10 h 睡眠,避免疲劳,提高学习效率。

3. 心理保健 了解儿童生理发育期出现的不同心理特征,从小培养良好的心理素质十分重要。社区护士应指导家长给予儿童一个稳定、温馨、安全的家庭环境,与儿童建立开放、坦诚的沟通,帮助他们表达自己的感受和需求,并提供支持和指导。帮助学龄期儿童发现并培养自己的兴趣爱好,以提升他们的自我认知和满足感。鼓励儿童培养积极的自我形象和自信心,增强他们的社会适应能力和社交能力。

4. 教育

(1)德育与法制教育:学龄期儿童的生理和心理发育特点使他们易受外界不良因素的影响,易做出一些缺乏理智的事。因此,应借助家庭、社区、学校等多方力量增加他们的法律知识,增强其法律意识,使他们认识到遵纪守法的重要性。同时,应注重培养儿童的爱国情感,教育儿童孝敬长辈、尊敬老师、学会感恩、帮助他人、诚实为人、诚信做事。

(2)安全教育:学龄期儿童由于好奇心、好胜心强,且喜欢探险和刺激,易发生车祸、溺水及运动外伤等意外。因此,应对他们进行交通、防溺水、运动等方面的安全教育,提供安全的运动器材和场地;鼓励并要求儿童在安全的地方玩耍,对危险的刺激性活动应制止。训练儿童预防和处理意外事故的能力,并教育他们团结友爱,遇到意外事故时要互相帮助,及时求救。

(3)性知识教育:包括对自身的保护、隐私和边界、性别尊重、性别平等等。可根据儿童的年龄和理解能力选择合适的教育方式,如绘本、动画、书籍、图表等。

5. 常见健康问题的预防与护理 每年进行 1 次健康体检,监测生长发育,特别注意预防骨骼畸形、体格生长发育异常和性发育异常,及时发现体格生长异常、疾病因素,并及早干预。积极预防龋齿、近视、沙眼等。此期儿童应至少每半年进行 1 次视力检查,以便尽早发现视力异常,及时矫正。

三、预防接种和计划免疫

(一)概念

1. 预防接种 预防接种是指利用人工制备的抗原或抗体,通过适当的途径接种于机体,使机体获得对某种传染病的特异免疫力,以提高个体或群体的免疫水平,预防和控制传染病的发生和流行。预防接种是最有效、最经济、最方便的感染性疾病预防措施。用于预防接种的免疫制剂有主动免疫制剂和被动免疫制剂。主动免疫制剂主要指疫苗,可分为不同的类型,如减毒活疫苗、灭活疫苗、多糖疫苗、亚单位疫苗、基因工程疫苗、合成疫苗等。被动免疫制剂主要用于紧急预防和治疗,包括特异性免疫球蛋白、抗毒素和抗血清。

2. 计划免疫 计划免疫是指有计划地进行预防接种,是国家根据传染病的疫情监测报告和人群免疫水平的调查结果分析,有计划地为人群进行的常规预防接种,以提高人群的免疫水平,从而达到控制甚至最终消灭相应传染病的目的。社区护士应及时为辖区内所有居住满 3 个月的 0~6 岁儿童建立预防接种证和预防接种卡(簿)等儿童预防接种档案,并根据国家免疫规划疫苗免疫程序,对适龄儿童进行常规接种。

(二)儿童计划免疫程序

儿童计划免疫程序见表 4-2。

表 4-2　儿童计划免疫程序

接 种 年 龄	接 种 疫 苗
出生时	乙肝疫苗　卡介苗
1 月龄	乙肝疫苗
2 月龄	脊灰灭活疫苗
3 月龄	脊灰灭活疫苗　百白破疫苗
4 月龄	脊灰减毒活疫苗　百白破疫苗
5 月龄	百白破疫苗
6 月龄	乙肝疫苗　A 群流脑多糖疫苗
8 月龄	麻腮风疫苗　乙脑减毒活疫苗或乙脑灭活疫苗[①]
9 月龄	A 群流脑多糖疫苗
18 月龄	麻腮风疫苗　百白破疫苗　甲肝减毒活疫苗或甲肝灭活疫苗[②]
2 岁	乙脑减毒活疫苗或乙脑灭活疫苗　甲肝灭活疫苗
3 岁	A＋C 群流脑多糖疫苗
4 岁	脊灰减毒活疫苗
6 岁	A＋C 群流脑多糖疫苗　乙脑灭活疫苗　白破疫苗

注：①选择乙脑减毒活疫苗接种时,采用两剂次接种程序;选择乙脑灭活疫苗接种时,采用四剂次接种程序,乙脑灭活疫苗第1、2 剂间隔 7～10 天。②选择甲肝减毒活疫苗接种时,采用一剂次接种程序;选择甲肝灭活疫苗接种时,采用两剂次接种程序。

（三）疫苗接种禁忌证

（1）患自身免疫性疾病和免疫缺陷者禁止或谨慎接种,尤其是活疫苗。

（2）患急性疾病,发热特别是体温在 37.6 ℃以上者,或同时伴有其他明显症状的儿童,应暂缓接种,待康复并经过一段时间调养后再接种疫苗。此外,如处于急性疾病的发病期或恢复期,或处于慢性疾病的急性发作期,均应推迟接种疫苗。

（3）有明确过敏史者禁种白喉类毒素、破伤风类毒素、麻疹疫苗（特别是鸡蛋过敏或新霉素过敏者）、乙肝疫苗（酵母过敏或疫苗中任何成分过敏者）、脊灰（脊髓灰质炎）疫苗（牛乳或乳制品过敏者）。

（4）患有结核、肾炎、心脏病、湿疹及其他皮肤病者禁忌接种卡介苗。

（5）在接受免疫制剂治疗期间的病人,以及腹泻、发热病人忌服脊灰疫苗。

（6）因百日咳菌苗可产生神经系统严重并发症,如儿童及家庭成员患癫痫、神经系统疾病和有抽搐史则禁用百日咳菌苗。

（7）儿童前次接种时出现过敏反应,禁止再次接种该疫苗。

（四）预防接种的反应及处理

1. 一般反应　一般反应又分为局部反应和全身反应。

（1）局部反应:少数受种者在接种后数小时至 24 h,注射部位会出现红、肿、热、痛,有时还伴有局部淋巴结肿大或淋巴管炎。一般在 24～48 h 逐步消退。如接种活疫苗,则局部反应出现较晚,持续时间较长。接种卡介苗 2 周左右,局部可出现红肿浸润,随后化脓,形成小溃疡,大多在 8～12 周结痂,一般不需要处理,但要注意局部清洁,防止继发感染。

（2）全身反应:少数受种者接种灭活疫苗后 24 h 内可能出现不同程度的体温升高,多为中、低度发热,一般持续1~2天。接种减毒活疫苗需经过一定潜伏期(5~7天)体温才上升。此外,还常伴有头晕、恶心、呕吐、腹泻、全身不适等反应。个别儿童接种麻疹疫苗后5~7天出现散在皮疹。

多数儿童的局部和(或)全身反应较轻微,无须特殊处理,注意加强观察、适当休息、多饮水即可。局部反应较重时,可用干净毛巾先冷敷,出现硬结者可热敷(接种卡介苗出现的局部红肿,不能热敷)。如红肿或硬结直径≥3 cm,高热持续不退者应及时到医院诊治。

2. 异常反应 合格的疫苗在实施规范预防接种过程中或者接种后造成受种者机体组织器官、功能损害,相关各方均无过错的药品不良反应。

(1)过敏性休克:在注射免疫制剂后数秒或数分钟内出现烦躁不安、面色苍白、口周发绀、四肢湿冷、呼吸困难、脉细速、恶心、呕吐、惊厥、大小便失禁甚至昏迷等症状。此时应让患儿平卧,头稍低,注意保暖,给予吸氧,并立即皮下或静脉注射1:1000肾上腺素0.5~1 mL,必要时可重复注射。

(2)晕针:儿童在空腹、疲劳、室内闷热、紧张或恐惧等情况下,在接种时或接种后几分钟内出现头晕、心慌、面色苍白、出冷汗、手足发麻、心跳加快等症状,重者心跳、呼吸减慢,血压下降,意识丧失。此时应立即让患儿平卧,头稍低,保持安静,饮少量温开水或糖水,一般可恢复正常。数分钟后不恢复者,皮下注射1:1000肾上腺素0.5~1 mL,严重者转至医院抢救。

(3)过敏性皮疹:以荨麻疹最多见,一般在接种后几小时至几天出现,多数服用抗组胺药后即可痊愈。

(4)全身感染:有严重原发性免疫缺陷或继发性免疫缺陷者,接种活疫苗后可扩散至全身感染,应及早发现,给予积极抗感染等对症处理。

(沈妍谷)

第二节 社区妇女保健与护理

案例引导 4-2

李某,女,51岁,退休工人,主诉近期阵发性潮热,心悸较明显,并伴有严重失眠,病人已停经半年,想服用雌激素类药以减轻症状,但又不知怎样服用,希望得到医护人员指导。

请问:
1. 该女性出现这些症状的原因是什么?
2. 如何指导该女性实施健康保健?

案例引导 4-2
参考答案

一、社区妇女保健概述

(一)社区妇女保健的概念

社区妇女保健是以维护和促进妇女健康为目的,以预防为主,以保健为中心,以基层为重点,

51

以社区妇女为对象,防治结合,开展以生殖健康为核心的保健工作。我国于 2001 年、2011 年、2021 年先后制定实施了三个周期的妇女发展纲要,为优化妇女发展环境、保障妇女合法权益提供了重要保障。其中国务院 2021 年颁布了《中国妇女发展纲要(2021—2030 年)》,确定了妇女与健康、妇女与教育、妇女与经济、妇女参与决策和管理、妇女与社会保障、妇女与家庭建设、妇女与环境、妇女与法律八个发展领域的主要目标和策略措施。

(二)社区妇女保健的基本任务

1. 计划生育技术指导 开展围产期系统管理,降低孕产妇和围产儿的死亡率。指导社区妇女科学备孕和适龄怀孕,保持适宜生育间隔,提倡自然分娩。普及生殖健康和优生优育知识,促进妇女健康孕育,减少非意愿妊娠。提供生育全程基本医疗保健服务指导,使孕产妇系统管理率达到 90% 以上。

2. 妇女各期保健 针对青春期、育龄期、孕产期、围绝经期和老年期妇女,以多种形式开展科学、实用的健康教育,普及生殖道感染、性传播疾病等疾病防控知识,为妇女提供宣传教育、咨询指导、筛查评估、综合干预和应急救治等全方位卫生健康服务,提高妇女健康水平和人均健康预期寿命。

3. 常见妇女疾病及恶性肿瘤的普查防治 定期对社区妇女进行常见病及恶性肿瘤的普查工作,一般每 1~2 年普查一次,根据普查结果制订预防及治疗措施,降低发病率,提高治愈率。做好防癌宣传工作,提高妇女的宫颈癌和乳腺癌防治意识和能力,使妇女宫颈癌和乳腺癌防治知识知晓率达到 90% 以上,同时根据需求提供妇女人乳头瘤病毒疫苗接种。

4. 妇女劳动保护 加大《女职工劳动保护特别规定》的宣传,提高用人单位和女性劳动者的劳动保护和安全生产意识。

(三)社区妇女保健的意义

通过积极的预防、普查、监护和保健措施,开展以维护生殖健康为核心的贯穿妇女各期的保健工作,降低孕产妇及围产儿死亡率,降低患病率和伤残率,控制乳腺癌、宫颈癌发病率,控制性病的传播,促进妇女身心健康,从而提高妇女健康素养水平。

> **知识拓展**
>
> 《女职工劳动保护特别规定》于 2012 年 4 月 18 日起公布实施。节选如下:
>
> 第六条 女职工在孕期不能适应原劳动的,用人单位应当根据医疗机构的证明,予以减轻劳动量或者安排其他能够适应的劳动。
>
> 对怀孕 7 个月以上的女职工,用人单位不得延长劳动时间或者安排夜班劳动,并应当在劳动时间内安排一定的休息时间。
>
> 怀孕女职工在劳动时间内进行产前检查,所需时间计入劳动时间。
>
> 第七条 女职工生育享受 98 天产假,其中产前可以休假 15 天;难产的,增加产假 15 天;生育多胞胎的,每多生育 1 个婴儿,增加产假 15 天。
>
> 女职工怀孕未满 4 个月流产的,享受 15 天产假;怀孕满 4 个月流产的,享受 42 天产假。
>
> 第八条 女职工产假期间的生育津贴,对已经参加生育保险的,按照用人单位上年度职

工月平均工资的标准由生育保险基金支付;对未参加生育保险的,按照女职工产假前工资的标准由用人单位支付。

女职工生育或流产的医疗费用,按照生育保险规定的项目和标准,对已经参加生育保险的,由生育保险基金支付;对未参加生育保险的,由用人单位支付。

第九条 对哺乳未满1周岁婴儿的女职工,用人单位不得延长劳动时间或者安排夜班劳动。

用人单位应当在每天的劳动时间内为哺乳期女职工安排1小时哺乳时间;女职工生育多胞胎的,每多哺乳1个婴儿每天增加1小时哺乳时间。

二、社区妇女各期保健与护理

(一)青春期保健

1. 青春期的特点 青春期是儿童向成人的转变期,是生殖器官、内分泌、体格逐渐发育至成熟的阶段。世界卫生组织(WHO)规定青春期为10～19岁。此时女性第一性征出现:阴阜隆起,大、小阴唇边肥厚并有色素沉着;卵巢增大,卵泡开始发育和分泌雌激素,生殖器由幼稚型变为成人型。女性第二性征出现:音调变高、乳房发育、阴毛及腋毛分布、骨盆宽大,以及胸、肩部皮下脂肪增多等。女性青春期按照先后顺序经历乳房萌发、肾上腺功能初现、生长加速、月经初潮四个不同阶段,各阶段有重叠,共需4～5年的时间。女性第一次月经来潮称月经初潮,为青春期的重要标志。此外,青春期女孩发生较大心理变化,出现性意识,情绪和智力也发生明显变化,容易激动,想象力和判断力明显增强。

2. 青春期的保健与护理

(1)营养指导、生活习惯培养:此时生长发育迅速,必须从食物中吸收足够的营养,保证身体需要,应注意营养成分搭配,提供足够的热量,定时定量,三餐有度;体育锻炼对身体健康成长十分重要,要学会自我保健,保证适量的运动与正常的娱乐,注意劳逸结合,要懂得自爱,要正确保护皮肤,防止痤疮,培养良好的个人生活习惯,避免节食、吸烟、喝酒等不良行为。

(2)性健康教育:青少年的性健康教育是性教育的关键阶段。社区通过讲解男女生殖器解剖、生理,以及青春期出现性反应的特点等方式进行性教育,普及性生理和性心理知识。从青春期开始宣传避孕和性传播疾病防治的知识,帮助青少年认识和适应青春期的身心急剧变化,正确、理智地对待"性待业期"出现的性问题和处理两性关系,用社会规范约束自己的性行为,做一个情操高尚的人。

(3)经期卫生保健与记录:要注意经期卫生,选择优质的卫生用品,勤更换,晨起用温水冲洗外阴,不可盆浴,以防感染;经期身体抵抗力下降,盆腔充血,应注意保暖,避免淋雨、涉水、游泳等,不宜喝茶、咖啡、生冷饮料,不宜吃辛辣等刺激性食物,宜吃酸性食物缓解痛经;经期注意休息,避免剧烈运动和重体力劳动。做好月经周期记录,记录月经来潮日期、月经量、经期天数、经血性质等行经情况,方便观察月经是否规律。如出现月经未按日期来潮、痛经、贫血、闭经等异常变化,切勿乱用药物,应及时向专业人士咨询或就诊。

（4）心理健康知识。青春期是自我意识完善、独立人格形成的时期。良好的家庭氛围是青少年拥有健康心理的基础。家庭和学校要让青少年与社会有适度的接触，逐渐形成良好的道德标准和价值判断体系，顺利完成从自然人到社会人的过渡。社区要主动深入家庭，配合学校做好青少年心理健康的咨询工作，指导青少年掌握基本的心理调适方法，预防抑郁、焦虑等心理问题，共同促进建立相互尊重、平等和睦的师生、同学、亲子关系，定期开展生命教育、心理健康教育和防性侵、防性骚扰的相关宣传活动，增强学生的自我保护意识和能力。

（二）育龄期保健

1. 育龄期的特点　育龄期是女性生理发育成熟时期，从有成熟卵泡排出，到最后一个卵泡排出，这段时间都可以称为育龄期。一般自 18 岁左右开始，历时 30 年，是性成熟期。此时女性性功能旺盛，卵巢功能成熟并分泌性激素，周期性排卵，生殖器官各部和乳房均发生周期性改变。

2. 育龄期的保健与护理

（1）配偶的选择：择偶不仅要有感情基础，还要有科学的态度。优生始于择偶，要考虑遗传因素、健康因素和生活方式及其他因素对下一代的影响。择偶应考虑以下因素。

①近亲不结婚：为避免共同的遗传基因影响子代的优生，直系血亲或三代以内的旁系血亲（三代以内有共同的祖先）之间禁止结婚。

②健康状况：夫妻双方的健康是优生的根本条件。有些疾病不适宜生育，如遗传性精神病；有些疾病应在病情得到及时控制，病情允许下才能考虑生育，如肝炎、肾炎、心脏病、活动性肺结核等慢性疾病。

③适宜的年龄：建议在 20 岁后结婚，结婚年龄过早，身心发育尚不够成熟，不能完全理解家庭的概念和责任，对建立家庭后所带来的经济压力、育儿压力等缺乏正确的认识和良好的应对能力，容易造成婚姻与家庭的不稳定。

（2）婚前医学检查：通过了解男女双方的生理条件、个人患病史、家族史及一些全身或专项检查，以确定有无影响结婚和生育的疾病。为了预防和控制出生缺陷，婚前医学检查率应达到 70%及以上，孕前优生健康体检目标人群覆盖率保持在 80%以上。社区护士应向双方解释婚前医学检查结果对结婚、生育的影响，宣传婚前医学检查的意义，提高公众对婚前医学检查重要性的认识并采取行动。婚前医学检查的主要内容如下。

①询问病史：了解男女双方的患病史、近亲婚配史、女方月经史、男方遗精情况、双方家族史，重点询问与遗传有关的病史，如生殖器官感染性疾病、精神疾病、智力发育情况等。

②体格检查（体检）：包括全身一般状态检查、第二性征及生殖器检查。

③实验室检查：除了血常规、尿常规、胸透、肝功能和血型检查以外，女性还要做阴道分泌物检查，男性还要做精液常规化验、染色体等检查。婚前医学检查时，要注意未婚女性应选择直肠腹部检查，如做阴道检查需取得检查者同意方可进行。社区护士认真填写婚前医学检查记录，妥善保管，做好登记，定期分析。

（3）备孕指导：指导夫妻双方选择最佳的受孕时期，如适宜年龄、最佳的状态、良好的社会环境等，减少高危妊娠的发生和高危儿的出生，确保优生优育。对于女性来说最佳的生育年龄在21～29 岁，男性的最佳生育年龄在 23～30 岁。此时女性生理及心理状况均较成熟，卵子质量高，激素水平稳定。如果生育年龄过早，生殖器官、性腺以及骨盆等均未发育完全，易导致早产、难产及产后抑郁症等情况发生。35 岁以上高龄产妇由于身体各项机能处于下滑趋势，容易受环境、情绪等因素干扰，发生妊娠高血压、妊娠糖尿病等孕期并发症，剖宫产的概率增大，早产儿或胎儿宫内窘迫发生率也增高。备孕时间应选择双方生理、心理均处于最佳状态的时期,同时避免与药物、化学物品、放射线等有害物质接触。怀孕季节最好选择春天时节,因春天万物更新,男女双方精神饱满,这时的精子和卵子发育较好,有利于胎儿的发育。备二胎、三胎应选择适宜的间隔时间,特别是剖宫产后。针对不孕症的女性,可借助辅助生殖技术达到备孕成功的目的。

护考提示

为了确保优生优育,夫妻双方最佳的受孕时期是什么时候?

(4) 避孕指导:避孕是计划生育的重要组成部分,是采用科学手段使妇女暂时不受孕。常用的女性避孕方法有工具避孕、药物避孕等。宫内节育器是一种安全、有效、简便、经济、可逆的避孕工具,以带铜宫内节育器应用最为广泛,是我国育龄期妇女的主要避孕措施。药物避孕是指应用甾体激素达到避孕的目的,是一种高效避孕方法,主要作用为抑制排卵,有效率接近100%。其他避孕包括口服避孕药、避孕套避孕与自然避孕等。口服避孕药宜选择短效避孕药,副作用小;避孕套避孕,有防止性传播疾病的作用;自然避孕失败率高。输卵管结扎术,是一种比较安全又是永久的节育措施,其优点是长效,不影响机体的生理功能,不影响性生活的过程;缺点是有创伤,需医生帮助完成,具有一定的不可逆性。避孕失败的补救措施有手术流产和药物流产。

(三) 孕产期保健

1. 孕产期的特点 孕产期包括妊娠期和分娩期,但是产褥期、哺乳期也是社区护士要特别关注的时期。妊娠期指从末次月经的第一天开始到临产前的过程;分娩期是从开始规律宫缩直到胎儿胎盘娩出的过程;产褥期是指从胎儿胎盘娩出至产妇全身器官除乳腺外恢复至正常未孕状态的过程,通常为42天。哺乳期是产后产妇用自己的乳汁喂养婴儿的过程,从出生至婴儿6月龄这一过程为纯母乳喂养期。临产开始的标志为有规律且逐渐增强的子宫收缩,持续约30 s,间歇5~6 min,同时伴有进行性宫颈管消失、宫口扩张和胎先露部下降。

(1) 妊娠期特点:此期主要配合医生做好产前检查。由于胚胎及胎儿生长发育的需要,在胎盘产生的激素参与下和神经内分泌的影响下,孕妇体内各系统发生一系列适应性的生理及心理变化。妊娠早期出现恶心、呕吐等早孕反应;妊娠中、晚期可能出现下肢水肿、静脉曲张;乳腺充分发育,会出现胀痛,为泌乳做好准备;子宫开始增大,特别是妊娠晚期子宫明显增大,给孕妇在体力上加重负担,行动不便,甚至会出现睡眠障碍、腰背痛等症状,使大多数孕妇急盼分娩日的到来。妊娠是一种自然现象,但对于孕妇而言,仍会伴随不同程度的压力和焦虑。随着预产期的临近,孕妇常因新生儿将要出生而感到愉快,但又对分娩产生的痛苦而感到焦虑,担心能否顺利分娩、分娩过程中母婴安危、新生儿有无畸形等。

(2) 分娩期特点:此期产妇应及时住院待产。影响分娩的因素包括产力、产道、胎儿及产妇的精神和心理因素。此时产妇会出现伴有疼痛的子宫收缩,习称"阵痛"。开始时宫缩持续时间较短(约30 s)且弱,间歇期较长(5~6 min)。随产程进展,宫缩持续时间逐渐延长(50~60 s)且强度增加,间歇期渐短(2~3 min)。当宫口近开全时,宫缩持续时间可达1 min或更长,间歇期仅1~2 min。

(3) 产褥期特点:产褥期子宫变化最大。产后第1天子宫底略上升至脐水平,随后每天下降1~2 cm,产后1周子宫缩小至约妊娠12周大小,产后10天子宫下降入骨盆腔内,产后6周子宫恢复至未孕大小。产后 24 h 内体温略高,一般不超过 38 ℃。产后 3～4 天因乳房血管、淋巴管极度充盈,乳房涨大伴体温升高至 37.8～39 ℃,称为泌乳热,不属病态,通常持续 4～16 h 即下降。脉搏 60～70 次/分;呼吸深慢,14～16 次/分;血压平稳。产后随子宫蜕膜脱落,含有血液、坏死蜕膜组织经阴道排出,称为恶露。正常恶露有血腥味,但无臭味,持续 4～6 周,总量 250～500 mL。若恶露量多,持续时间长且有臭味,应警惕宫腔感染。产后 3～4 天为血性恶露,颜色鲜红,血液量大,含有大量红细胞、坏死蜕膜及少量胎膜;产后 10 天左右为浆液恶露,颜色淡红,含有较多坏死蜕膜、宫腔渗出液、宫颈黏液,且有细菌;产后 3 周为白色恶露,颜色较白,含有大量白细胞、坏死组织、表皮细胞及细菌。

2. 孕产期的保健与护理

(1)妊娠期:妊娠期的保健与护理是社区妇女保健的一项重要工作内容。妊娠期孕妇应定期做产前检查,早期检测出不正常或危险妊娠症状;对孕期的生理、心理变化以及各阶段的常见健康问题进行指导、识别和有效干预,保证对孕妇的系统管理,保障孕妇和胎儿的健康。

①母婴健康手册(卡)的建立与管理:建立保健手册的主要目的是加强对孕产妇的管理,提高孕产妇疾病的预防质量,降低孕产妇、胎儿和新生儿的发病率、死亡率以及病残儿的出生率。近年来,我国已普遍实行孕产期保健的三级管理,推广使用《母婴健康手册》。一般在妊娠 13 周前由孕妇居住地的乡镇卫生院、社区卫生服务中心为孕妇建立《母婴健康手册》,社区护士应做好孕妇登记,并进行早孕咨询、检查和健康指导,对高危妊娠者进行筛查、监护和重点管理。对流产者应做好标记。

②产前检查:产前检查是监护孕妇和胎儿健康的重要方式,产前检查率要达到 90%,应从确诊怀孕开始。社区护士应协助并鼓励孕妇进行产前检查,并对孕妇的健康状况做出评估,以尽早发现和处理不正常或危险的妊娠。首次产前检查一般在社区或乡镇卫生院建《母婴健康手册》时完成,检查内容包括询问既往史、家族史、个人史等,观察体态、精神等,并进行一般体检、妇科检查和血常规、尿常规、血型、肝功能、肾功能、乙型肝炎等检查,有条件的地区建议进行血糖检测、阴道分泌物检查、梅毒血清学试验、HIV 抗体检测等。根据检查结果填写第 1 次产前检查服务记录表,对有妊娠危险因素和可能有妊娠禁忌证或严重并发症的孕妇,及时转诊到上级医疗卫生机构,并在 2 周内随访转诊结果。妊娠期应检查 9～11 次,一般初查时间在妊娠 13 周前,未发现异常者,复查时间为妊娠 13 周后每 4 周 1 次,妊娠 36 周后每 2 周 1 次,高危对象可以适当增加产前检查次数。

③妊娠早、中、晚期保健与护理:目的是加强母儿监护,预防和减少孕产期并发症,确保孕妇和胎儿在妊娠期的安全、健康。妊娠早期是胚胎、胎儿分化发育的最关键阶段,易受外界因素及孕妇本身疾病影响,从而导致胎儿畸形或流产发生。此期间应注重指导孕妇生活方式、心理和营养保健,如服用叶酸片等,孕吐严重可少量多餐,保证摄入足量糖类,特别要强调避免致畸因素和疾病对胚胎的不良影响,同时告知和监督孕妇进行产前筛查和产前诊断。妊娠中、晚期应加强胎儿 B 超监测,监测胎儿生长发育各项指标,应加强营养,适量补充铁、锌、钙以及维生素等营养物质,适量增加奶、鱼、禽、蛋、瘦肉的摄入。每天定时数胎动,每周测体重,注意个人卫生,保证充足睡眠,妊娠 28 周以后避免性生活,以免发生早产和感染。胎动每小时 3～5 次为正常,如出现以下情况应立即就医:严重头痛、水肿、视物模糊;严重而持续的下腹痛;阴道流血或流水;血压≥140/90 mmHg;胎动减少、消失或异常频繁。

(2)分娩期。

①分娩地点选择:合适的分娩地点可使孕妇获得良好的休养环境,及早确定分娩地点是非常

重要的,社区护士应在产前根据孕妇的具体情况,指导并协助孕妇选择合适的分娩地点,及时了解其情况,并提前做好联系,一旦有分娩先兆,立即做好待产准备。

②识别先兆临产:指导孕妇及其家属正确识别先兆临产,及时做好就医待产。先兆临产包括假临产、轻松感、见红(阴道少量流血),见红是分娩即将开始比较可靠的征象。此时孕妇对即将来临的分娩常感到恐惧不安,并伴有焦虑感。

③做好思想准备:社区护士应指导孕妇从身体上和精神上做好生产准备,主动向孕妇提供与生产相关的知识和信息,减轻其心理压力;由于分娩时间长,对体力消耗较大,孕妇应保证充足的睡眠时间,适当进行腹部放松训练、呼吸运动训练,或听歌转移注意力,减轻分娩中宫缩引起的疼痛感。

④分娩物品准备:应指导孕妇准备好分娩时所需的物品,包括医疗证、医保卡、身份证、婴儿用品、产妇用品等,并将所有物品归纳在一起,放在家属知道的地方,为入院分娩做好充分的准备。

(3)产褥期:产褥期保健的重点是预防产妇产后出血、感染等并发症的发生,同时提防产后抑郁的出现,以促进产妇产后身心健康。

①家庭访视时间:社区护士收到分娩医院转来的产妇分娩信息后应于产妇出院后1周内到产妇家中进行家庭访视,进行产褥期健康管理,如加强母乳喂养和新生儿护理指导,同时进行新生儿家庭访视。一般家庭访视1~2次,初次家庭访视宜在产妇出院后3~7天进行,第二次家庭访视在产妇分娩后28~30天进行。高危产妇或发现异常情况时应酌情增加家庭访视次数。

②家庭访视内容:了解产妇一般情况以及乳房、子宫、恶露、会阴或腹部伤口恢复等情况;对产妇进行产褥期保健指导,对母乳喂养困难及产后便秘、痔疮、会阴或腹部伤口等问题进行处理;出现产褥感染、产后出血、子宫复旧不佳、妊娠合并症未恢复者以及产后抑郁等问题,应及时转至上级医疗卫生机构进一步检查、诊断和治疗;通过观察、询问和检查了解新生儿的基本情况。

③健康宣教:产褥期室内温湿度应适宜,环境要整洁、安静、舒适,保持空气流通。产妇要注意外阴清洁,每天早晚温水清洗外阴,勤换卫生巾、内衣裤、被褥,要洗头、洗澡、刷牙、洗手等。饮食要均衡、丰富,多吃新鲜蔬菜、水果、肉等补充蛋白质和维生素,不食用辛辣、咖啡等刺激性食物,少吃桂圆、人参等活血食物,哺乳期不吃回奶食物。产褥期禁止性生活。

④产后康复操指导:见图4-3。

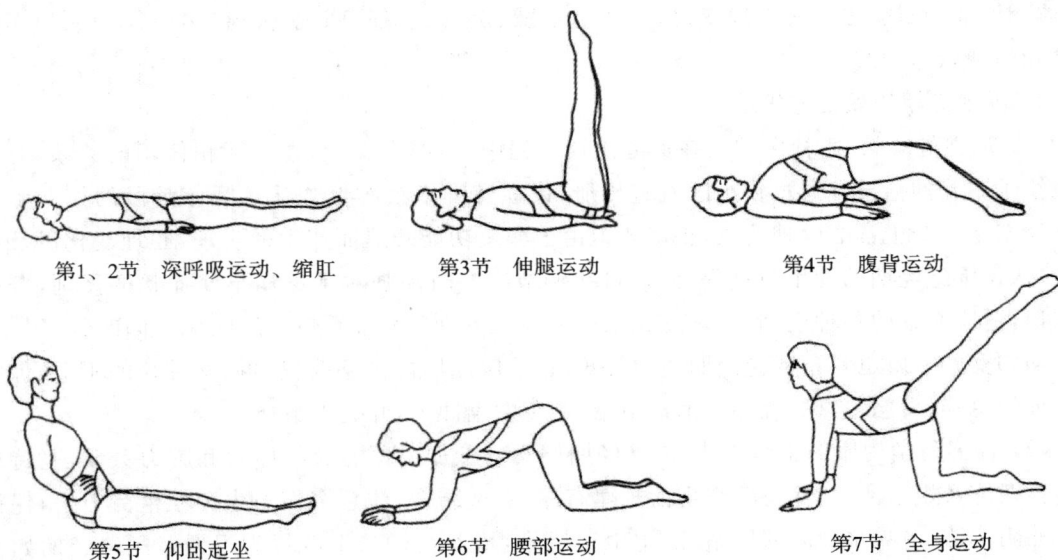

图 4-3 产后健身操

（4）哺乳期：产妇用自己的乳汁喂养婴儿的时期，纯母乳喂养 6 个月，加辅食后继续喂养到 2 岁。

①母乳喂养宣教：近年来国际上将保护、促进和支持母乳喂养作为妇幼保健工作的重要内容，因此，哺乳期保健的主要目的是促进和支持母乳喂养。产后半小时内开始哺乳，实行母婴同室，鼓励按需哺乳，向产妇及家属宣传母乳喂养的好处。每次喂奶前用温水擦洗乳房，采取舒适体位喂奶，使整个乳头和乳晕含进婴儿嘴中，避免压着婴儿鼻子影响呼吸，两边乳房交替哺乳。每次哺乳后将婴儿抱起轻拍背部 1～2 min，排出胃内空气，以防吐奶。产妇的良好心情、摄入的营养足够、充足的睡眠、婴儿多吸吮，是保证泌乳量的四个因素。母乳喂养可促进母婴健康，不仅能够提供婴儿营养，还能增强母婴感情，更是对婴儿后期心理健康发展起很关键的作用。

②乳房护理指导：产后半小时内开始哺乳，刺激泌乳；乳房应经常擦洗，保持清洁、干燥；每次哺乳前轻柔地按摩乳房，刺激泌乳反射；哺乳时应让新生儿吸空乳房，若乳汁充足尚有剩余时，应用吸乳器将剩余的乳汁吸出，以免乳汁淤积影响乳汁分泌，并预防乳腺管阻塞及两侧乳房大小不一等情况。若产妇乳头平坦、内陷及乳头皲裂，应及时给予哺乳指导，一旦发生乳腺炎应动员其到医院就医。

护考提示

应如何指导哺乳期产妇进行母乳喂养？

（四）围绝经期保健

1. 围绝经期的特点　围绝经期是指卵巢功能从旺盛状态逐渐衰退到完全消失的一个过渡时期，可分为绝经前期、绝经期和绝经后期。一般发生在 45～55 岁，平均持续 4 年。判断绝经的依据：在绝经年龄停经 12 个月。绝经前后最明显的变化是卵巢功能衰退，随后表现为下丘脑-垂体功能退化。如：泌尿生殖道变薄缩短，心血管系统易发生动脉粥样硬化；出现月经紊乱、骨质疏松、体重增加、潮热、出汗等生理变化；易产生烦躁、焦虑、抑郁、悲观、失落、多疑等一系列不稳定情绪和精神状态的改变。

2. 围绝经期的保健与护理

（1）加强健康教育：社区护士在家庭访视过程中，与妇女交谈，建立互相信赖的关系，有针对性地给予正确的指导。通过在小区发宣传册、设立咨询平台等形式让这个年龄段的妇女了解到围绝经期是一个正常的生理阶段，正确认识由于卵巢功能衰退而产生的生理、心理变化以及常见症状，认识围绝经期的发生与过程，做好自我调节。同时加强对常见病早期症状的识别，普及防治知识，适应面临的各种生理、心理变化及一些生活事件，解除不必要的顾虑。同时社区护士应让此期妇女的家属也具备围绝经期的相关知识，了解此期内分泌改变给妇女带来的不适，谅解妇女出现的急躁、发怒、焦虑、忧郁等消极情绪，避免发生冲突，并提供精神支持。

（2）提倡科学健康的生活方式：围绝经期妇女应参加力所能及的体力和脑力劳动，坚持适当的体育锻炼及娱乐活动，保持工作生活规律有序、劳逸结合；注意个人卫生和性生活卫生，保持皮肤及外阴清洁；多喝水预防泌尿系统、生殖道感染，培养良好的生活行为习惯。围绝经期妇女应限制高脂肪、高胆固醇食物的摄入，多食水果、蔬菜以及富含维生素 D 和蛋白质的食物，适量补充钙剂；每天食盐量控制在 3～5 g。

Note

（3）指导正确用药：围绝经期妇女补充雌激素是针对病因的预防性措施，因此做好激素类药治疗的护理十分重要。在医生指导下，采用激素补充治疗及补充钙剂等方法防治绝经综合征、骨质疏松、心血管疾病等的发生。社区护士要让围绝经期妇女了解用药目的、药物剂量、用法及可能出现的副作用。

（4）避孕指导：该期妇女仍有可能排卵，因此依然需要坚持做好避孕。首选屏障避孕如安全套、外用避孕药膜等，对已放置宫内节育器者可继续使用宫内节育器，绝经后1年可取出，45岁以后禁用或慎用口服避孕药。虽然此期妇女生育能力下降，但仍应避孕至月经停止12个月以后。

（5）疾病普查与指导：疾病普查贯彻以预防为主的方针，定期开展疾病普查，有利于妇女常见病的防治，防止性病传播和蔓延，还可以早期发现妇女较多见的宫颈癌、乳腺癌等的早期病变，做到早诊断、早治疗，提高妇女的治愈率和存活率，保障妇女生活质量。35岁以上妇女应定期进行体检，每年至少进行一次妇科检查，有选择地进行宫颈细胞学检查、超声检查及血、尿或内分泌检查等，以便早期发现疾病。应学会自我监测，如自查乳房，每月至少一次，发现肿块，应及时就诊；定期测量体重，超过标准体重时应注意合理饮食，增加运动量，不明原因的消瘦应引起重视。

护考提示

围绝经期的保健特点有哪些？围绝经期妇女应避孕到什么时候？宫内节育器何时取出合适？

（五）老年期保健

1. 老年期的特点 老年期是人生过程的最后阶段。老年期的特点是身体各器官组织出现明显的退行性变化，心理方面也发生相应的改变，衰老现象逐渐明显。但在智力方面一般并不减退，特别是对于熟悉的专业或事物。许多人认为老年人的智力会有所减退。近年来，科学家对智力的维持与发展有了新的认识。他们认为智力的维持与发展和年龄并无重大关系，而更多地与个体的健康状况、营养状况以及是否经常多方面运用大脑有关。老年人的记忆力、直观力可能有所下降，但是其他方面如常识理解、语言的流畅性和对空间关系的掌握可能保持不变甚至有所增强。欧美、日本等多以65岁以上作为老年人的标准，中国多以60岁以上作为老年人的标准。

2. 老年期保健与护理

（1）定期进行健康体检：老年期是人一生中生理和心理上的一个重大转折点。由于生理方面的明显变化带来心理及生活的巨大变化，使处于老年期的妇女（老年妇女）较易患各种身心疾病，如萎缩性阴道炎、子宫脱垂和膀胱膨出、直肠膨出、妇科肿瘤、脂代谢混乱、认知功能障碍等。老年妇女应定期进行健康体检，加强身体锻炼，合理应用激素类药，以利于健康长寿。

（2）性健康教育：性欲在绝经后逐渐减弱，但能保持终生。老年妇女仍然有性欲和性反应能力，规律的性生活有助于健康。社区应指导老年妇女建立适合老年人生理特点的性生活习惯和性行为方式，以达到延年益寿的目的。

（3）文明健康生活：社区定期开展营养健康科普宣传教育，促进老年妇女学习掌握营养知识，均衡饮食、吃动平衡，预防控制老年妇女低体重和贫血；引导老年妇女有效利用社区健身场地设施，鼓励老年妇女积极参与全民健身活动，增强老年妇女的体育活动意识，培养运动习惯。

三、孕产妇保健服务流程

孕产妇保健服务流程见图4-4。

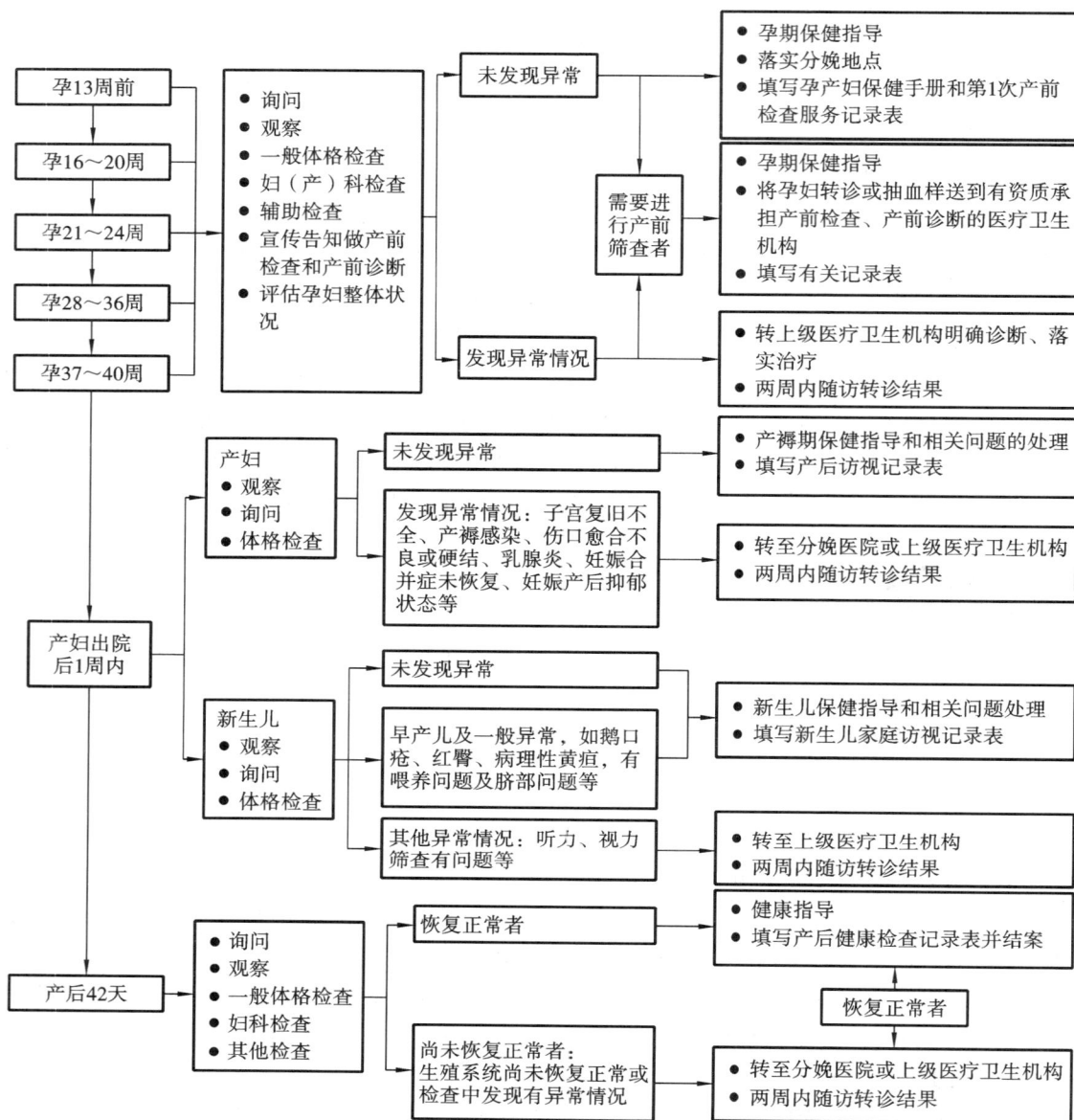

图 4-4　孕产妇保健服务流程

知识拓展

孕产妇健康管理服务工作指标

（1）早孕建册率＝辖区内孕 13 周之前建册并进行第一次产前检查的产妇人数/该地区该时间段内活产总数×100％。

（2）孕妇健康管理率＝辖区内按照规范要求在孕期接受 5 次及以上产前随访服务的人数/该地区该时间段内活产总数×100％。

（3）产前检查率＝期内产妇产前检查总人数/期内活产总数×100％。

（4）产妇家庭访视率＝期内产后 28 天内接受过家庭访视的产妇人数/该地区期内活产总数×100％。

（5）住院分娩数＝期内住院分娩活产数/期内活产总数×100％。

（戴贵花）

第三节　社区老年人保健与护理

案例引导 4-3

黄某,男,78 岁。半年前妻子去世,仅有的一个儿子在国外工作,目前独居,经济状况尚可,自理能力差。平素身体健康,近半年体重下降 5 kg,医院体检示无明显器质性病变。追问平日生活,自诉妻子过世后很少外出,常常看着全家福照片发呆,食欲有所减退,无明显饥饿感,食量减少。

请问:

1. 该老年人的消瘦可能与哪些因素有关?

2. 社区护士应采取哪些措施改善老年人的营养状况?

案例引导 4-3
参考答案

一、社区老年人保健概述

老年人的主要活动场所是社区。由于老年人常患有不同的疾病,需要长期的医疗、预防、保健、康复等照顾,且多数老年人愿意留在家中,不愿住进老年保健机构,所以社区成为老年保健实施的主要场所。

(一)老年保健的概念

世界卫生组织(WHO)认为,老年保健是指在平等享用卫生资源的基础上,充分利用人力、物力,以维持、促进老年人的健康为目的,发展老年保健事业,使老年人得到基本的医疗、康复、保健和护理。广义的老年保健,内容还应包括对老年人生活起居、休息睡眠、娱乐活动、饮食营养、体格锻炼、卫生习惯、精神修养等提出积极、有效的建议和指导,积极开展老年健康教育,不断提高老年人的生活质量,使老年人能够继续发挥自己的专长和潜力,为国家和社会做出力所能及的贡献,心身愉快地度过晚年,以实现健康长寿的目标。

Note

（二）社区老年人的概念

WHO对老年人的划分标准是：60~74岁为年轻老年人，75~89岁为老老年人，90岁以上为长寿老年人。联合国对老年人的划分标准是：发达国家65岁以上者为老年人，发展中国家60岁以上者为老年人。我国划分老年人的标准是：60~69岁为低龄老年人，70~79岁为中龄老年人，80~89岁为高龄老年人，90~99岁为长寿老年人，100岁以上为百岁老年人。

（三）人口老龄化的概念

人口老龄化是指总人口中因年轻人口数量减少、年长人口数量增加而导致的老年人口比例相应增长的动态过程。导致世界人口趋向老龄化的主要原因是出生率下降和平均预期寿命延长。

（四）老龄化社会的概念

老龄化社会是指老年人口在总人口中的占比达到或超过一定数值的社会现象。WHO对老龄化社会的定义：发展中国家60岁及以上人口占总人口的10%以上，发达国家65岁及以上人口占总人口的7%以上的社会现象。我国是世界上老年人口规模最大的国家，也是世界上老龄化速度较快的国家之一。《2021年度国家老龄事业发展公报》显示，截至2021年年末，全国60岁及以上老年人口达26736万人，占总人口的18.9%。预计到2030年，这个比例将达到25%左右，届时每4个人中就有1个老年人。

（五）健康老龄化的概念

2015年，WHO在《关于老龄化与健康的全球报告》中，将健康老龄化定义为"发展和维护老年健康生活所需的功能发挥过程"。2017年，我国在《"十三五"健康老龄化规划》中，将健康老龄化定义为：从生命全过程的角度，从生命早期开始，对所有影响健康的因素进行综合、系统的干预，营造有利于老年健康的社会支持和生活环境，以延长健康预期寿命，维护老年人的健康功能，提高老年人的健康水平。健康老龄化包括老年人个体健康、老年群体的整体健康和人文环境健康三个方面。

知识拓展

积极老龄化

积极老龄化是指在老年时为了提高生活质量，使健康、参与和保障的机会尽可能获得最佳水平的过程。

积极老龄化的核心理念是将老年人视为社会的重要资源和财富，鼓励他们积极参与社会、经济和文化活动，发挥自身的能力和经验。这可以通过给老年人提供良好的教育培训机会、就业机会和社会参与平台来实现。

积极老龄化还强调老年人的健康和福祉。这意味着需要提供适当的医疗保健服务、养老服务和社区支持，以确保老年人生活质量的提高。同时，也需要加强老年人的健康教育和预防保健，鼓励老年人拥有健康的生活方式和积极的心态。

此外,积极老龄化也注重整个社会对老年人的关爱和支持。政府、社会机构和个体需要共同努力,为老年人提供适宜的居住环境、交通、社交活动和文化娱乐等方面的支持,以促进积极老龄化的实现。

二、老年人的生理和心理特点

(一)生理特点

1. 体表外形改变 随着年龄增长,老年人逐渐出现须发变白,脱落稀疏;牙龈萎缩,牙齿松动脱落;皮肤弹性下降、干燥、无光泽、皱纹多;肌肉萎缩,肌力下降;骨骼的弹性和韧性降低,脆性增加,关节活动不灵活,容易骨折;身高、体重随年龄增长而降低。

2. 各系统功能变化

(1)呼吸系统:老年人呼吸功能减退,肺泡弹性降低,肺活量减小,残气量增大;支气管黏膜萎缩,易引起呼吸道感染。

(2)循环系统。

①心脏:心肌纤维萎缩,顺应性下降,收缩力减弱,从 60 岁开始,年龄每增长 1 岁,心排血量下降 1%;窦房结内部和周围有网状纤维增生,一些传导束支往往因长期劳损、缺血、受压等因素引起纤维化、硬化或钙化,从而易发生房室传导阻滞。

②血管:主动脉和周围动脉壁增厚,硬化程度增加,对血流的阻抗增加,收缩压、脉压升高。

(3)消化系统:老年人由于各种消化液分泌减少,各种酶的活性降低,因此胃肠的消化吸收功能减弱,尤以钙、铁及维生素 B_{12} 的吸收障碍表现最明显,易导致贫血、骨质疏松。老年人食管和胃肠蠕动功能明显减退,易出现食欲减退、消化不良、便秘等现象。

(4)运动系统:由于骨内的钙、磷等无机物以及胶原、黏多糖等有机物被大量排出体外,加上老年人胃肠道对钙的吸收减少和雌激素水平降低,老年人骨代谢障碍、骨质疏松发病率较高,容易发生骨折。女性在绝经后 5 年中,可出现一个骨质疏松的高峰。同时,因肌纤维变细,肌力减弱,甚至肌肉萎缩,使运动动作变得迟缓。

(5)免疫系统:老年人的免疫功能减退和免疫平衡失调,对外部抗原如细菌、病毒的抵抗力减弱,对自身抗原的反应却相对增强,使得老年人容易发生自身免疫性疾病。

(6)泌尿系统。

①肾:肾脏开始萎缩,肾皮质减少,并出现生理性肾小球硬化,肾脏重量减轻;老年人肾血流量减少及肾小球滤过率降低;肾小管和集合管的重吸收和分泌功能也逐渐减退,尿液浓缩功能降低。

②膀胱:膀胱容量减少、括约肌萎缩,易引发尿急、尿频、尿失禁及夜尿增多等现象。

③尿道:尿道平滑肌被结缔组织替代,逐渐纤维化且弹性组织减退,使排尿速度减慢、排尿不畅,导致尿失禁。

(7)内分泌系统。

①甲状腺:甲状腺缩小,并有纤维化、淋巴细胞浸润和结节化等现象,甲状腺激素分泌减少。

老年人基础代谢率降低,可影响脂代谢,易使血中胆固醇水平增高。

②胰腺:胰岛 β 细胞功能降低,肝细胞上的胰岛素受体对胰岛素的敏感性降低,易患老年性糖尿病。

③肾上腺:肾上腺皮质及髓质的细胞减少,重量减轻,肾上腺功能减退,肾上腺皮质激素分泌失调,引起物质代谢紊乱、应激反应能力降低。

(8)感官系统。

①视觉:由于睫状肌的调节能力降低,晶状体弹性逐渐减弱或开始消失,眼睛视近物的能力降低,近点远移,从而导致远视眼;由于晶状体逐步浑浊,容易发生老年性白内障;由于眼对房水重吸收能力降低,导致眼压升高,还容易发生青光眼。

②听觉:衰老不仅可使中耳听骨出现退行性变,还可使内耳听觉感受细胞发生退变,导致老年性耳聋,甚至听力丧失。

③嗅觉:由于嗅黏膜变性及嗅神经数量逐渐减少、萎缩、变性,导致嗅觉迟钝。

④味觉:由于味蕾和舌乳头的味觉神经末梢逐渐萎缩衰退,味阈升高,导致对酸、甜、苦、辣等味觉的敏感性降低。

⑤皮肤:皮肤的感觉敏感性降低,阈值升高,导致皮肤的触觉、痛觉及温度觉减弱。

(二)心理特点

老年人随着年龄的增长会引起生理性衰老,也会引起心理性变化。由于社会、生活环境的改变和躯体疾病的影响,心理上会产生相应变化,表现出特有的心理特征。

1. 记忆力和认知能力下降 随着年龄增长,脑部结构和功能会发生一些变化,包括神经元的退化、突触连接的减少以及脑区活动的变化等,导致老年人记忆力逐渐下降。其特点是以有意记忆为主,再认能力尚好,回忆能力较差;逻辑记忆较好,机械记忆较差;思维有所退化,尤其是创造性思维、逻辑推理思维等。

2. 情感与意志相对稳定 老年人的情感和意志因社会地位、生活环境、文化素质、个性特点的不同而有较大差异。老化过程中情感活动相对稳定,即使有变化也是生活条件、社会地位的变化造成的,并非年龄本身导致的。

3. 人格相对稳定 老年人的人格特点通常相对稳定,但也可能会受到生理功能和环境的变化、社会和家庭角色的改变,以及生活经历的影响。部分老年人可能更加宽容、温和、乐观、慷慨和有同情心,他们可能更加关注家庭、社交关系和人际互动。而部分老年人却不能很好地适应老年期的生活,出现明显的心理障碍。

三、社区老年人保健措施

(一)心理保健

1. 常见心理问题及其原因 老年人常见的心理问题有焦虑、抑郁、孤独、自卑和恐惧等,主要原因包括以下方面。

(1)身体机能老化和各种疾病引起的部分或全部生活自理能力下降。

(2)各种应激事件的发生,如子女离家、离退休、经济窘迫、家庭关系不和睦、丧偶等,这些改变对他们的心理状态可能产生负面影响。

（3）社交范围缩小，生活环境缺少交流沟通和关爱。

2．心理保健措施

（1）保持积极的生活态度：用积极的态度对待生活可延缓大脑的退化和保持生命的活力。因此，老年人要树立积极的生活目标，积极参加社区公益活动，提升自我价值感。

（2）坚持锻炼身体：适量的身体锻炼有助于释放压力和焦虑，增强身体健康，可以选择适合自己的运动方式，如散步、打太极拳、做瑜伽等。

（3）养成良好的生活习惯：保持规律的作息时间，合理的饮食结构，避免过度饮酒和吸烟，有助于身心健康。

（4）培养兴趣爱好：老年人可以培养一些自己感兴趣的爱好，如读书、绘画、旅行等，坚持用脑，丰富精神生活，有益心理健康。

（5）保持良好的社交互动：老年人可以参加社区的活动或加入兴趣小组，与他人进行交流和互动，保持社交联系。

（6）接受心理健康教育和心理咨询：社区应开展老年心理健康教育，让老年人学会调节情绪，出现心理问题或心理障碍时，能及时通过心理咨询得到疏导。

（二）日常保健

1．老年人的营养需求与饮食指导

（1）营养需求。营养是维持生命的基本保障，是促进、维护、恢复健康的基本手段。老年人应针对其特殊需求，全面、适量、均衡地摄入营养，以延缓衰老、抵抗疾病、维护健康。

①热量：老年人由于身体组织萎缩、体力活动减少、基础代谢降低，故每天需要的热量相应减少。老年人应根据自身特点，每天摄入的热量应控制在 $6.72 \sim 8.4$ MJ（$1600 \sim 2000$ kcal）。其中，糖类应为热量的主要来源。

②蛋白质：对老年人的营养非常重要，老年人对蛋白质的摄入要求为质优量足。老年人每天蛋白质的摄入量以 $1.0 \sim 1.5$ g/kg 为宜，优质蛋白质应占蛋白质总量的 50％以上。

③脂肪：由于胆汁酸分泌减少、脂酶活性降低，老年人对脂肪的消化能力下降，因此脂肪的摄入不宜过多，应每天不超过 1 g/kg，且应选择含胆固醇较低的食物。

④糖类：老年人糖类供给热量应占总热量的 55％～65％，其中纯糖不要超过 10％，主要限制能直接引起血糖起伏的精制单糖、双糖（如蔗糖）的摄入量，增加淀粉类和膳食纤维的摄入量，如谷类和薯类，这样既可增高机体对胰岛素的敏感性，又能降低血脂和防止便秘。

⑤无机盐和微量元素：老年人由于合成维生素 D_3 的功能减退，影响钙的吸收，特别是绝经后的妇女，由于内分泌功能衰退，容易发生骨质疏松，甚至骨折；老年人还可能因为铁的储备降低，在少量出血时发生贫血。因此，老年人应根据自身需求补充无机盐和微量元素，如钙、铁等。我国营养学会建议老年人每天钙的供给量为 800 mg。

⑥维生素：老年人由于消化、吸收功能减退，容易引起维生素缺乏，故应摄入富含维生素的食物，以增强机体抵抗力，延缓衰老。

⑦水分：老年人对渴的反应迟钝，特别是高龄老年人，应帮助其养成饮水习惯。一般每天饮水量（除去食物中的水）应控制在 2000 mL 以下，若过度喝水会增加心脏和肾脏的负担。

（2）饮食指导。

①营养平衡：根据老年人的营养需求，老年人的饮食要注意结构合理、营养全面、粗细搭配。应摄入高蛋白质、高维生素、高纤维素、低脂肪、低糖、低盐的清淡、易消化食物，即"三高三低"食

物。在条件允许的情况下给予优质蛋白质,如大豆、奶、鱼、蛋、瘦肉等;摄入的糖类以多糖为好,如谷类和薯类;脂肪应以富含不饱和脂肪酸的植物油为主;适当增加含钙丰富的食物,如奶类及奶制品、豆类及豆制品、核桃、花生、虾皮等的摄入;多食蔬菜、水果。

②合理烹调:老年人的饮食要"热、淡、杂、烂",即饮食要热,菜肴要淡,食物要杂,饭菜要烂,尽量避免油炸、过黏和过于油腻的食物。

③科学进食:老年人的饮食要有规律、有节制,定时定量,不偏食、不暴饮暴食、不食过冷过热及辛辣刺激的食物,细嚼慢咽。食不过饱,七八分饱即可。早、中、晚三餐食量的占比最好约为30%、40%、30%。

④注意饮食卫生:保持餐具的清洁;不吃变质的食品;少吃腌制、烟熏食品;不吃过期或霉变的食物;就餐前清洁双手,防止病从口入。

2. 运动指导　老年人运动的原则:安全第一,循序渐进,正确选择,持之以恒,自我监护。

(1) 选择适宜的运动:老年人应根据自己的身体状况、所具备的条件,选择适合自己的运动项目、时间、地点。比较适合老年人活动的项目有散步、慢跑、游泳、跳舞、小球类运动、打太极拳和练气功等,其中以散步和打太极拳最为常用和有效。一般而言,运动时间以每天 1～2 次、每次 30 min 为宜,每天运动的总时间不超过 2 h;运动的强度应根据老年人运动后的心率而定,其计算方法:一般老年人运动后最宜心率(次/分)＝170－年龄(岁);身体健壮的老年人可采用运动后最高心率(次/分)＝180－年龄(岁)。

(2) 运动注意事项:①处于疾病恢复期的老年人应在医护人员的指导下进行运动。②避免空腹锻炼,饭后也不宜立即运动,散步应在饭后 1 h 进行。③时间应安排在下午或傍晚,可减少大气污染的影响。④运动中若出现不适感,应立即停止运动,并根据自身情况调整运动计划。⑤选用轻便、合体、舒适的运动衣和舒适、透气、防滑的运动鞋。⑥选择空气清新、安静清幽、噪声和污染少的运动环境和场地。

护考提示

适合老年人的运动方式有哪些?如何判断运动强度是否合适?

3. 用药指导

(1) 少用药,勿滥用药:老年人身体不适可以通过生活调理来消除,不必急于用药,当必须用药时,应遵医嘱尽量减少用药品种,避免增加药物的不良反应。一般来说,老年人初始用药应从小剂量开始,逐渐增加到合适的剂量。

(2) 密切关注用药反应:老年人用药后应密切关注有无各种不良反应,若出现皮疹、麻疹、低热、哮喘等症状,应及时就医。如长期用药应定期检查肝、肾功能,以便及时减量或停用。

4. 定期进行健康体检　随着年龄的增长,老年人的各脏器功能减退、免疫力下降,老年性疾病和慢性非传染性疾病的发病率增高,因此,老年人必须定期进行健康体检,以便及早发现和防治潜在的健康问题。一般每年进行 1～2 次健康体检,常规性体检项目最好每季度查一次,要注意保管好体检记录和化验单,以便进行比较。

(三) 意外受伤的预防

随着年龄增长,老年人的视力、运动平衡能力和身体协调能力也在不断下降,容易出现跌倒、坠床、噎呛等安全问题,尤其是高龄老年人更要注意这些问题的预防。

1. 防跌倒 跌倒是老年人较常见也是较严重的安全问题之一,社区护士应积极采取措施加以预防。

(1)居室内外环境及设施安全要求:老年人居室内的走廊、卫生间、楼梯、拐角等暗处应保持一定亮度,夜间室内应有照明;居室内地面应使用防滑材料,最好选择木质地板;门口地面最好不设门槛;浴室地面及浴盆内应放置防滑垫;浴室及厕所内应设有扶手;沐浴时有方便穿脱衣服的座椅;浴室及厕所的门最好向外开,以便发生意外时顺利救护。

(2)自身防护措施:老年人在变换体位时,动作不宜过快,以免发生体位性低血压;在行走时,速度也不宜过快,迈步前一定要先站稳;洗浴时,时间不宜过长(≤20 min),温度不宜过高(以35～40 ℃为宜),提倡坐式淋浴;老年人外出时应尽量避开拥挤时段,最好穿戴色彩鲜艳的衣帽,以便引起路人和驾驶员的注意,同时一定要严格遵守交通规则,减少意外伤害的发生。

2. 防坠床 意识障碍的老年人应加床挡;睡眠中翻身幅度较大或身材高大的老年人,应尽量选用宽大舒适的卧具,必要时睡前在床旁用椅子加以挡护。

3. 防噎呛 平卧位进食、进食速度过快、进食过程中说笑等易发生噎呛。因此,应教育老年人进食时尽量采取坐位或半卧位。进食时应细嚼慢咽,不要边进食边说笑或看电视,避免吃大块食物和干硬或黏稠的食物。

四、社区老年人保健服务流程

社区老年人保健服务流程见图 4-5。

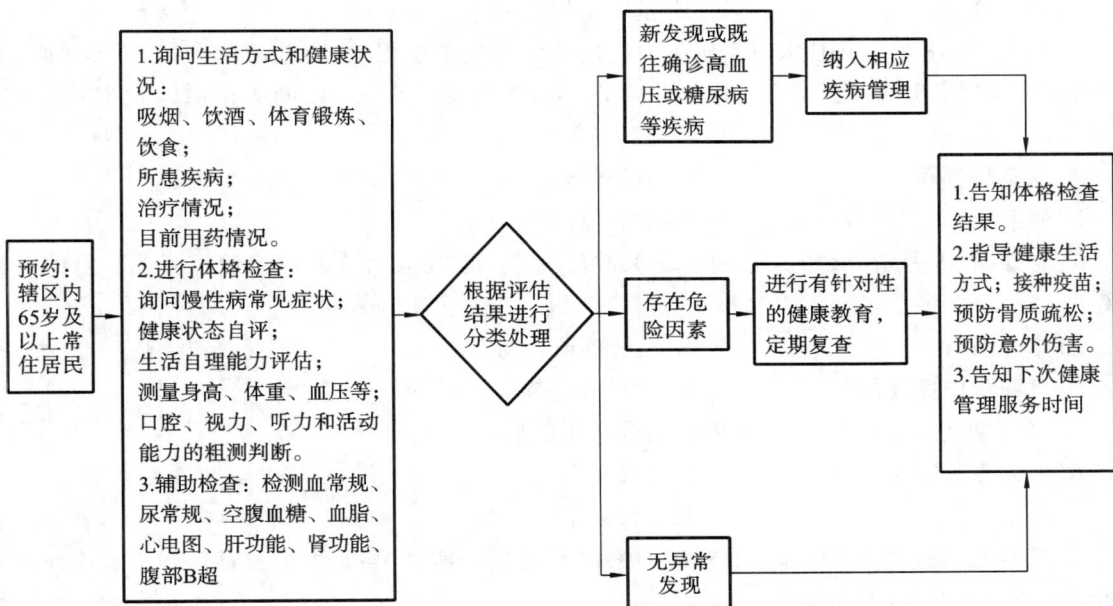

图 4-5 社区老年人保健服务流程图

→ 章末小结

本章主要学习了社区重点人群(儿童、妇女和老年人)保健的相关概念、重点人群的生理和心理特点、保健和护理措施、预防接种等内容。重点是三类人群的保健与护理措施,难点是儿童和妇女各期保健措施。在学习过程中,应注意结合《儿科护理》《妇产科护理》和《老年护理》的相关知识理解本章内容,并根据本章的保健服务流程去理解社区护士的工作流程和工作方法,同时,应加强对健康宣教内容的学习,提高自身的健康指导能力。

(沈妍谷　戴贵花)

→ 直通护考

直通护考
参考答案

一、A1/A2 型题

1. 以下哪项不是新生儿家庭访视的内容?(　　)
   A. 体重监测　　　　　　　　　B. 对新生儿进行智力测试
   C. 观察黄疸是否按时消退　　　D. 指导洗澡　　　　　　　E. 指导喂奶

2. 下列哪种辅食适合 7 月龄婴儿食用?(　　)
   A. 碎肉和菜汤　　　　　　　　B. 烂面和蛋黄　　　　　　C. 面条和青菜汤
   D. 带馅的食品　　　　　　　　E. 碎肉和饼干

3. 幼儿期的年龄范围是(　　)。
   A. 出生至 1 周岁　　　　　　　B. 1 周岁至 3 周岁　　　　C. 1 周岁至 5 周岁
   D. 3 周岁至 5 周岁　　　　　　E. 5 周岁至 7 周岁

4. 脊髓灰质炎疫苗属于(　　)。
   A. 灭活疫苗　　　　　　　　　B. 减毒活疫苗　　　　　　C. 类毒素疫苗
   D. 组分疫苗　　　　　　　　　E. 基因工程疫苗

5. 患儿,女,8 岁。在社区卫生服务中心接种流感疫苗过程中,小儿出现头晕、心悸、面色苍白,出冷汗,查体:体温 37.2 ℃,脉搏 120 次/分,呼吸 24 次/分,诊断为晕针。此时,患儿宜取(　　)。
   A. 头低脚高位　　　　　　　　B. 半卧位　　　　　　　　C. 侧卧位
   D. 俯卧位　　　　　　　　　　E. 平卧位

6. 某婴儿,6 月龄,父母带其到儿童保健门诊进行预防接种。此时应给该婴儿注射的疫苗是(　　)。
   A. 卡介苗　　　　　　　　　　B. 乙肝疫苗　　　　　　　C. 百白破疫苗
   D. 脊髓灰质炎疫苗　　　　　　E. 麻腮风疫苗

7. 学龄期儿童看书时,书本和眼睛的合适距离是(　　)。
   A. 0.5 尺左右　　　　　　　　B. 1 尺左右　　　　　　　C. 1.5 尺左右
   D. 2 尺左右　　　　　　　　　E. 3 尺以上

8. 某婴儿,女,10 月龄,母乳喂养,6 月龄时开始添加辅食,婴儿生长发育良好。家长询问婴儿断奶的最佳月龄,正确的是(　　)。
   A. 4～5 月龄　　　　　　　　　B. 6～7 月龄　　　　　　C. 10～12 月龄
   D. 8～9 月龄　　　　　　　　　E. 14～16 月龄

9. 新生儿期是指自出生脐带结扎起到刚满(　　)。
   A. 100 天　　　B. 3 个月　　　C. 28 天　　　D. 1 岁　　　E. 以上都不是

10. 新生儿常见的健康问题不包括(　　)。
    A. 新生儿黄疸　　　　　　　　B. 新生儿破伤风　　　　　C. 感染

D. 龋齿   E. 窒息

11. 青春期女孩的特点不包括（   ）。

A. 月经初潮   B. 第二性征出现   C. 独立意识增强

D. 经济独立   E. 性情感萌芽

12. 下列哪项不属于孕产期保健？（   ）

A. 孕前期保健   B. 孕期保健   C. 分娩期保健

D. 产褥期保健   E. 月经期保健

13. 哺乳期的主要避孕方法是（   ）。

A. 药物避孕   B. 使用宫内节育器   C. 使用阴茎套

D. 不需要避孕   E. 免疫避孕

14. 关于更年期妇女的保健，正确的是（   ）。

A. 为预防阴道炎，宜经常阴道灌洗   B. 肿瘤好发年龄段，需半年检查一次

C. 可自行服用雌激素预防绝经综合征   D. 注意月经变化，有异常及时就诊

E. 宫内节育器于绝经后 2 年取出

15. 青春期性教育包括（   ）。

A. 性道德   B. 性生理   C. 性心理   D. 性美学   E. 以上都是

16. 关于老年人的生理特点，正确的是（   ）。

A. 味阈降低   B. 嗅神经元增多   C. 心脏收缩力增强

D. 关节灵活性减弱   E. 记忆力增强

17. 老年人早、中、晚三餐食量的占比最好为（   ）。

A. 20%、30%、50%   B. 20%、50%、30%   C. 30%、30%、40%

D. 30%、40%、30%   E. 40%、30%、30%

18. 李某，男，70 岁。患高血压、冠心病 13 年。适合该老年人的运动方式是（   ）。

A. 打太极拳   B. 打排球   C. 骑山地自行车

D. 短跑   E. 长跑

19. 王某，51 岁，自诉近一年月经周期不定，经量少，自觉阵发性潮热、出汗、心悸，妇科检查子宫稍小，余无特殊。护士应向其宣传教育以下哪种疾病的知识？（   ）

A. 神经衰弱   B. 黄体萎缩延迟   C. 黄体发育不全

D. 绝经综合征   E. 以上都是

20. 李某，女，14 岁，读初二，此时应对她进行心理行为指导的重点是（   ）。

A. 培养学校生活适应性   B. 加强性心理教育   C. 加强品德教育

D. 预防疾病和意外教育   E. 培养社会适用性

21. 关于老年人的饮食，不宜的是（   ）。

A. 少吃油炸、油腻、过黏的食物

B. 每天午餐后半小时内食用新鲜的水果

C. 每天摄入蛋白质为 1～1.5 g/kg，优质蛋白质占 50% 以上

D. 总热量随年龄增加而适当减少

E. 老年人食盐摄入量应为 6～8 g/d，高血压、冠心病病人应在 5 g/d 以下

22. 某女婴，身长 65 cm，体重 7 kg，开始出牙，前囟 2 cm×2 cm，能伸手取玩具，可独坐片刻，发出"爸"等唇音，其年龄是（   ）。

A. 3～4 月龄   B. 6～7 月龄   C. 8～9 月龄

D. 10~12 月龄   E. 1~1.5 岁

二、A3/A4 型题

(23~25 题共用题干)

孙某,阴道顺产一男婴,产后出院 14 天来我院复查,一般情况良好,睡眠、饮食、大小便正常,阴道排出物呈淡红色,浆液性,有血腥味,但无臭味。

23. 孙某处于产褥期,此期变化最大的器官是(　　)。

A. 乳房   B. 子宫   C. 心脏   D. 肾脏   E. 肝脏

24. 关于孙某子宫复旧情况,以下说法中不正确的是(　　)。

A. 产褥期第 1 天子宫底平脐,以后每天下降 1~2 cm

B. 产后 1 周子宫缩小至怀孕 12 周大小,在耻骨联合上方可扪及

C. 根据孙某情况查体,子宫应降入骨盆,但耻骨联合上方仍能触及子宫底

D. 产后 6 周子宫恢复到正常非孕时的大小

E. 胎盘娩出后,子宫底即达脐平,呈前后略扁的球形,随子宫纤维的缩复,子宫逐渐变小

25. 关于孙某的恶露情况,以下说法正确的是(　　)。

A. 为血性恶露   B. 为浆液性恶露   C. 为白色恶露

D. 为异常恶露,提示产褥感染   E. 以上说法都不正确

第五章

社区慢性病的管理与护理

扫码看课件

学习目标

【知识目标】

掌握社区慢性病防治措施,预防策略转变,健康教育,健康策略,社区护士在慢性病管理中须具备的知识能力,高血压、糖尿病、冠心病的社区管理与社区护理;熟悉慢性病高危因素,慢性病对个体、家庭、社会的影响,高血压、糖尿病、冠心病的分类、高危因素、三级预防措施;了解慢性病的概念、特点、现状、分类,高血压、糖尿病、冠心病的概述、症状。

【能力目标】

能运用所学的社区护理专业知识对高血压、糖尿病、冠心病等慢性病病人进行社区健康管理。

【素质目标】

对慢性病管理具有以预防为主的职业意识;尊重病人、关爱生命,激发责任心、爱心、细心,培养精益求精的工匠精神。

第一节　慢性病概述

据我国《2023 年度国家老龄事业发展公报》显示,截至 2023 年末,全国 60 岁及以上老年人口约有 2.97 亿人。经过研究还发现,我国老年人慢性病发病率高达 50%,约有 1.3 亿老年人患有各种慢性病。慢性病贯穿人类生命周期,是终生性疾病,各个年龄阶段人群均有发病。慢性病是严重威胁我国居民健康的一类疾病,已成为影响国家经济社会发展的重大公共卫生问题。慢性病病人绝大部分生活场景在家庭、社区,因此在社区开展慢性病健康教育,可以提高慢性病病人认识疾病、自我管理疾病的能力,有效提高慢性病病人生活质量,降低慢性病发病率和死亡率。

一、慢性病的概念、特点、现状与分类

(一)慢性病的概念

慢性病(chronic disease)全称是慢性非传染性疾病。慢性病不是特指某一种疾病,而是一类缺乏确切的传染性疾病生物病因证据,发病隐匿、缓慢,逐渐使病人身体结构及功能发生病理改

Note

变,不能彻底治愈,需要长期接受治疗、康复训练、护理的疾病概括性总称。

(二)慢性病的特点

(1)发病隐匿、缓慢,潜伏期长,病人很难明确说出发病具体时间,病情会逐渐加重,且易造成伤残,影响劳动能力和生活质量。

(2)病因复杂,无法用一元论来说明任何一种慢性病的病因。

(3)慢性病患病时间长,主要危害脑、心、肺、肝、肾等重要脏器,病人往往需要持续照护、长期服药、高频复检,大部分慢性病无法治愈,从发病到死亡伴随终生。

(4)重大慢性病知晓率低,发病率高,并发症多,致残致死率高,医疗费用昂贵,增加社会家庭的经济负担。

护考提示

慢性病的特点有哪些? 思考慢性病特点对慢性病现状和防治策略的影响。

(三)慢性病的现状

随着我国经济社会发展和卫生健康服务水平的不断提高,居民人均预期寿命不断增长,慢性病病人生存期不断延长,以及城镇化、工业化进程加快和行为危险因素流行对慢性病发病的影响,我国慢性病病人基数仍将不断扩大。我国慢性病患病率整体持续上升,还呈现出女性高于男性、65岁及以上人群远高于其他人群以及农村居民高于城市居民的特点,城乡居民健康风险日趋增大。

各系统的慢性病患病率保持增长态势,高血压、冠心病等循环系统疾病以及糖尿病等内分泌、营养和代谢疾病的患病率常年处于高位,精神疾病和恶性肿瘤的患病人群增速明显,同时因慢性病死亡的比例也持续增加。据估计,2024年我国慢性病人数超过5亿,慢性病致死人数已占到居民总死亡人数的80%,其中心脑血管疾病、糖尿病、癌症、慢性呼吸系统疾病死亡率为80.7%。除致死外,慢性病还常伴有多种并发症,极大影响病人的生活质量。心脑血管疾病、慢性呼吸系统疾病、糖尿病等慢性病和癌症导致的负担占总疾病负担的70%以上,成为我国目前最大的疾病负担,治疗过程中存在着住院率高、门诊报销低、药品不足、依从性差等问题,是影响国家经济社会发展的重大公共卫生问题,严重影响我国慢性病的防治工作。

(四)慢性病的分类

1. 常见慢性病病种

(1)神经系统:脑出血及脑梗死(恢复期)、癫痫、帕金森综合征、阿尔兹海默病、脑性瘫痪(小于7岁)。

(2)心血管系统:高血压(Ⅱ、Ⅲ级)、慢性心功能不全、冠心病、慢性房颤、心肌病。

(3)内分泌系统:糖尿病、甲状腺功能亢进、甲状腺功能减退。

(4)呼吸系统:慢性阻塞性肺疾病、支气管哮喘。

(5)消化系统:消化性溃疡、慢性肝炎、肝硬化。

(6)泌尿系统:慢性肾炎、肾病综合征、慢性肾衰竭(氮质血症期)、前列腺增生。

（7）免疫系统：风湿（类风湿）性关节炎、系统性红斑狼疮、重症肌无力、艾滋病机会性感染、贝赫切特综合征、强直性脊柱炎、肌萎缩、结缔组织病、干燥综合征、硬皮病。

（8）血液系统：特发性血小板减少性紫癜、再生障碍性贫血。

（9）精神疾病：精神障碍（非重性）。

（10）皮肤系统：银屑病、白癜风、干眼症。

2. 特殊慢性病病种

（1）神经系统：运动神经元病。

（2）心血管系统：心脏瓣膜置换术后、冠状动脉支架植入术后、心脏冠状动脉搭桥术后（抗排异治疗）、心脏起搏器置入术后（抗排异治疗）。

（3）内分泌系统：糖尿病合并各类并发症、皮质醇增多症、原发性醛固酮增多症、原发性慢性肾上腺皮质功能减退症。

（4）消化系统：肝硬化（失代偿期）、肝豆状核变性、溃疡性结肠炎和克罗恩病。

（5）泌尿系统：慢性肾衰竭（尿毒症期）、淋巴瘤、骨髓瘤、骨髓增生异常综合征。

（6）免疫系统：系统性红斑狼疮。

（7）血液系统：再生障碍性贫血、白血病、血友病。

（8）精神疾病：精神障碍（重性）。

（9）其他：恶性肿瘤（放、化疗）、器官移植术后（抗排异治疗）、组织细胞增生症（朗格汉斯细胞组织细胞增生症）、耐多药结核病、成骨不全（骨脆症）、韦格纳肉芽肿病等。

3. 慢性病共病 慢性病共病指病人同时患有2种或2种以上需要医学处理或导致日常活动能力受限的慢性病或慢性健康问题。慢性病共病特点如下。

（1）共病造成的影响不仅可以叠加，还能发生复杂的相互作用。例如，糖尿病可加速多种慢性病的发生、发展，包括冠心病、脑卒中、周围血管疾病、肾衰竭、周围神经病变、视力丧失和感染，并且会导致相关临床管理变得更加困难。

（2）现有的卫生服务体系、医学学科和疾病治疗临床指南往往只针对单一疾病，这意味着共病病人需要同时就诊多个专科，采用多种治疗方案，可能导致多重用药。

慢性病病种具体由每个地区政府、卫生行政部门、疾病预防控制中心根据当地的实际情况，综合考量当地慢性病的发生和流行、社会经济、人口结构、环境等因素制定。慢性病病种主要包括心脑血管疾病、癌症、慢性呼吸系统疾病、糖尿病、口腔疾病，以及内分泌、肾脏、骨骼、神经等疾病。对于60岁以上老年人重点关注心脑血管疾病、糖尿病、慢性呼吸系统疾病、癌症，对于儿童、青少年重点关注口腔疾病。

二、慢性病危险因素

慢性病病种很多，发生的原因也非常复杂。研究表明，慢性病的发生与不良行为习惯、环境污染、遗传因素、家庭因素、精神心理因素等密切相关。

1. 行为危险因素 研究表明，长期吸烟（目前电子烟危害更大）、长期过量饮酒、身体活动不足是慢性病的主要行为危险因素。

2. 代谢危险因素 超重/肥胖、血压升高、血糖升高及血脂异常。

3. 饮食因素 高糖、高钠低钾饮食、高脂肪饮食、蔬菜水果摄入不足。

4. 环境因素 自然环境中的空气污染，生态环境破坏大气层造成的日光辐射增强及微波、射线、噪声造成的物理污染，化学制剂造成的大气、水源、土壤污染等，都与慢性病的发生关系密切。

5. 遗传因素、家庭因素 研究发现，多种慢性病的发生与遗传因素或家庭共同生活的环境有关（如高血压、冠心病、糖尿病、消化性溃疡、乳腺癌等都有家族性发病倾向）。

6. 精神心理因素　现代社会生活节奏加快,生活和工作压力的增加会引起焦虑、紧张、抑郁甚至精神异常。长期处于精神心理状态失衡的情况下,会导致血压、血脂、尿酸、血糖等指标升高,失眠,机体免疫力降低,从而易患各种慢性病。

护考提示

慢性病有哪些危险因素？思考对于慢性病高危人群需控制哪些危险因素。

三、慢性病对个体、家庭、社会的影响

(一) 慢性病对个体的影响

1. 生理功能影响　慢性病影响一组或多组器官,导致相应器官功能障碍,出现临床症状,随着病程延长出现各种并发症。

慢性病病人长期患病导致消化功能障碍,出现进食减少,营养物质摄入不足,吸收能力下降,体重异常,抵抗力和免疫功能下降,容易伴发感染等症状。长期血糖、血脂、尿酸异常,导致血管粥样硬化,进而影响心、脑、肾器官,从而出现心功能、神经功能、肾功能障碍。另外,慢性病病人由于长期缺乏运动,体重控制不佳,关节变形,骨质疏松,肌肉萎缩,导致运动功能障碍。

2. 心理功能影响　慢性病病人、慢性病共病病人患病数量多,病情复杂,病程长,迁延不愈,给病人带来长期的病痛折磨,身体状况逐渐变差。加之病人行动不便、药物不良反应、社会地位发生改变、社交减少、经济收入下降、疾病负担加重等原因,会通过神经内分泌机制转化为不良情绪,导致出现焦虑症状,同时,抑郁、无力感、失落感、隔离感、依赖增强及行为幼稚等心理问题的出现又进一步加重病人的负面情绪,导致病人病情进一步加重。

3. 工作和职业影响　不论何种慢性病,都会改变病人的生活方式、工作状态。如果病人能够在身体上和心理上适应变化可选择继续工作,否则需要调换工作岗位或者提前退休。

(二) 慢性病对家庭、社会的影响

1. 增加家庭成员的心理压力　病人家属需要在短时间内适应慢性病病人带来的角色变化,如果家庭成员出现角色冲突,必须重新调整和适应,否则会破坏家庭和谐关系。慢性病病人需要长期治疗,医疗护理费用的支出也是长期性的,导致家庭成员和病人投入工作的时间减少,从而影响家庭收入及支出。

2. 加重社会负担　慢性病病人需要终生性的疾病治疗,目前医疗费用不断上涨,使得慢性病病人对社会医疗保障制度的需求尤为迫切,亟待国家进一步完善医疗保险制度和福利保障体系。

四、社区慢性病防治措施与预防策略

(一) 社区慢性病现状

我国慢性病患病率整体持续上升且趋于年轻化,还呈现出女性高于男性,65岁及以上人群远高于其他人群,农村居民高于城市居民等特点。目前社区就诊的慢性病病人以老年人居多,而多数老年人常同时患有高血压、糖尿病、冠心病、高血脂、肿瘤、慢性阻塞性肺疾病等多种慢性病,慢

性病总体呈现出"发病率高、病死率高、致残率高""知晓率低、治疗率低、控制率低"的"三高三低"现象。另外,慢性病对社区医疗资源和经济负担也产生了巨大压力。社区作为居民生活的核心区域,在慢性病健康管理中的角色日益凸现。然而,当前的社区慢性病健康管理服务仍存在诸多问题,亟待优化升级。

(二) 社区慢性病预防策略转变

近年来,我国实行了分级诊疗和家庭医生、社区护士式服务模式,在社区接受诊疗服务的慢性病病人较前明显增多。针对慢性病病人不断增加的趋势,基层社区慢性病工作要突出三级预防原则,坚持预防为主,由疾病治疗向健康管理逐步转变。

社区护士在具体工作中,尤其要关注心脑血管疾病病人、癌症病人、慢性呼吸系统疾病病人、糖尿病病人这四类重要慢性病病人,在疾病预防控制机构、医院、基层医疗卫生机构分工协作、上下联动的协同工作框架下,参与到重要慢性病的预防、筛查、治疗、护理、康复工作中,在慢性病的健康管理工作中不断提升自身能力。

(三) 社区慢性病防治措施

1. 健康人群的保健管理 一级预防(预防危险因素)具体措施如下。

(1) 建立家庭健康档案和群体体检资料。

(2) 培养良好的生活方式,合理营养和体格锻炼。

(3) 加强社区居民的健康教育。

(4) 针对危险因素实施干预计划。

(5) 评价健康教育的成效。

(6) 不断改进健康教育方法。

2. 高危人群的管理 二级预防(在疾病的临床前期做好早期发现、早期诊断、早期治疗的"三早"预防,以控制疾病的发展和恶化)具体措施如下。

(1) 认真普查、筛查,及时登记。

(2) 定期进行身体健康情况监测。

(3) 针对危险因素制订干预方案,评价实施效果。

(4) 高危人群健康教育,高危人群重点项目检查。

3. 慢性病病人的管理 三级预防(坚持治疗,减少并发症,防治残障)具体措施如下。

(1) 实施分级分层管理,对慢性病病人采取及时、有效的治疗措施,防止病情恶化,预防并发症和伤残。

(2) 对已丧失劳动力或残疾者,帮助他们功能恢复和心理康复,并进行家庭护理指导和健康教育。

(3) 进行慢性病规范化定期随访,提供健康生活知识、饮食指导、用药指导、定期复查督导,预防并发症等多样化慢性病回访及管理服务项目。帮助慢性病病人进行科学、有效的疾病管理,控制慢病危险因素,提升慢性病病人的生活质量。

护考提示

社区慢性病防治措施为何分为三级预防?各级预防的重点是什么?思考社区慢性病预防策略转变可以为慢性病防治带来哪些益处?

五、慢性病病人自我健康管理

提升慢性病病人自我健康管理能力,既有助于提升慢性病病人生活质量,也能够有效缓解大量慢性病病人带来的医疗系统救治压力。社区护士应从慢性病病人的实际身体和心理情况出发,向病人普及新的健康管理知识,通过合理的慢性病管理模式帮助病人设定合理的目标,制订合适的护理方案,引导慢性病病人主动参与自我健康管理,逐步改变不良的生活习惯,形成积极心态,规范自我健康管理的行为。

社区护士具体帮助慢性病病人掌握高血压、冠心病、糖尿病、慢性阻塞性肺疾病等慢性病的自我护理技能,共同制订出适合慢性病病人的慢性病健康管理计划,探索科学运动方式,养成良好的健康行为习惯和生活方式;另外,还要帮助慢性病病人掌握情绪管理技能,合理宣泄不良情绪,舒缓疾病带来的焦虑,改善居家环境,营造安全舒适的生活环境。

此外,互联网慢性病管理模式的兴起,也极大方便了慢性病病人的慢性病管理和治疗,不仅能提高慢性病病人的健康管理意识,还能促进慢性病病人形成健康的生活方式,进一步提高慢性病病人的健康水平和生活质量。

六、健康教育、策略和方法

(一)健康教育概念

健康教育是指有计划、有组织、有系统的社会教育活动,使人们自觉采纳有益于健康的行为和生活方式,消除或减少影响健康的危险因素,预防疾病,促进健康,提高生活质量,并对教育效果做出评价。社区的健康教育主要指与改善健康相关的教育,学习慢性病健康知识,有利于居民提高健康知识水平和对疾病的认知,正确看待慢性病,树立健康观念,实施健康行为。

(二)健康教育政策

早在 1997 年,国家颁布的《全国社区慢性非传染性疾病综合防治方案(试行)》强调,推动以社区为基础、以健康教育和健康促进为主要手段的慢性非传染性疾病的综合防治,以提高社区居民的健康水平和生活质量。2019 年,《国务院关于实施健康中国行动的意见》(简称《意见》)指出,人民健康是民族昌盛和国家富强的重要标志,预防是最经济最有效的健康策略。应坚持预防为主,采取有效干预措施防控重大疾病。到 2022 年基本建立健康促进政策体系,全面健康素养水平稳步提高,健康生活方式加快推广,《意见》中指出,总体目标为到 2030 年,全民健康素养水平大幅提升,健康生活方式基本普及。

(三)健康教育方法

健康教育是慢性病管理中的重要方法。社区护士应提升健康教育能力,可以用情境化和个体化的方式与病人互动,完善病人对疾病的认识,从而建立良好关系;还能制订健康处方,并对病人的生活方式、运动方式进行指导。在整个护理过程中社区护士要经常与病人沟通,并指导病人,不断提高病人的健康素养,改善病人的健康态度与提高病人的健康知识,开展健康教育讲座、宣教家庭护理、健康状况变化、预后、生活方式和药物服用等相关知识,帮助病人提高慢性病自我管理水平。健康教育是促进全面健康的根本目标,健康的生活方式是防治慢性病的基础。

七、社区护士在慢性病管理中需具备的知识能力

（一）社区护理的目的

社区护理以社区为单元，将社区人群作为服务对象，将医疗、保健、预防、康复、健康教育和计划生育等公共卫生学相关内容与护理学的理论知识和技能进行融合，通过一系列的干预措施促进和维护人群健康，为社区人群提供连续性、动态性和综合性的护理服务，以达到提高社区人群健康水平的目的。

（二）相关慢性病护理知识

社区护士具备慢性病相关的理论知识，是进行慢性病管理的前提和基础。熟练掌握常见慢性病相关护理技术，是为慢性病病人提供直接护理服务的基础，如计算糖尿病胰岛素用量和进行血压监测、心功能评级、周围神经的监测等。

社区护士进行慢性病管理应具备一定的康复知识。目前较多慢性病病人伴有后遗症，如认知、语言及运动等功能障碍，造成生活质量下降。因此，要求社区护士为慢性病病人及家属培训康复知识及训练方法，对脑卒中、心脏病、慢性呼吸性疾病、糖尿病、神经病变等慢性病病人开展康复护理服务，以帮助病人恢复功能，提高生活质量。

慢性病管理过程中，社区护士需要对病情有预见性，能早期识别慢性病病人的病情变化，熟知一些急症的早期症状和体征，掌握简单的应急处理，协助医生进行抢救。

（三）部分慢性病用药知识

社区护士是慢性病用药治疗咨询指导员，慢性病病人大部分是老年人，可能患有多种慢性病，长期服用多种药物，应该培训社区慢性病管理护士具备药物的相关知识，如慢性病相关药物的用法、主要疗效、副作用和配伍禁忌等，以便通知医生及时调整药物，指导病人安全合理用药。

（四）评估能力

社区护士需具备健康评估知识。在慢性病管理中，社区慢性病管理护士需要系统地收集慢性病病人的资料，全面了解慢性病病人的危险因素，对慢性病病人进行全面的健康评估，以便有针对性地对慢性病病人的不良生活方式进行干预，降低慢性病发病风险。

社区护士评估能力培训包括老年综合评估、压疮评估、自理能力评估、认知评估、焦虑抑郁评估等，是制订健康管理方案的重要步骤。

（五）心理护理知识

现在的健康观念已不单单是指身体健康，还包括心理健康、良好的社会适应能力及道德健康。一些慢性病病人有心理方面的问题，因此，社区慢性病管理专科护士必须具备心理学知识，才能更好地开展社区慢性病管理工作。

（六）沟通技巧

社区护士在慢性病管理中应具备良好的沟通能力，这是促进护患关系和谐发展的前提。不

同职业与文化背景的人,理解能力也不尽相同,这就要求护士掌握一定的沟通技巧,在慢性病管理中应对不同的慢性病病人。

(七) 科研知识

社区护士在慢性病管理中应具备一定的科研知识,可通过专业系统的科研方法进行临床实践的研究,提升自身的科研知识水平,进而提升慢性病管理水平。目前社区慢性病管理护士科研知识普遍缺乏,影响了社区护理科研的发展。

(八) 公共卫生政策知识

社区工作中公共卫生工作的比例越来越大,公共卫生政策也是社区护士在慢性病管理中应培训的重要内容之一。社区护士需要了解国家及本地区有关的卫生政策、法律法规及管理规范等,以便了解国家的要求。只有充分了解公共卫生政策,社区护士才能知道慢性病管理工作的指导思想,才能有目标地去工作,才能更好地为慢性病病人提供服务。

护考提示

社区护士为什么需要掌握多种慢性病相关知识及具备相关能力? 如何运用所学的社区护理专业知识开展慢性病健康管理工作?

知识拓展

慢性病防治相关政策

为加大慢性病预防控制力度,推行政府主导、多部门协作、全社会参与的慢性病综合防控模式和工作机制,国家卫健委全国范围内启动慢性病综合防控示范区,并建立中央财政转移支付地方项目,目的是通过慢性病综合防控区建设起到带动作用,推进慢性病防控工作快速开展。

(1) 党的十九届五中全会提出"全面推进健康中国建设"的重大任务,把保障人民健康放在优先发展的战略位置,为我国开展慢性病防控和管理提出了新的要求。在"以疾病治疗为中心"向"以预防和健康为中心"转变的背景下,党的二十大报告指出:"坚持预防为主,加强重大慢性病健康管理,提高基层防病治病和健康管理能力。"健康中国战略也要求针对重大慢性病开展防治行动。由此,我国健康战略的工作中心将从医院转移到社区、村委会等基层,更加重视重大慢性病的基层预防和管理。

(2) 《健康中国行动(2019—2030 年)》明确提出心脑血管疾病、癌症、慢性呼吸系统疾病、糖尿病这四类重要慢性病的防治行动,并针对重点人群给出相应指导建议及应对举措。

(3) 《中国防治慢性病中长期规划(2017—2025 年)》提出了降低因重大慢性病过早死亡率的核心目标。

(4) 《中共中央关于制定国民经济和社会发展第十四个五年规划和二〇三五年远景目标的建议》提出,提升健康教育、慢病管理和残疾康复服务质量。推动慢性病防控工作的高质量发展。

慢性病社区管理的工作任务

慢性病病人社区管理的工作任务主要由三部分组成：健康调查、健康评价和健康干预。由于慢性病病种多样，进行慢性病的社区管理，首先要由社区卫生服务机构通过健康体检、健康调查等方式收集健康信息，在所收集信息的基础上确定居民的健康状况和危险因素。对患病人群和高危人群进行筛选，针对不同人群进行重点干预。

（罗永刚）

第二节　社区常见慢性病病人的管理与护理

一、高血压病人的社区管理与护理

案例引导 5-1

冯先生,55岁,平时运动量小,体质指数27,吸烟史20余年,平均20支/天,由于工作原因经常应酬喝酒,平时爱吃咸的食物,性格较暴躁,近日出现阵发性头晕,有乏力、心慌感,三日平均血压为162/102 mmHg。

请问：

1. 该病人诊断为什么病？
2. 社区护士对该病人的健康教育包括哪些内容？

案例引导 5-1
参考答案

（一）高血压的概述

高血压作为常见的慢性病之一,其主要的临床表现为体循环动脉的血压升高,同时也是引发心、脑、肾疾病的主要危险因素。在没有服用降压药的情况下,连续三次在医疗机构里的测量结果显示收缩压达到或超过140 mmHg(18.7 kPa),和或舒张压达到或超过90 mmHg(12.0 kPa),就能诊断为高血压。

据统计,70%～80%脑卒中病人有高血压,常见的类型包括脑出血和脑梗死,通俗来说就是脑血管破裂至出血和脑部血栓等堵塞血管导致脑部缺血。研究数据揭示,高血压病人罹患冠状动脉心脏疾病的可能性是正常人的 3～4 倍。高血压的诊断、治疗和管理是全球的主要健康关注点之一。

（二）高血压的症状

高血压初期，可能不会明显感觉到不适，仅在过度劳累、遭受较大的心理压力或情绪变动后，血压会有所升高，短暂休息就能够恢复正常。随着病程的延长，血压可能会持续升高，同时一些症状也会逐步出现，如头痛、头晕、无法集中注意力、记忆力减退、肢体麻木、频繁夜尿、心悸、胸闷和乏力等症状。

（三）高血压的分类、分级

1. 高血压的分类   高血压可分为两类，即原发性高血压和继发性高血压。原发性高血压的发病率较高，占所有高血压病人的 90% 以上，是社区居民最常见的高血压类型；继发性高血压是由一些确定的疾病或病因引起的血压升高现象，常见病因有肾疾病、内分泌疾病以及神经性疾病等。

2. 血压水平分级   经确认为高血压后，依据血压上升的程度将其分级为 1、2、3 级（表 5-1）。

表 5-1   血压水平的定义和分级

级　　别	收缩压/mmHg	/	舒张压/mmHg
正常血压	<120	和	<80
正常高值血压	120～139	和（或）	80～89
高血压	≥140	和（或）	≥90
1 级高血压（轻度）	140～159	和（或）	90～99
2 级高血压（中度）	160～179	和（或）	100～109
3 级高血压（重度）	≥180	和（或）	≥110
单纯收缩期高血压	≥140	和	<90

注：若收缩压与舒张压处于不同级别时，以高级别为准。

3. 高血压病人心血管危险分层标准   根据高血压病人血压分级、现存的危险因素、靶器官损害、并存的临床疾病（表 5-2），高血压病人心血管危险可划分为低危、中危、高危以及很高危四种类型（表 5-3）。

表 5-2   高血压病人心血管危险分层项目内容

项　　目	内　　容
高血压分级	1、2、3 级高血压
危险因素	年龄（男性>55 岁，女性>65 岁）、吸烟、血脂异常、早发心血管病家族史、肥胖或腹型肥胖
靶器官损害	左室肥厚、颈动脉内膜增厚或斑块、血肌酐轻度升高
并存的临床疾病	脑血管病、心脏病、肾脏病、周围血管病、视网膜病变、糖尿病

表 5-3　高血压病人心血管危险分层标准

其他危险因素、靶器官损害和疾病史	高　血　压		
	1 级	2 级	3 级
无	低危	中危	高危
1～2 个其他危险因素	中危	中危	很高危
≥3 个其他危险因素或靶器官损害	高危	高危	很高危
并存临床疾病	很高危	很高危	很高危

护考提示

根据收缩压和舒张压数值,如何确定高血压的类别?

(四)原发性高血压的高危因素

引起高血压的原因有很多,比如年龄的增长和遗传因素,但大部分原因与病人的生活方式有关。常见有以下高危因素。

1. 血压高值　如果收缩压的读数为 130～139 mmHg,或者舒张压的读数为 85～89 mmHg,那么这种状况通常被认为是血压偏高。

2. 超重、肥胖和(或)腹型肥胖　用国际通用的体质指数(BMI)来衡量成人的体重标准,BMI的计算公式是"体重(公斤)/身高(米)的平方"。BMI 为 24～27.9 kg/m² 提示超重;BMI≥28 kg/m² 提示肥胖;男性腰围≥90 cm(2.7 尺)、女性腰围≥85 cm(2.55 尺)为腹型肥胖。此类人群患高血压的风险是普通人的 3～4 倍。

3. 高血压家族史(一、二级亲属)　高血压遗传因素显著,如果父母、兄弟姐妹、祖辈或者姑叔舅伯母等均有高血压,那么其亲属患高血压的风险较高。父母双方都有高血压,其子女患高血压的概率大概是 46%,父母一方有高血压,其子女患高血压的概率大概是 28%,大约 60% 的高血压病人有家族高血压病史。

4. 长期膳食高盐　若每人每天增加摄入 2 g 盐,则收缩压和舒张压将分别上升 2 mmHg 与 1.2 mmHg。

5. 长期过量饮酒　每天饮白酒量超过 100 mL 为长期过量饮酒。持续大量的酒精摄入很可能导致顽固性高血压,而且酒精会降低高血压病人对降压药的敏感性。男性持续饮酒者比不饮酒者 4 年内高血压风险增加 40%。每天饮酒量不论是对舒张压还是收缩压,都存在影响。我国高血压防治指南建议,男性每天饮酒量不超过 25 g,女性每天饮酒量不超过 15 g。

6. 年龄　男性年龄大于 55 岁,女性年龄大于 65 岁,是高血压高危因素之一。

(五)高血压病的社区管理

开展对社区高血压病人的治疗管理工作,强调及时发现和早期干预,执行有规律的管理方案。利用这种策略,社区应提高高血压的认知率和控制率、治疗的有效率,进一步提高病人的生活质量。社区内高血压病人的全方位管理包含主动、连续的服务,包括筛查、随访、分类干预、健康体检和健康指导等。医务人员引导病人改变不健康的生活方式,正确服用副作用较少的降血压药,保持理想的血压水平,尽可能地避免高血压对健康的损害。在管理流程中,医务人员应能够在第一时间找出其他的健康问题并立刻介入处理。当病人出现紧急症状或有其他无法应付的疾病时,医务人员会指导病人转移至医院急救,以确保病人的健康得到最优的保护。高血压的社区管理包括以下几个方面。

1. 筛查 辖区内35岁及以上常住居民,每年为他们免费进行一次血压检测。指导他们每年第1次到医疗机构就诊时主动接受血压检测,结合生活方式行为评估,初步筛查是否属于高血压高危人群,这样就能尽早发现高血压,获得早期治疗。如果存在高血压的风险因素,建议至少每半年检测一次血压,并在医疗专业人士的指导下调整生活习惯,降低高血压的发病率。

2. 随访评估 对已确诊的原发性高血压病人纳入高血压病人健康管理。对于患有原发性高血压的病人,社区需要创建健康档案,并保证一年至少4次的面对面直接随访服务。随访的方式有多种,如预约病人前往社区卫生机构就诊、电话随访,以及家庭访问等。高血压病人随访流程图见图5-1。

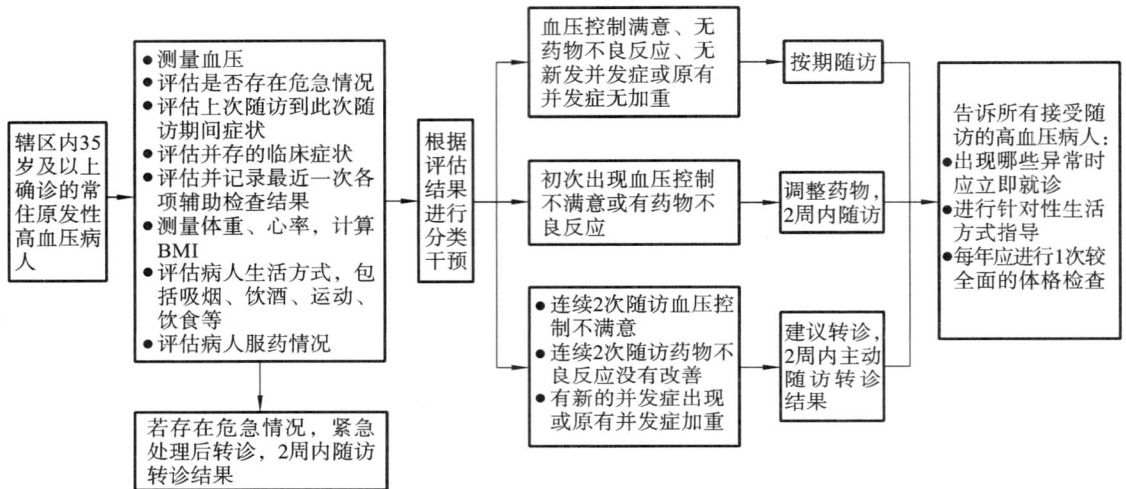

图 5-1 高血压病人随访流程图

3. 分类干预 制订实施个体化的干预方案,每次提供服务后及时将相关信息记入病人的健康档案。社区护士可定期举办高血压病人培训活动,对病人进行针对性的健康教育,并和病人共同设定改进生活习惯的目标。在接下来的回访中评价病人改善情况,并提醒病人在何种异常情况下须立刻就医。

4. 健康体检 对于已确诊高血压的病人,社区提供每年1次的全方位健康体检服务,这种检查可以与病人的定期追踪诊疗相结合。

(六)高血压的社区护理

高血压的社区护理主要包括日常生活指导、安全护理、用药护理、监测血压护理、心理护理、高血压急症指导等。

1. 日常生活指导

(1)饮食:科学膳食,低盐、低胆固醇、低脂饮食,多采用蒸、煮、炖、拌的烹饪方法。

①限制食盐摄入,成人每天食盐摄入量在5 g以下,可使用控盐勺。选用其他不含盐的调味品,如醋、柠檬汁、香料、糖等。尽可能多地运用天然食品,如胡萝卜、洋葱、青椒、番茄等,可以保留菜品的原汁原味,从而增强美食体验。指导病人了解食物中可能潜藏的盐,如酱油、味精、豆瓣

酱、蚝油、沙拉酱等高钠调味料,咸鸭蛋、咸菜、酱菜等腌制食品,香肠、火腿、牛肉干等肉类加工制品,方便面配料、罐头食物等快餐食品,以及薯片、蜜饯、话梅、虾条、饼干等休闲零食,这些食品都潜藏着不少盐。烹饪时也可以考虑采用低钠盐、低钠酱油或限盐酱油等方式,来缓解进食过咸的问题,少食咸菜、腌制食品及其他盐味较重的食品。减少零食的摄入量,学会阅读食品标签,抵抗高盐的诱惑。

②引导病人少吃含有大量胆固醇和脂肪的食品,脂肪含量应占总能量的 25% 以下。应尽量控制食用高胆固醇食品,如动物内脏、鸡蛋黄、乌贼、鱼籽等,可以选择胆固醇含量相对较低的优质动物蛋白质源进行替代,如鳗鱼、鲳鱼、鲤鱼、瘦肉(猪肉、牛肉、羊肉)、去皮的家禽等。高脂肪食物(如猪油、肥肉、全脂乳、人造奶油、乳酪、椰子油等)可使用定量油勺控制用量,控制每天食用油摄入量在 25 g 以下。

③通过摄取富含钾的食物,如韭菜、菠菜、南瓜、苹果、橘子、香蕉、葡萄等新鲜的果蔬,还有五谷粗粮、豆类、菌类等,可以中和钠离子引起的血压上升。

④早晨醒来喝杯温水。早晨血液的黏稠度较大,更易产生血栓,饮用一杯水能帮助降低血液的黏稠度。

(2)排便:高血压病人如果出现便秘问题,不可强迫自己排便,而应寻找医生的协助。日常饮食中,应多吃些富含粗纤维的食物(如蔬菜、香蕉等)来帮助改善便秘。

(3)运动:保证适量的运动,锻炼时间一般以早上 8—10 点或下午 4—6 点为宜,可以选择如散步、练八段锦、跳健身操、打太极拳、骑自行车、快走等方法进行锻炼。训练要循序渐进,以运动后无过度疲劳或无明显不适为宜。避免进行竞争性活动,如举重、俯卧撑等。

(4)戒除不良嗜好:戒烟,不酗酒,社区护士应对病人及家属讲解吸烟和过量饮酒对健康和血压的影响。烟草中的尼古丁可使血压迅速上升 $10 \sim 20$ mmHg,少量饮酒血压上升不明显,建议每天酒精摄入量不超过 25 g,白酒少于 50 mL,葡萄酒少于 100 mL,啤酒则少于 300 mL。拟定适宜的计划,鼓励家属给予病人理解和关心,帮助其戒烟限酒。

(5)环境:减少空气污染,指导病人准备空气净化器,减少厨房油烟等。

(6)指导病人劳逸结合,生活规律,睡眠充足,不熬夜,不长时间看电视、上网等。

2. 安全护理

(1)预防体位性低血压:体位性低血压可能出现乏力、头晕、心悸、出汗、恶心、呕吐等症状。避免长时间站立,改变身体姿势时需缓慢进行,尤其是从坐位或卧位转变为立位时,应先在床上躺 2 min,起来再坐 2 min,坐在床边等 1 min 再站起来开始活动。若晚上睡前服药,夜间起床排尿时则需特别注意。发生体位性低血压时取头低脚高位平卧,可促进下肢的血液回流。

(2)洗澡:洗澡时间应选择在血压稳定期,水温不宜过热或过冷,保持在 40 ℃ 左右,时间不宜过长,不要洗蒸汽桑拿浴。

3. 用药护理 高血压病人只有合理选择、坚持规律地长期服药,才能持续有效地控制血压,确保血压的稳定。大多数高血压病人在确诊后,都需要长期使用降压药,以稳定病情,将血压维持在安全水平,尽可能地避免高血压导致的各种并发症。因此,让病人理解长期用药治疗的必要性十分重要。即使药物成功将血压降到理想水平,也需要持续服药,用适宜的剂量保持血压稳定。告知病人如出现药物不良反应或者血压控制不理想,不能随意增减药量或者停药,应到医生处复诊调整用药,2 周后随访。

4. 监测血压护理 指导病人及家属正确检测血压,引导高血压病人用药期间在家庭定期自测血压,防止血压波动过大。使用得到中国药监局批准且符合标准的电子血压计来检测血压,保证检测环境安静且无噪声。在检测前 30 min,避免大幅度运动,不喝饮料,特别是含有咖啡因的饮品等,同时保持心态放松,排空膀胱,至少休息 5 min。在有靠背的座椅上坐好,双脚平放,裸露上臂,保持上臂和心脏在同一水平线。袖带下缘距肘窝 2～3 cm,袖带下方能放入一指为宜。每天早晚各检测 1 次血压,每次测 2 次,2 次检测间隔 1 min,最后检测结果取 2 次的平均值,记录好日期、时间、检测值。长期监测血压要做到四定:定部位、定体位、定时间、定血压计,以保证检测的准确性。若出现头部疼痛、眩晕等不适的情况,应立刻自测血压情况,若血压超过 180/110 mmHg,务必立即就医。

5. 心理护理 保持心理平衡、心情舒畅是防治高血压的有效措施。指导高血压病人积极面对生活,减轻心理压力,放松心情,保持轻松、稳定的情绪,避免焦虑。

6. 高血压急症指导 告知病人高血压急症是突然起病,存在极高的健康风险,通常表现为剧烈的头痛,伴有恶心、呕吐、视力障碍、精神以及神经方面异常,血压大幅升高,收缩压可能会超过 200 mmHg,以及舒张压可能会超过 130 mmHg,出现植物神经功能失调症状,如面色发白、大量出汗、心悸、心率加快、烦躁不安、手足震颤、尿频等。指导高血压病人出现上述情况须立即到医院就诊。

(七) 高血压的三级预防

1. 一级预防 主要是避免或延迟原发性高血压的发生。强调公众健康教育的关键性,提高对高血压的了解程度,推广健康行为,比如适量的运动、减少盐分摄入、多吃新鲜的蔬菜水果和优质蛋白质,避免大量摄入快餐和高脂肪食品、避免吸烟和过量喝酒等。

2. 二级预防 主要是早发现、早诊断、早治疗原发性高血压。对高血压的危险因素进行管理,实行合适的筛查,每年至少对健康成人进行 1 次血压检测。如果存在任何高血压的危险因素,那么至少每半年进行 1 次血压检测。对确诊的原发性高血压病人,通过创建健康档案、常规的回访、药物指导和健康教育等方式,进行规范化的治疗和管理。对病人的血压变动、认知状态变化以及行为转变等进行监测。

3. 三级预防 防止原发性高血压加重,有效防治并发症,并进行康复治疗。在我国,脑血管疾病是原发性高血压致死的常见原因,其次是心力衰竭和肾衰竭。医护人员应引导高血压病人保持健康的生活习惯,听从医生的建议用药,并在医生的帮助下,根据病情的变化、季节的转换以及身体状况的变化等调整药物的剂量,以提高高血压病人对用药的依从性。

> **知识拓展**
>
> #### DASH 饮食
>
> DASH 饮食是由 1997 年美国的一项大型高血压防治计划(DASH)发展出来的饮食,在这项计划中发现,饮食中如果能摄入足够的蔬菜、水果、低脂(或脱脂)乳,以维持足够的钾、镁、钙等离子的摄取,并尽量减少饮食中油脂量(特别是富含饱和脂肪酸的动物性油脂)的摄入,可以有效地降低血压。因此,常以 DASH 饮食作为预防及控制高血压的饮食模式。
>
> 饮食原则:吃蔬菜、水果和全谷食品;吃无脂或低脂乳制品,如鱼、家禽、豆类、坚果和植物油;不吃脂肪含量高的食品,如肥肉、全脂乳制品;不吃热带油,如椰子油、棕榈仁油和棕榈油;不吃含糖饮料和糖果;限制食盐摄入量。

二、糖尿病病人的社区管理与护理

案例引导 5-2

参考答案

案例引导 5-2

陈女士,42 岁,确诊 2 型糖尿病一年,一直服用盐酸二甲双胍片治疗,一天 2 次,每次 0.5 g。近日该病人突然出现心慌感,手抖、出虚汗、饥饿感强烈持续 1 h,遂来社区就诊。

请问:

1. 该病人出现了什么情况?

2. 社区护士应如何对该病人进行健康宣教?

(一) 糖尿病的概述

糖尿病是一种以慢性高血糖为特征的内分泌代谢性疾病,是由胰岛素分泌和(或)作用缺陷所引起的疾病。糖尿病的诊断标准:具有糖尿病症状加任意时间血浆葡萄糖水平≥11.1 mmol/L;或空腹血糖(至少 8 h 内无任何能量摄入)≥7.0 mmol/L;或口服糖耐量试验中 2 h 血浆葡萄糖水平≥11.1 mmol/L。

(二) 糖尿病的症状

典型症状:多饮、多食、多尿和体重下降("三多一少")。

非典型症状:疲乏劳累、皮肤瘙痒、视物模糊、手足麻木刺痛、伤口愈合缓慢、反复感染等。

许多糖尿病病人无任何症状,必须定期检查血糖,及早诊断,规范治疗。

(三) 糖尿病的类型

1. 1 型糖尿病(胰岛素依赖型糖尿病) 由遗传和环境因素共同参与导致的胰岛素绝对不足,多发于儿童和青少年。

2. 2 型糖尿病(非胰岛素依赖型糖尿病) 此类病状主要表现为病人体内的胰岛素量相对缺乏或其功能不强,并且通常在病人 35 岁以后才会出现明显的病症。

3. 妊娠糖尿病 包括糖尿病合并妊娠及妊娠期才出现的糖尿病。孕期形成的糖尿病大多数可以恢复正常。

4. 其他特殊类型糖尿病 胰岛素基因缺陷、胰腺炎、药物等特殊原因引起的糖尿病。

(四) 糖尿病高危人群

我国已成为全球糖尿病患病率增长较快的国家之一,以 2 型糖尿病为主。据《中国 2 型糖尿病防治指南(2020 年版)》标准,成年高危人群包括:①有糖尿病前期史者;②年龄≥40 岁者;③体质指数(BMI)≥24 kg/m² 者和(或)中心型肥胖者(男性腰围≥90 cm,女性腰围≥ 85 cm 者);④一级亲属有糖尿病病史者;⑤缺乏体力活动者;⑥有巨大儿分娩史或有妊娠期糖尿病病史的女

Note

性;⑦有多囊卵巢综合征病史的女性;⑧有黑棘皮病者;⑨有高血压史或正在接受降压治疗者;⑩高密度脂蛋白胆固醇<0.90 mmol/L 和(或)甘油三酯>2.22 mmol/L,或正在接受调脂药治疗者;⑪有动脉粥样硬化性心血管疾病(ASCVD)史者;⑫有类固醇类药物使用史者;⑬长期接受抗精神病药物或抗抑郁症药物治疗者;⑭中国糖尿病风险评分总分≥25 分者。

儿童和青少年糖尿病高危人群包括:BMI≥相应年龄、性别的第85 百分位数,且合并以下 3 项危险因素中至少 1 项,即母亲妊娠时有糖尿病(包括妊娠期糖尿病)者;一级亲属或二级亲属有糖尿病史者;存在与胰岛素抵抗相关的临床状态(如黑棘皮病、多囊卵巢综合征、高血压、血脂异常)者。

(五)糖尿病病人的社区管理

社区卫生服务机构提供针对糖尿病病人的主动且持续的服务,如筛查、随访评估、分类干预、健康体检等。医务人员引导病人改变不良的生活习惯,正确使用有效性高、副反应少的降糖药,以保持血糖在正常水平,最大限度地降低糖尿病对健康的影响。在管理过程中,医务人员能够及时检测到其他的健康问题,并马上治疗。当病人出现紧急症状或有无法应对的其他疾病时,医护人员应立刻指导病人转院,以全面保障病人的健康。

1. 筛查 对于在工作中发现的糖尿病高风险人群,社区医护人员须进行专门的健康教育,并建议病人每年最少进行一次空腹血糖检测和筛查,确保了解并掌握所辖区域的居民糖尿病病况。

2. 随访评估 对于已确诊为糖尿病的人群,社区医护人员将会为他们创建健康档案,并且每年免费提供 4 次空腹血糖的检测服务,同时也至少会有 4 次直接的随访服务。这些随访的方式包括预约病人到门诊、电话回访以及家庭见访等。

3. 分类干预 根据每个病人的具体特征和状况来制订和执行个体化的干预措施,根据每次服务后收集的相关数据,及时更新病人的健康档案。对每位病人提供专项健康教育,并积极邀请病人与家属共同参与,一起制订改善生活习惯的目标。在接下来的随访中,医护人员会对这些目标的实现进度进行评价,同时告知病人在出现哪些异常症状时应马上就医。

4. 健康体检 对于被诊断出患有糖尿病的病人,提供每年一次的健康体检服务,这项体检可以与定期随访相结合。糖尿病病人健康管理服务流程见图 5-2。

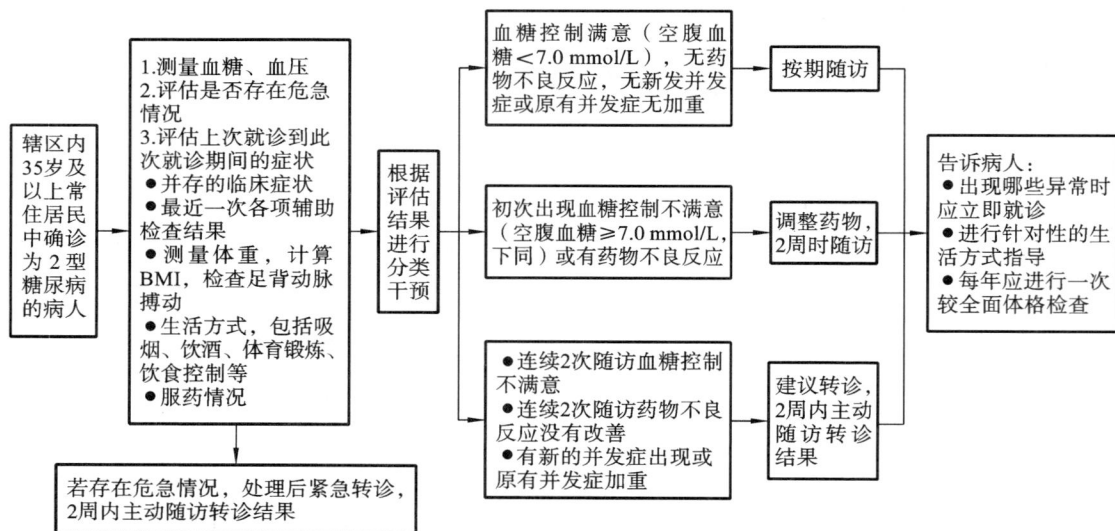

图 5-2 糖尿病病人健康管理服务流程

（六）糖尿病病人的社区护理

饮食控制、合理运动、服用降糖药、监测血糖和健康教育是糖尿病的综合治疗措施，应做好这五个方面的护理指导。血糖控制目标必须个体化，同时应及时预防并发症，注意保持心理健康。

1. 饮食控制指导

（1）控制总热量的摄入，根据体重轻重变化相应增减每天的热量摄入，尽量将体重控制在标准范围内。控制总热量，每餐热量分配相对恒定，忌餐次热量不均衡。应适度摄取蛋白质，限制脂肪的进食量，多吃膳食纤维，并保证充足的维生素与矿物质来源。

（2）合理安排各种营养成分，合理供给糖类，以含淀粉低、含糖量低的食品作为主食，如玉米、豆类、燕麦、山药等，提倡食用粗粮，增强饱腹感，主食量控制在每天 200～300 g，宜多吃果蔬及富含蛋白质的食品，如乳制品、肉类、鸡蛋和坚果等，多吃富含纤维的食品。减少糕点、饮料、蜜饯等甜点及菠萝、葡萄等高糖水果的摄入。

（3）定时定餐，一天不少于三餐，忌忽多忽少。

（4）清淡饮食，低盐低油，烹饪方法以蒸、煮、焖、灼为主，食盐摄入量限制在每天 6 g 以内。

2. 运动指导

（1）在医生的指导下合理安排运动项目和强度，如一周运动 3～5 天，每次 30～40 min。运动开始前和结束后均应评定身体状况和监测血糖情况，如果血糖超过 14 mmol/L，则不宜进行体育活动。在空腹状态下，不宜运动。服用降糖药或者注射胰岛素后不能先运动后进食，防止低血糖。不宜餐后立即运动，会影响食物的消化、吸收，餐后 30 min 适合运动。合适的运动强度是保持运动后即时心率为 170－年龄（次/分）的运动。在锻炼过程中，上衣、裤子和鞋子应舒适合身。如果在锻炼期间出现胸痛、胸闷、视物模糊等症状，必须马上停止运动，并立即采取必要的处理措施。

（2）存在严重糖尿病并发症、血糖过低风险、血糖过高风险、需要大剂量胰岛素治疗，以及病情波动频繁者，应谨慎考虑或避免使用运动治疗。

3. 降糖药使用指导 糖尿病病人在饮食和运动治疗的基础上应及时采用药物治疗。糖尿病的药物治疗包括口服降糖药和注射胰岛素。

（1）选择正规医院诊治，了解各类降糖药的药理作用、剂量、用法、药物不良反应和注意事项，指导病人遵医嘱正确规律服用降糖药，注意用药的时间，并观察用药后的反应。不能自行加减药量，如出现药物不良反应时，应及时到医院复诊，按需调整药量或更换药物。

（2）胰岛素是治疗糖尿病的效果最明显的一种药物。1 型糖尿病病人必须采用胰岛素治疗，否则会出现酮症酸中毒，危及生命。2 型糖尿病病人在严重高血糖、妊娠合并感染、创伤和大手术等情况下，需采用胰岛素治疗。向病人示范胰岛素的注射方法、注射位置及胰岛素的储存方法等，指导观察胰岛素注射后的不良反应，如低血糖反应、过敏反应、注射部位脂肪变化等。

4. 血糖监测技术指导

（1）糖尿病病人需要定期检测血糖水平，从而了解饮食控制、运动治疗和药物治疗的效果，并对治疗计划进行指导和调整。

（2）社区护士指导病人自我监测血糖的技巧和方法，包括如何检测血糖，检测时间和频率，如何记录结果等。

5. 健康教育

（1）糖尿病的治疗需要病人和家属对疾病相关知识有充分了解并积极进行自我管理。开展糖尿病相关知识教育，强调调节体重至正常的重要性以及讲解糖尿病的各种危险因素及并发症等。

Note

（2）鼓励病人参与自身健康管理，掌握自我监测和自我保健的技能与方法来缓解病状，预防并发症。

（3）关注病人的心理状况，有无精神紧张、焦虑、恐惧、孤独、绝望等不良情绪，耐心倾听病人的诉说，尊重和理解病人的感受，指导病人进行心理调适，摆脱不良情绪的困扰，树立信心，保持良好心态，积极配合治疗和护理，增强战胜疾病的信心。

（4）注意低血糖的观察及处理，告知病人当出现强烈饥饿感、乏力、头晕、恶心、心悸、异常出汗、双手颤抖、视物模糊等情况时，有可能发生了低血糖。如果糖尿病病人的血糖低于 3.9 mmol/L，则可以确认为低血糖状态。当发生低血糖时，应对的措施如下：神志清楚的病人，立刻摄入含糖量高的食品或饮料，如糖果、点心、饼干、葡萄糖水等；对于神志不清、昏迷的病人，应立刻将病人侧卧，保持其呼吸道通畅，同时拨打急救电话寻求专业医疗援助，有条件者可先静脉推注 50% 葡萄糖 20～40 mL。

（5）糖尿病足的预防。因为血管和神经的病变，糖尿病病人的足部容易发生供血不足和感觉缺失，并可能伴随感染，最后导致糖尿病足。主要的症状有下肢疼痛、皮肤溃疡，或间歇性跛行和足部坏疽，这也是导致糖尿病病人残疾的重要因素之一。为了避免糖尿病足的发生，病人每天都需要对脚部进行观察，检查有无异常，保持脚部清洁，清洗后及时擦干，避免感染。不赤脚走路，出门时不穿拖鞋。平时穿柔软且透气的鞋袜，避免对脚部产生压力，必要时定制减压鞋。可进行适当的脚部运动以促进肢体的血液循环，避免跷二郎腿和盘腿坐。

护考提示

如何进行糖尿病足预防的健康指导？如果糖尿病病人出现低血糖症状应如何处理？

（七）糖尿病的三级预防

1. 一级预防　预防糖尿病的发生，纠正可控制的糖尿病危险因素。医护人员普及和推广糖尿病相关的知识，增强社会大众对糖尿病及其潜在危害的认识，鼓励营造健康的生活方式，比如均衡饮食、控制体重、少吃盐和油腻食物、减少糖类摄入、不吸烟和限量喝酒、适当运动、作息时间规律和心态积极乐观等。

2. 二级预防　早发现无症状的糖尿病病人，尽早治疗，预防糖尿病并发症的发生。对于糖尿病高风险人群，建议其每年至少检测一次空腹血糖，并且接受医疗专业人员的健康提议，以此降低糖尿病的发病率。如果第一次筛查结果没有问题，建议 3 年后再次复查，一旦有问题，应及时采取相应的干预手段。对于确诊的 2 型糖尿病病人，应制订个体的血糖管理方案，确立血糖控制目标。指导病人进行饮食治疗、运动治疗及药物治疗等，制订饮食、运动以及血糖监测计划。教会病人如何检测血糖与尿糖，纠正可能导致并发症的危险因素，对并发症进行筛查。

3. 三级预防　减少因糖尿病引发的残疾和死亡风险，有效改善糖尿病病人的生活质量。糖尿病病程长，很容易出现微血管及大血管疾病，使心血管疾病越来越年轻化，病症也越来越严重。另外，糖尿病还可能导致失明、肾衰竭、脚部坏疽等严重问题，或者发展为冠心病、脑卒中等危险性极高的并发症，增加残疾和过早死亡的风险。因此，提高糖尿病病人对慢性并发症的认识，定期进行肾功能、视网膜以及周边血管和神经疾病的检查，及时发现并处理问题，是降低糖尿病病人出现心脑血管疾病（如冠心病、脑卒中）、微血管疾病（如糖尿病肾病、视网膜病变）以及周围神经病变（如四肢皮肤感觉异常）等并发症的关键。

知识拓展

空腹血糖受损

空腹血糖受损是空腹血糖高于正常且又低于糖尿病诊断标准的一种糖尿病前期状态。空腹血糖受损是从血糖正常到糖尿病的一个过渡阶段,在这阶段,病人如果注意饮食治疗、运动治疗以及适当的药物治疗,血糖有可能逐渐变为正常。否则极有可能发展成为糖尿病。

三、冠心病病人的社区管理与护理

案例引导 5-3

李先生,65 岁,既往有 4 年高血压史,一个月前出现心前区压榨样疼痛,经过休息后疼痛逐渐缓解,近一周疼痛发作次数增多,休息后疼痛缓解所需时间较前延长,遂来院就诊。病人平日嗜烟酒,身高 170 cm,体重 89 kg,心电图检查:S-T 段压低 0.2 mV。体格检查:体温 36.8 ℃,脉搏 100 次/分,呼吸 20 次/分,血压 162/92 mmHg。

请问:

1. 该病人可能患的是什么病?
2. 导致该病人发病的危险因素有哪些?
3. 社区护士对该病人采取的护理措施包括哪些?

案例引导 5-3
参考答案

(一)冠心病的概述

冠状动脉粥样硬化性心脏病是冠状动脉血管发生动脉粥样硬化病变使血管腔狭窄或阻塞,和(或)因冠状动脉功能性改变(痉挛)导致心肌缺血、缺氧或坏死而引起的心脏病,又称缺血性心脏病,简称"冠心病"。近年来,我国冠心病的发病率和死亡率迅速上升,成为常见的心血管疾病。冠心病多发生在 40 岁以上人群,男性的发病率超过女性,脑力工作者比体力工作者多见,城市人群比乡村人群多见。由于生活方式的改变,冠心病发病逐渐年轻化,对人类的健康和生命构成了严重的威胁。

(二)冠心病的症状

1. 胸痛 主要表现为发作性胸痛或胸部不适。主要的疼痛部位在胸骨中上段或心前区,疼痛范围如手掌大小,疼痛边界不清,常放射至左肩、左臂内侧。典型的心绞痛呈胸骨后压迫性不适或紧缩、压榨、堵塞感,也可有烧灼感,发作严重时可伴有出汗、头晕等。对于不稳定性心绞痛和心肌梗死的病人,常呈难以忍受的压榨、窒息或烧灼感,伴有大汗及烦躁不安、恐惧及濒死感。心绞痛呈阵发性,持续时间多为 3～5 min,一般不超过 15 min,可隔几天或几周发作一次,也可能在一天内发作多次。舌下含硝酸甘油 1～5 min 可缓解。如果持续时间延长,超过 30 min,服硝酸甘油无效,则高度怀疑为急性心肌梗死。

2. 心律失常　主要有室性心律异常和房室传导阻滞等症状,经常伴随着急性心肌梗死的发生,且在疾病发作后的 1～2 天,尤其是 24 h 内的发生概率最大,这也是导致急性心肌梗死病人死亡的主要因素。

3. 低血压和休克　在急性心肌梗死发作后的数小时到一周内可因疼痛引发低血压,严重者可出现烦躁不安、面色苍白、皮肤湿冷、尿量减少等休克症状。

4. 心力衰竭　急性心肌梗死病人在病发初期的几天或疼痛缓解时,可出现不同程度的左心衰竭,严重者可导致急性肺水肿的出现。病人的症状主要表现为呼吸困难、咳嗽、发绀、烦躁等。

（三）冠心病的分类

根据冠状动脉病变位置、严重程度、血管阻塞以及心肌缺血的状况,冠心病可分为五种类型:隐匿型或无症状型冠心病(无症状性心肌缺血)、心绞痛、心肌梗死、缺血性心肌病和猝死。临床上以心绞痛和心肌梗死较为常见。

（四）冠心病的高危因素

引起冠心病的高危因素有多种,目前认为主要和下列因素有关。

1. 年龄　常在 40 岁以后发生,发病率随着年龄增长而上升。

2. 性别　男性多见。女性常在绝经期后发生,可能与雌激素水平下降、高密度脂蛋白减少有关。

3. 高血压　高血压病人动脉粥样硬化的发病率明显增高,冠心病的危险性也随之增高。高血压在冠状动脉粥样硬化病人中的比例达到了 60%～70%,与血压正常者相比,他们患冠心病的风险是正常血压者的 3～4 倍。

4. 血脂异常　血脂异常是年龄超过 65 岁以上人群患冠心病最基本的危险因素。主要表现为总胆固醇、甘油三酯、低密度脂蛋白和超低密度脂蛋白升高,以及高密度脂蛋白下降,这些血脂异常表现都与动脉粥样硬化有着紧密联系。

5. 吸烟　吸烟可导致动脉壁氧气不足,对血管内膜造成损害,从而导致动脉粥样硬化的发生。吸烟者冠状动脉疾病的发病率和病死率是非吸烟者的 2～6 倍,并且这个比例随着每天吸烟量的增加而增加。被动吸烟也是冠心病发病的危险因素。

6. 糖尿病　糖尿病病人多伴有血脂代谢紊乱、高血糖造成的动脉血管内膜损伤、血管内皮细胞黏附分子表达增加等问题,使动脉粥样硬化的发病率明显增加,其患冠心病的风险比非糖尿病病人高 2 倍。

7. 肥胖　对于体重超出标准值 20% 并且在短时间内快速增重的肥胖者,患动脉粥样硬化的风险会大大增加。

8. 体力活动减少　常与肥胖、血中高密度脂蛋白减少有关。经常进行身体锻炼的人血脂水平相对较低,罹患动脉粥样硬化的可能性也较小。

9. 遗传　有冠心病家族史者发病率明显增高。若是直系家庭成员,诸如父母,尤其是男性在 55 岁及以下,女性在 65 岁及以下被诊断为冠心病或猝死者,其子女未来罹患冠心病的风险非常大。

10. 其他　饮食不合理,如高胆固醇、高脂肪、高热量饮食及过量进食等,易发生营养过剩,并导致肥胖,增高发病率。

以上因素中血脂异常、高血压、糖尿病、吸烟被认为是目前冠心病的主要危险因素。

(五)冠心病的社区管理

冠心病病人社区管理的主要任务是开展健康教育,控制危险因素,减少冠心病的发生。

社区医护人员负责建立健康档案,制订并实施干预方案,建立保健合同,引导病人改善不良的生活习惯,合理使用药物治疗,预防和控制相关疾病,极力降低冠心病对健康的损害。在管理过程中,医护人员应及时发现其他疾病,并立即进行治疗。如果出现紧急病症或者无法应对的其他疾病,应指导和协助病人立即转院,保障病人健康。

1. 建立健康档案 通过体格检查、门诊检查等筛查,发现冠心病病人并及时登记,建立冠心病病人档案。

2. 制订并实施干预方案 利用健康档案和相关监测治疗,分析、确定不同个体的危险因素,针对性制订并实施干预方案。

3. 建立保健合同 社区护士与冠心病病人建立保健合同,以保持服务提供者和病人之间的联络,并确保三级预防健康计划和适应个体的治疗计划得以执行。

4. 健康教育与健康促进 将关于冠心病预防和治疗的最新知识传递给病人,提升他们的自我护理和自救技巧,鼓励他们坚持药物治疗,以控制疾病发展。通过改变行为生活方式,减少和控制危险因素,动员病人参加社区慢性病健康促进活动,重建健康生活。

5. 防治其他健康问题 对高血压和糖尿病病人进行重点干预和治疗,实现预防和控制疾病的目标。

6. 效果评价 对管理效果进行及时、准确的评价,根据评价结果及时调整防治方案,确保个体化治疗以及保健方案的针对性和可行性。

(六)冠心病病人的社区护理

冠心病病人的社区护理是指社区护士通过日常生活指导、安全护理、用药护理、急症处理、心理护理等,为病人制订并实施科学、合理的护理措施,提高病人的生活质量。

1. 日常生活指导

(1)保持大便通畅:养成规律排便的习惯,预防并及时治疗便秘,必要时服用缓泻剂。如厕宜使用坐式马桶,避免用力排便,以防诱发心绞痛。排便时应自我放松,轻轻用力。

(2)合理休息与活动:避免过度劳累,保证充足的睡眠。

(3)合理膳食:摄入低脂、低胆固醇、低盐、低热量食物和适量蛋白质,多摄入新鲜蔬菜、水果和富含纤维的食物,如芹菜、糙米等。不吃油腻、高胆固醇的食物,如肥肉、动物内脏、蛋黄、蟹黄、油炸食品等。避免暴饮暴食,注意少量多餐,不宜过饱。不饮浓茶、咖啡,避免辛辣刺激性食品。每天食盐量不超过 5 g,中度以上心功能不全者每天食盐量不超过 3 g。

(4)控制体重:体重超重者要改善饮食结构,增强锻炼,减轻体重。体质指数(BMI)应控制在 $18.5 \sim 23.9 \ kg/m^2$(BMI=体重(kg)/身高(m)^2)。

(5)适当运动:视病人情况决定活动量和时间,如做力所能及的家务、骑自行车、散步、游泳等。初始阶段可以把每天的锻炼时长定在 10 分钟,再根据身体情况逐渐增加。最大活动量以不出现症状为原则。运动时注意控制心率不要超过医生规定的靶心率。如果在锻炼过程中感觉眩晕、心跳加速或者胸部疼痛等,应停止锻炼并立即服用急救药物。如果症状仍未缓解应立刻拨打"120"寻求急救。

(6)戒烟:吸烟容易导致冠状动脉痉挛,劝导病人戒烟,并积极实施戒烟计划。

(7)避免有害环境:居住环境应舒适安静,温湿度适宜,空气新鲜。

Note

（8）晨起饮用一杯白开水，以稀释血液，加快血液中的代谢废物排出。

2. 安全护理

（1）随身携带身份识别卡，注明自己的姓名、年龄、所患疾病名称、家庭地址及紧急联系人电话等以备急用。

（2）避免独居，避免观看刺激性的电视、电影，以免情绪过于激动引发心绞痛。

（3）当天气发生变化时，要注意保暖，避免着凉。突然接触冷水可能引起血管瞬间收缩，从而导致血压迅速上升并诱发心绞痛。

（4）洗澡时，应当告知周围的家人，控制洗澡水的温度，不可过高也不可过低，并且要把洗澡的时间控制在半个小时以内，避免心脏负荷增加。浴室门不要上锁，以免发生意外。

3. 用药护理 严格按照医嘱进行药物治疗，不能私自减少药物剂量或终止用药。如果觉得药物需要更改，必须获取专科医师的意见。要确保规定时间准时用药，同时能自我观察药物可能引起的副作用，一旦有状况发生，必须立刻前往医院就诊。在外出时，应随身携带针对冠心病的急救药品，如硝酸甘油或速效救心丸等，遇紧急情况能立即使用。

4. 急症处理 教会冠心病病人有关心绞痛、心肌梗死等急性冠状动脉事件的急救知识。若出现胸骨后压迫性不适或疼痛，伴随着疼痛放射至左肩、左臂内侧或咽喉等部位，可能出现心绞痛，此时病人应采取有效的处理方法控制病症。首先稳定情绪，保持镇定，立即卧床休息，保持环境安静，减少干扰；迅速舌下含服硝酸甘油 0.5～1 mg，可有效缓解病情并降低病死率，若用药后 3～5 min 仍不能缓解，可间隔 5～10 min 再次服用，注意用药后尽量平卧，以免发生低血压，并给予吸氧。

若出现以下任一症状，提示病情可能加重，应立即前往就近医院就医。①胸痛程度加剧，持续时间增长，若持续 20 min 以上则可能是心肌梗死的征兆。②即使在轻体力活动或休息时，胸部疼痛也会发作。③休息或服用硝酸甘油等紧急救治药品后，胸痛并无缓解。④在活动中出现异常喘息或在平躺时呼吸困难。

5. 心理护理 ①在心绞痛或心肌梗死发作的情况下，病人易出现濒死感，产生恐惧、焦虑等心理反应。面对此情况，社区护士应提供心理疏导，帮助病人保持乐观和稳定的心态，正确面对自我健康状况，避免因精神压力、焦虑或烦躁产生负面情绪。同时，还需教会病人应对压力的方法和如何利用心理放松疗法来转移焦点等。②指导病人家属熟练应用心绞痛及心肌梗死的应急处理技能，引导他们适时鼓励和支持病人积极投入治疗过程，协助病人养成健康的生活习惯以及保持乐观的生活态度，在精神上为病人提供强有力的支持。同时也要避免在日常生活中给病人增加压力，及时缓解病人的紧张、焦虑和烦躁等消极情绪。

护考提示

冠心病最常见的病因是什么？应如何对冠心病病人进行饮食指导？

（七）冠心病的三级预防

1. 一级预防 主要是针对冠心病高危人群的危险因素进行干预，防止冠状动脉粥样硬化的发生，消灭冠心病于萌芽状态。对社区居民开展关于冠心病的健康教育，让公众对冠心病的危害有更深的了解。指导社区中有危险因素的人群（如患高血压、高血脂、糖尿病、吸烟及超重者），通过药物及非药物的方式控制高血脂、高血压和高血糖，并提供合理饮食，戒烟限酒，定期进行体育锻炼，保持良好心态的建议，降低发病的风险，提前进行预防。

2. 二级预防 早发现、早诊断、早治疗。对社区内 40 岁以上常住居民，每年做一次心电图检查。对于高危人群，每半年至少进行一次血压检测和心电图检查。对已经发生冠心病的病人采取药物或非药物措施以防止病情复发或加重,病人应遵医嘱系统地进行药物与非药物治疗。药物治疗是冠心病二级预防的重要措施,社区护士应指导病人和家属了解服用药物的重要性,同时做好健康生活方式指导,提高病人用药的依从性,维持治疗效果,避免或减少并发症的发生。

3. 三级预防 通过对病人实施康复治疗护理,做好病情急变的救护,积极预防并发症等措施,最大限度地提高病人的生活质量。向病人强调如果不注意日常保健很容易并发心肌梗死和心力衰竭而危及生命,保持健康的生活方式及严格遵医嘱按时服药非常重要。同时教会病人及家属用药和病情观察的相关知识,做到定期复查,病情变化时随诊。

📚 知识拓展

心 脏 康 复

心脏康复应用与发展几十年来,大量临床研究支持心脏病病人从心脏康复治疗中获益。首先,心脏康复能降低急性缺血性冠状动脉事件的发病率和再住院率,使急性心肌梗死病人1年内猝死风险降低45%,心肌梗死后病人全因死亡率降低8%～37%,心血管病死率降低7%～38%;其次,稳定性心绞痛病人、冠状动脉旁路移植术(CABG)病人、经皮冠状动脉介入治疗术(PCI)病人、心脏瓣膜置换术或修复术后病人以及心脏移植术后病人均可从心脏康复运动训练程序中获益,并降低各种原因导致的慢性心力衰竭再住院率和病死率。还有研究证据显示,心脏康复能够延缓动脉粥样硬化发展进程,改善生命质量,降低再住院率,降低医疗费用。因此,对心血管病病人进行心脏康复非常必要。随着互联网远程医疗的应用,研究发现家庭心脏康复与在医院进行心脏康复具有同等的效益,可作为医院心脏康复治疗模式的重要补充或替代。

➡ 章末小结

本章学习了慢性病概述,高血压、糖尿病、冠心病病人的社区管理与护理。重点是慢性病的特点,慢性病的防治措施与预防策略,高血压、糖尿病、冠心病等慢性病的危险因素、社区管理与护理措施。难点是慢性病的防治措施与预防策略转变,高血压、糖尿病、冠心病病人常见慢性病护理与管理方法、健康策略。学习过程中应结合慢性病的特点,思考社区慢性病预防策略转变可以为慢性病防治带来哪些益处,体会如何运用高血压、糖尿病、冠心病等常见慢性病护理与管理方法,开展社区慢性病防治工作。

(刘炜妮)

➡ 直通护考

一、A1/A2 题型

1. 脑血管疾病的主要致病因素为( )。

A. 高血压、高血糖　　　　B. 高血压、动脉粥样硬化　　　　C. 高血糖、高血脂

D. 吸烟、饮酒　　　　E. 高血压、肥胖

直通护考
参考答案

Note

2. 老年痴呆病人认知障碍的最初表现是（　　　）。

A. 语言障碍　　　B. 判断障碍　　　C. 记忆障碍　　　D. 理解障碍　　　E. 定向力障碍

3. 糖尿病病人合并的感染最常见的是（　　　）。

A. 胆道感染　　　　　　　　B. 肺结核　　　　　　　　　C. 皮肤化脓性感染

D. 肾盂肾炎　　　　　　　　E. 膀胱炎

4. 病因复杂，潜伏期和患病时间长是下列哪类疾病的患病特点？（　　　）

A. 传染病　　　B. 急腹症　　　C. 感冒　　　D. 慢性病　　　E. 急性肺炎

5. 社区三级预防对象是指（　　　）。

A. 以慢性病病人为对象的健康预防　　　　　B. 以社区全民为对象的健康预防

C. 以残疾者为对象的健康预防　　　　　　　D. 以特殊人群为对象的健康预防

E. 以老年人为对象的健康预防

6. 下列哪项是不正确的？（　　　）

A. 全球疾病总负担主要由慢性病所致

B. 慢性病是现阶段威胁人们健康的首要原因

C. 慢性病发病率比传染病发病率低

D. 慢性病成为全球主要的公共卫生问题

E. 慢性病成为我国城乡居民死亡首要原因

7. 慢性病防治原则，下列哪项不正确？（　　　）

A. 全人群策略和高危人群策略并重

B. 三级预防并重

C. 鼓励病人共同参与和支持病人自我管理

D. 建立综合性社区行为危险因素干预项目

E. 三级医院为主，社区卫生服务中心为辅

8. 关于三级预防，下列哪项是错误的？（　　　）

A. 三级预防主要是减少并发症，推迟残疾发生

B. 一级预防主要是健康人群无病防病

C. 三级预防主要对象是正常人群

D. 二级预防即早发现、早诊断、早治疗

E. 二级预防主要对象是高危人群

9. 引起慢性病的自然环境因素不包括（　　　）。

A. 光线、噪声造成的物理污染

B. 长时间高强度紧张工作

C. 化学制剂造成大气、水源污染

D. 生态环境破坏大气层造成的日光辐射增强

E. 微波、射线造成的物理污染

10. 下列关于慢性病描述错误的是（　　　）。

A. 多发病，常见病，并发症多　　　　　　　B. 潜伏时间长，发病隐匿

C. 患病后能够治愈　　　　　　　　　　　　D. 一旦发病多数不能治愈

E. 慢性病患病时间长，主要危害脑、心、肺、肝、肾等重要脏器

11. 李某,女,50岁,患有高血压,不利于控制高血压的食物是(   )。

A. 猪肉   B. 青菜   C. 水果   D. 豆浆   E. 鱼肉

12. 我国原发性高血压最常见的死亡原因是(   )。

A. 心律失常   B. 尿毒症   C. 脑血管意外

D. 心力衰竭   E. 高血压危象

13. 根据血压水平的定义和分类,血压 130/88 mmHg 属于(   )。

A. 正常血压   B. 正常高值   C.1 级高血压

D.2 级高血压   E. 3 级高血压

14. 高血压急症的特征是(   )。

A. 持续性头痛   B. 老年人多见   C. 主动脉瓣区第二心音亢进

D. 舒张压持续在 130 mmHg 以上   E. 恶心、呕吐

15. 张某,男,70岁,患高血压 10 年。今服用降压药后出现头晕、恶心、乏力症状。查体:血压 110/70 mmHg,脉搏 106 次/分。目前最主要的处理措施是(   )。

A. 吸氧   B. 肌注止吐剂   C. 心电监护

D. 加服降压药   E. 安置头低脚高位

16. 魏某,男,42岁,诊断为高血压 3 年。性情温和,体态匀称。平素面食为主,饮食清淡,喜食咸菜等腌制食品。目前对其最主要的饮食护理指导是(   )。

A. 低脂饮食   B. 低磷饮食   C. 低钠饮食

D. 低蛋白质饮食   E. 低纤维素饮食

17. 李某,男,64岁,诊断为 2 型糖尿病 10 年。为病人进行糖尿病足预防的健康指导中,不妥的是(   )。

A. 每天检查清洁足部   B. 选择透气、柔软的鞋袜   C. 每天坚持适度的运动

D. 足部出现破损可自擦药物   E. 外出不宜穿拖鞋

18. 张某,男,62岁,诊断 2 型糖尿病 5 年,坚持口服降糖药治疗,血糖控制较好。病人计划春游,出发前测得空腹血糖低于哪个值时应注意低血糖发生?(   )

A. 3.9 mmol/L   B. 4.9 mmol/L   C. 5.9 mmol/L

D. 6.9 mmol/L   E. 7.9 mmol/L

19. 某 2 型糖尿病病人,体形肥胖,"三多一少"症状不明显,血糖偏高,长期采用饮食控制和口服降糖药治疗,但效果不佳,血糖仍高,针对此病人最应增加的措施是(   )。

A. 补充碳酸氢钠   B. 注射胰岛素   C. 加大降糖药剂量

D. 运动治疗   E. 应用抗生素

20. 彭某,男,58岁,患冠心病。护士在指导病人饮食时,建议可多进食(   )。

A. 蛋黄   B. 肥肉   C. 鱼肉   D. 动物内脏   E. 鱼籽

21. 冠心病最常见的病因是(   )。

A. 重度主动脉瓣病变   B. 冠状动脉栓塞   C. 冠状动脉粥样硬化

D. 肥厚型心肌病   E. 冠状动脉痉挛

22. 冯某,男,68岁,被家人搀扶步入医院,分诊护士见其面色苍白,呼吸困难,家属称其冠心病又发作,护士对其正确的处理是(   )。

A. 为病人挂号   B. 不做处理,等待医生到来   C. 吸氧,测量血压

D. 扣背   E. 让病人去枕平卧于平车上

二、A3/A4 题型

(23～24 题共用题干)

10 月 5 日社区组织居民参加防癌知识讲座,观看防癌知识宣传片,鼓励居民参与知识问答。

23. 预防癌症应采取的必要措施是(　　)。

A. 普及防癌知识　　　　　　B. 避免与致癌因素接触　　　　C. 消除致癌因素

D. 定期进行癌症普查　　　　E. 尽早治疗

24. 下列关于癌症一级预防描述不正确的是(　　)。

A. 开展健康教育　　　　　　　　　　　B. 使人们认识恶性肿瘤的危险因素

C. 指导健康的行为生活方式　　　　　　D. 定期复查

E. 生活乐观

(25～27 题共用题干)

高某,男,61 岁。既往有高血压病史,在某二甲医院治疗,血压控制稳定后出院。近日,出现消瘦、多食、多饮、多尿症状。体检:血压 140/85 mmHg,空腹血糖 13.5 mmol/L,尿糖(＋＋＋),甲状腺功能正常。

25. 病人出现以上症状可能的诊断是(　　)。

A. 心绞痛　　　　　　　　B. 低血糖反应　　　　　　C. 2 型糖尿病

D. 甲状腺功能亢进　　　　E. 类风湿关节炎

26. 病人明确诊断为 2 型糖尿病,经治疗好转后出院,在社区可以给予指导的慢性病防治措施正确的是(　　)。

A. 指导病人采取控制血糖治疗措施,预防并发症和伤残

B. 指导病人口服甲状腺激素治疗

C. 指导病人每天高强度运动 3 h

D. 同意病人继续高糖、高钠、高脂饮食

E. 同意病人自己决定降糖药的用量

27. 社区护士对病人进行自我管理指导,学习和掌握自我管理技能,不包括(　　)。

A. 自我监测和评估血糖、血压的能力

B. 行为矫正基本技能(戒烟戒酒,控制体重,合理膳食,适量体力活动)

C. 使用熟人介绍的方法自行服用降糖药,自行停止胰岛素使用

D. 了解急性并发症如低血糖的征兆,掌握紧急救护和处理技能

E. 寻求健康知识和就医的能力

(28～30 题共用题干)

李某,男,55 岁,身高 176 cm,体重 86 kg,患高血压 2 年,无烟酒嗜好。

28. 该病人属于(　　)。

A. 体重低下　　B. 体重正常　　C. 体重超重　　D. 重度肥胖　　E. 中度肥胖

29. 为控制该病人体重所采取的措施不包括(　　)。

A. 制订个体化膳食方案　　　B. 检测体重变化　　　　　C. 吃减肥药

D. 规律运动　　　　　　　　E. 控制饮食

30. 适宜该病人的运动是(　　)。

A. 散步　　　　B. 举重　　　　C. 冬泳　　　　D. 攀岩　　　　E. 跳绳

Note

第六章

社区康复护理

学习目标

【知识目标】

掌握社区康复护理的基本方法;熟悉社区康复护理的特点和实施原则,熟悉社区常见病残者的康复护理;了解社区康复的基本概念,了解社区康复护理的对象与内容。

【能力目标】

能学会社区康复护理的基本技能,能运用社区康复护理基本方法对社区常见病残者进行社区康复护理。

【素质目标】

具有关爱和尊重病残者、平等待人的护理职业精神。

康复医学是一门集预防、医疗和康复于一体的综合性医学学科,用于改善或恢复病人的功能障碍,促进病人的生活自理能力和社会适应能力,使病人更好地参与社会生活,提高生活质量。而社区康复护理更是卫生健康事业的重要组成部分,在全面推进《"健康中国 2030"规划纲要》发展战略,积极应对人口老龄化,保障和改善民生等工作中扮演重要角色。

案例引导

某社区卫生服务中心护士小刘发现其管辖社区中老年人居多,其中有 20 名脑卒中病人,5 名精神疾病病人。但是社区中没有康复中心,养老服务也不足,这些老年人生活质量都很低。

请问:

1. 社区康复护理的对象主要有哪些?

2. 社区康复护理的工作内容有哪些?

3. 护士小刘该如何对本社区脑卒中病人开展康复护理?

Note

第一节　社区康复护理概述

一、基本概念

（一）康复

1981 年世界卫生组织（WHO）对康复（rehabilitation）的定义是综合协调地应用医学的、社区的、教育的、职业的各种措施以减轻残疾的影响和使伤残者重返社会。康复工作的范畴包括医学康复、教育康复、职业康复和社会康复。全面康复指医学康复、教育康复、职业康复、社会康复和康复工程 5 个方面，以提高生活质量、最终回归社会为目标。

（二）社区康复

1981 年世界卫生组织康复专家委员会对社区康复（community-based rehabilitation，CBR）所下的定义是"在社区的层次上采取的康复措施，这些措施是利用和依靠社区的人力资源而进行的，包括依靠有残损、失能、残障的人员本身，以及他们的家庭和社会。"

1994 年世界卫生组织、联合国教科文组织、国际劳工组织联合发表的《社区康复的联合意见书》对社区康复做了新的定义："社区康复是社区发展计划中的一项康复策略，其目的是使所有残疾人享有康复服务，实现机会均等、充分参与的目标。社区康复的实施，要依靠残疾人、残疾人亲友、残疾人所在的社区，以及卫生、教育、劳动就业、社会保障等相关部门的共同努力。"

2004 年，世界卫生组织、联合国教科文组织、国际劳工组织对 1994 年的《社区康复的联合意见书》进行了更新，更新后的意见书中社区康复的定义是"为受伤病人及残疾人康复、机会均等、减少贫困和社会包容的一种社区发展战略"，需要"通过病人及残疾人自己、他们的家庭、组织和社区，及相关的政府和非政府卫生，教育、职业、社会和其他服务的共同努力"，以促进社区康复项目的完成。

根据国际上对社区康复所下定义，结合我国国情和社区康复实践，目前我国对社区康复的定义为"社区康复是社区建设的重要组成部分，是指在政府领导下，相关部门密切配合，社会力量广泛支持，残疾人及其亲友积极参与，采取社会化方式，使广大残疾人得到全面服务，以实现机会均等、充分参与社会生活的目标。"

（三）社区康复护理

社区康复护理（community-based rehabilitation nursing），是指在康复医师的指导下，在社区层次上，以家庭为单位，以健康为中心，以人的生命为全过程，社区护士依靠社区各种力量，即康复对象家属、志愿工作者和所在社区的卫生、教育、劳动就业及社会服务等部门的合作，对社区康复对象提供护理服务，使他们自觉地坚持康复锻炼，减少残疾的影响，预防继发性残疾，以达到最大限度的康复。

二、社区康复护理的对象与内容

(一)社区康复护理对象

1. 残疾人 指在心理、生理、人体结构上,某种组织、功能丧失或者不正常,全部或者部分丧失以正常方式从事某种活动能力的人。

2. 老年人 我国目前对老年人的定义为 60 周岁以上的人群。由于器官老化,老年人身体机能减退,日常生活活动能力和对周围环境适应力减退,需要根据身体机能及健康状态对行为活动进行一定的调整以适应老化状态;同时,老年人患病率增高且常同时患有多种慢性病,大部分患病老年人出院后回归家庭,需要长期的康复护理指导。

3. 慢性病病人 世界卫生组织将慢性病称为非传染性疾病,我国称其为慢性非传染性疾病。慢性病是一个多因素长期影响的结果。现今社区中常见的慢性病主要包括:①心脑血管疾病;②恶性肿瘤;③代谢异常;④精神异常和精神病;⑤遗传性疾病;⑥慢性职业病;⑦慢性气管炎和肺气肿;⑧其他,如肥胖症等。

(二)社区康复护理的工作内容

1. 开展社区康复护理现状调查 社区护士在社区范围进行调查,了解社区康复资源、康复护理对象数量及分布、康复护理需求,并做好登记,为社区康复计划的制订提供依据。

2. 开展社区康复护理服务

(1)康复护理技术实施:这是社区康复护理最基本的内容。社区护士根据整体康复护理计划,与其他康复专业人员配合,共同完成病人的康复工作,如对服务对象实施体位护理、呼吸训练技术等;熟悉常见康复疾病(如神经疾病、骨骼疾病等)的主要功能障碍、康复护理评估及专科康复护理技术,预防相关并发症的发生;在病情允许的情况下,训练病人的日常生活活动能力;熟悉自助器、步行器等各种辅助用具的性能、使用方法和注意事项,指导功能障碍者选用合适的辅助用具及使用方法。

(2)观察和记录康复疗效及病情:注意观察病人的残疾情况及康复训练过程中残疾程度的变化,与相关人员保持良好的沟通联系,记录并提供各类康复相关信息,做好协调工作,促进康复治疗的实施。

(3)开展康复护理教育:残疾人和慢性病病人都有其特殊的、复杂的心理活动,甚至出现精神、心理障碍和行为异常。社区护士应理解服务对象,对服务对象进行必要的康复知识教育,指导和帮助他们掌握技能,帮助他们树立信心,鼓励其参与康复训练,完成"自我康复护理",逐渐从部分自理到完全自理,增强信心,以适应生活,重返社会。

(4)协助社区康复转介服务:在康复服务的过程中,新的、前沿的康复技术由上级医疗机构下传至社区卫生服务中心或社区康复中心,而一些难以在社区层面解决的问题则需要向上级机构转送,这种上下转介的系统是社区康复的重要内容。社区护士应掌握社区转介服务的资源与信息,了解康复对象的需求,提供针对性的转介服务。

3. 开展社区"伤残三级预防"工作

(1)一级预防。预防一切可能导致伤残疾病发生的因素。如遵守交通规则;婚前医学检查,预防先天性残疾;进行新生儿筛查等,减少致残性疾病的发生。

（2）二级预防。对于相关疾病做到早期发现、早期诊断、早期治疗，目的在于治愈疾病或减少疾病的影响。如早期发现高血压、糖尿病、精神障碍等疾病，及时对病人实施医疗干预和护理，预防残疾的发生。

（3）三级预防。限制或逆转已经存在的疾病或损伤的影响，包括对残疾人进行康复治疗、辅具的配备和技术指导等，防止残疾程度加重。如对肢体功能障碍者进行运动功能、生活自理能力和社会适应方面的康复训练；对残疾人生活环境进行改造，帮助残疾人回归家庭和社会等。

三、社区康复护理的实施原则

（一）社会化的工作原则

社区康复护理是在社区范围内进行的，是社区经济和社会发展事业的一个组成部分。因此，应成立由政府领导负责，卫生、民政、教育等多个部门参加的社区康复服务协调组织，制订政策，编制规划，采取措施，统筹安排，督导检查，相关职能部门将社区康复服务的有关内容纳入本部门的行业职能和业务领域之中，打破部门界限和行业界限，实现资源共享，共同承担社区康复服务计划的落实，使社区康复服务计划顺利、健康地实施。同时，广泛动员社会力量，充分利用传播媒介，宣传和动员社会团体、中介组织、慈善机构、民间组织、志愿者，积极参与社区康复服务，在资金、技术、科研、服务等各方面提供支持。

（二）以社区为本

社区康复服务的生存与发展必须从社会实际出发，立足于社区内部的力量，充分利用当地社区的资源，实现资源利用一体化，把社区康复服务纳入当地经济与社会发展计划之中，使社区康复服务做到社区组织、社区参与、社区支持、社区受益。

（三）低投入、广覆盖、高效益

加强康复资源的有效利用，提高康复服务质量，走低投入、广覆盖、高效益的道路。据国外统计，机构式康复服务月人均费用约为 100 美元，仅覆盖了 20％的康复对象，而社区康复服务月人均费用仅 9 美元，却覆盖了 80％的康复对象。

（四）因地制宜

社区康复服务既适合于发达国家，也适合于发展中国家，其目的是使大多数的康复对象享有全方位的康复服务。发达国家和发展中国家在经济发展水平、文化习俗、康复技术及资源、康复对象的康复需求等方面有很大的差异，即使是在发展中国家和地区，也有很大的不同。因此，只有根据实际情况，因地制宜地采取适合本地区的社区康复服务模式，才能解决当地的康复问题。充分依靠社区康复原有的卫生保健、社会保障、社会服务网络，协力开展康复服务。

（五）提供全面的康复服务

社区康复的目标，是使病残者获得有助于整体健康、融入和参与的康复服务。所以，社区康复应遵循全面康复的方针，为社区病残者提供医疗、教育、职业、社会等方面的康复服务，促进病残者回归社会，融入社会。

（六）康复技术实用，满足健康需求

要想使大多数康复对象享有康复服务，必须使大多数康复人员、康复对象本人及其家属掌握康复适宜技术，这就要求康复技术必须易懂、易学、易会，并和本国传统康复技术相结合，促进功能恢复。同时，必须与提供专业化康复服务的转介中心保持密切联系，帮助康复对象获得及时和相适应的健康需求。

（七）康复对象和家属的主动参与

社区康复服务与传统的机构式康复服务的区别之一，是康复对象角色的改变，由被动参与、接受服务的角色，成为主动积极参与的一方。在社区，残疾人和他们的家属，以及残疾人组织代表主动参与康复计划的制订、目标的确定、训练的开展以及回归社会等全部康复活动。只有充分发挥他们的作用，社区康复才能真正有针对性地做到"按需康复"，才能充分调动残疾人康复的积极性，使计划很好地完成。

四、社区康复护理的基本方法

（一）日常生活活动能力训练

日常生活活动（activities of daily living，ADL）是指人们为独立生活而每天必须反复进行的、最基本的、具有共性的身体动作群，即进行衣、食、住、行、个人卫生等基本动作和技巧。

日常生活活动根据性质又可分为基础性日常生活活动（basic activities of daily living，BADL）和工具性日常生活活动（instrumental activities of daily living，IADL）。基础性日常生活活动是指人们为了维持基本的生存、生活需要而每天必须反复进行的基本活动，包括进食、更衣、个人卫生等自理活动和转移、行走、上下楼梯等身体活动；工具性日常生活活动是指人们为了维持独立的社会生活所需要的较高级的活动，完成这些活动需要借助工具进行。日常生活活动训练是指为了使残疾人在家庭和社会中尽量不依赖或部分依赖他人完成各项功能活动而进行的训练。

进行日常生活活动训练应先将 ADL 动作分解成若干简单运动方式，由易到难，结合护理特点进行床旁训练，根据病人的残存功能情况选择适当的方法完成每个动作。训练时要以能完成实际生活情况为目标，如拿筷子、端碗，若病人肌力不足或协调能力缺乏，可先做加强手指肌力、增强协调能力的准备训练；在某些特定情况下，指导病人使用自助具（为残疾者特制的辅助工具、器皿等）做辅助。

1. 饮食训练 根据病人的功能状态选择适当的餐具，进行体位改变、餐具使用等进餐姿势的训练。如床上坐位进餐可分解为体位改变、抓握餐具、送食物入口、咀嚼和吞咽动作。

2. 更衣训练 病人能够保持坐位平衡后，可指导其进行穿脱衣服、鞋袜等训练。对穿戴假肢的病人注意配合假肢的穿戴。大部分病人可用单手完成穿脱衣服的动作，如偏瘫病人穿衣时先穿患肢，脱衣时先脱健肢。截瘫病人若能坐稳，可自行穿、脱上衣（图 6-1）；穿裤子时，可先取坐位将下肢穿进裤子，再站起或转换成卧位抬高臀部，将裤子提上、穿好（图 6-2）。如病人关节活动范围受限，穿、脱普通衣服困难，应设计特制衣服，如宽大的前开襟衣服；如病人手指协调性差，不能系、解衣带或纽扣，可以使用按扣、拉链、搭扣等。

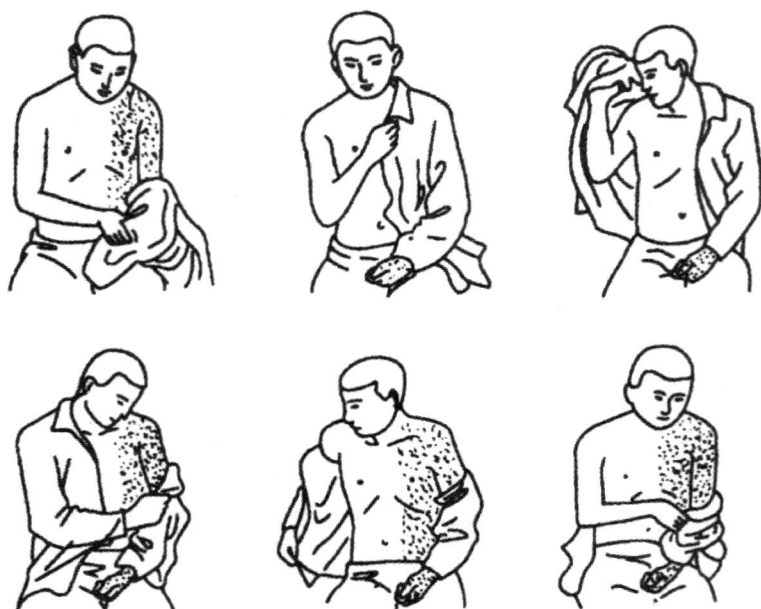

图 6-1　穿、脱衣服训练

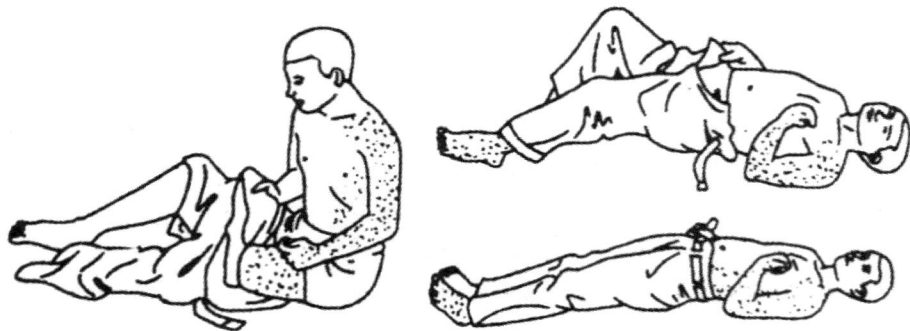

图 6-2　穿裤子训练

3. 个人卫生训练　包括洗脸、洗手、刷牙等训练。洗漱用品应放在便于病人取用的位置；病人拧毛巾时，社区护士可指导病人将毛巾绕在水龙头上或患肢前臂，再用健手将其拧干；根据病人实际情况，可设计辅助器具，如加粗牙刷的手柄，以方便抓握。

4. 移动训练　帮助病人学会移动时所需的各种动作，以独立完成 ADL。当病人能平稳站立时，应进行立位移动训练，起立动作与行走动作几乎同时开始。步行训练前，病人患腿要有足够的负重能力，同时有良好的站位平衡力。

5. 轮椅训练　轮椅是残疾人使用最广泛的辅助性器具，应根据病人情况按处方要求配置和使用。

(二) 体位摆放及体位转换技术

体位摆放和体位转换技术是预防因长期卧床而引起的坠积性肺炎、压疮、肌肉萎缩、关节挛缩和深静脉血栓等并发症的关键措施，是康复护理的专业技术。体位摆放应早期开展，且每隔 1～2 h 为病人变换体位一次。

1. 体位摆放　指根据临床护理和康复需要，协助或指导卧床病人将身体摆放成正确、舒适的体位。

（1）偏瘫病人的体位摆放。为预防偏瘫病人关节挛缩畸形，应将病人的肢体置于抗痉挛体位。

①仰卧位：病人仰卧时，头部枕在枕头上，不要使胸椎屈曲；患侧肩胛骨下方放置一个枕头，使肩前伸，肘部伸展，腕背伸，手指伸开；患侧下肢伸展位，长枕或长浴巾卷起垫于患侧髋下、臀部、大腿外侧，防止下肢外展、外旋；膝下可稍微垫起，保持伸展微屈（图 6-3）。体位摆放时，应注意：a.床放平，床头不得抬高；b.手中不应有任何东西；c.不在足底放东西，可以用床架支持被褥的重量或佩戴踝足矫形器，避免发生足下垂。

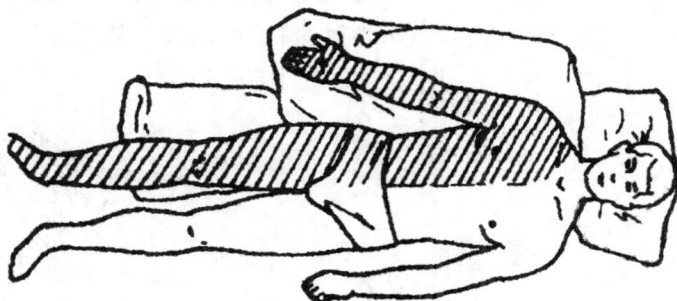

图 6-3　偏瘫病人仰卧位

②健侧卧位：健侧卧位有利于患侧的血液循环，可减轻患侧肢体的痉挛，预防病人水肿。头部垫枕，健侧在下，患侧在上，躯干与床面保持直角，不要向前呈半卧位。患侧上肢前臂伸直，掌心向下放于胸前枕头上，后期病人如肌张力较高，手指屈曲，掌心向下握毛巾卷，保持腕背伸；患侧下肢向前屈髋、屈膝，完全放于枕头上，足也应完全放于枕头上；背部可用枕头轻塞靠住（图 6-4）。

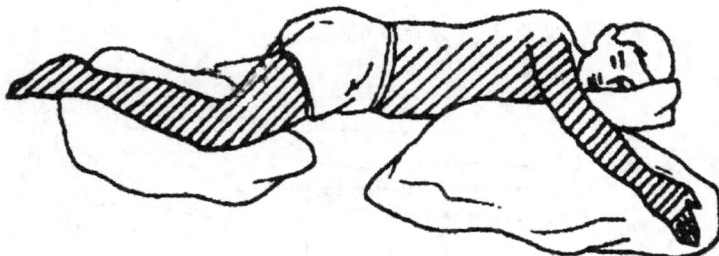

图 6-4　偏瘫病人健侧卧位

③患侧卧位：患侧卧位可以增加对患侧的刺激，并使患侧被拉长，从而减少痉挛，此时健侧手可以自由活动。头部垫枕，患侧在下，健侧在上。患侧上肢外展，与躯干所成的角度不小于 90°，肩关节拉出以防受压，上臂旋后，肘与腕均伸直，掌心向上；健侧上肢放松，置于躯干上；患侧下肢稍屈曲放于健腿后，健侧下肢稍屈曲置于体前枕头上呈迈步位；后背用枕头稳固支撑（图 6-5）。

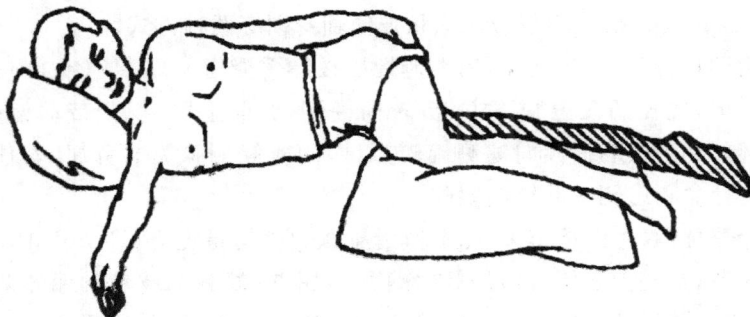

图 6-5　偏瘫病人患侧卧位

Note

④俯卧位：如病人心、肺及骨骼情况允许，可采用俯卧位使髋关节充分伸展，并可缓解身体后部骨隆突处受压组织的压力。病人俯卧，使头偏向一侧，两臂屈曲置于头两侧；于胸部、髋部及踝部各垫一软枕。

（2）脊髓损伤病人的体位摆放。

①仰卧位：保证病人头、背、肩、臀和膝关节成直线，无身体扭曲。肩关节内收，呈中立位或内收，勿后缩；肘关节伸展，腕关节背伸约45°，手指轻度屈曲，拇指对掌。上肢放于身体两侧，可在关节下垫枕头，使手的位置高于肩部防止重力性肿胀；下肢髋关节伸展并轻度外展，膝伸展但不能过伸，踝关节背屈，脚趾伸展，两下肢间可放一个枕头（图6-6）。

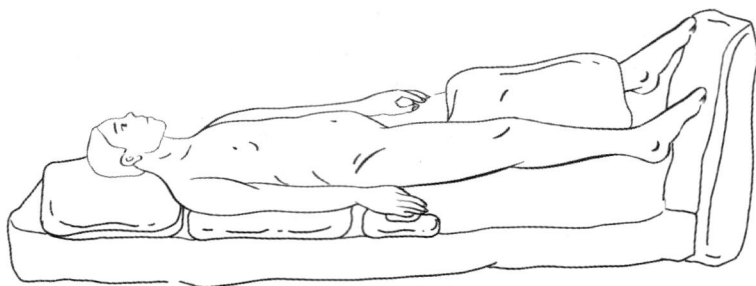

图 6-6　脊髓损伤病人仰卧位

②侧卧位：病人侧身卧床，屈髋屈膝，面向同侧；下方上肢放在垫于头下和胸背部的两个枕头之间，肘关节伸展，前臂旋后；上方上肢呈旋后位，胸壁和上肢之间垫一枕头。髋、膝关节屈曲，两下肢之间垫双枕，使上面的下肢轻压于下方枕头；踝关节背屈，脚趾伸展（图6-7）。

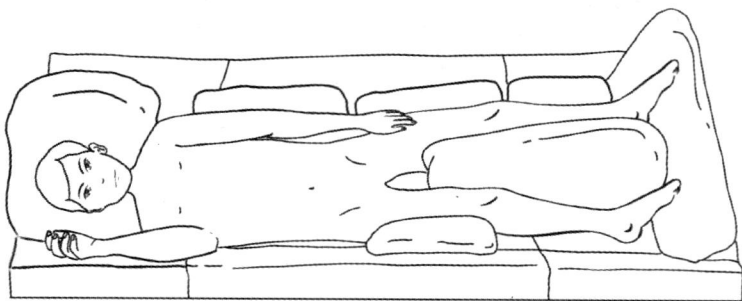

图 6-7　脊髓损伤病人侧卧位

2. 体位转换

（1）床上翻身。主要包括主动翻身训练和被动翻身训练两种方式。

①主动向健侧翻身：双手十指交叉，患手拇指压在健手拇指上方（即Bobath式握手）；屈曲肩关节90°，伸直肘关节，健腿插入患腿下方；头转向健侧，健侧上肢、躯干带动偏瘫侧上肢摆向患侧，再反向摆向健侧，利用摆动惯性向健侧旋转身体，同时健侧膝关节背屈，勾住患侧小腿，在健侧下肢的带动下使骨盆和患侧下肢转向健侧。

②主动向患侧翻身：双手十指交叉，患手拇指压在健手拇指上方（即Bobath式握手）；屈曲肩关节90°，伸直肘关节；头转向患侧，健足踩在床面上，屈膝；健侧上肢带动偏瘫侧上肢摆向健侧，再反向摆向患侧，同时健侧足蹬踏床面，向患侧用力，在躯干和上肢手的配合下向患侧翻身。

③被动向患侧翻身：社区护士帮助病人将患侧上肢外展置于90°体位；病人自行将身体转向

患侧。若病人完成动作有困难,社区护士可采用向健侧翻身的方法帮助病人完成动作。

④被动向健侧翻身:先旋转上半部躯干,再旋转下半部躯干。社区护士一手置于病人颈部下方,一手置于患侧肩胛骨周围,将病人头部及上半部躯干转为健侧卧位;一手置于患侧骨盆将其转向前方,另一手置于患侧膝关节后方,将患侧下肢旋转并摆放于自然半屈位。

(2)床上横向移动。偏瘫病人的床上移动可通过将健足伸到患足下方,勾住患足向右(左)动;健足和肩撑起臀部,将下半身移向右(左)侧;臀部向右(左)移动;头向右(左)移动完成。病人完成动作困难时,社区护士也可以一手放于病人膝关节上方,一手抬起病人臀部,帮助其向一侧移动。

(3)坐位及坐位平衡训练。长期卧床病人坐起时,可能发生体位性低血压,因此宜先从半坐位开始。可先将床头抬高 30°,耐受后,逐步过渡到坐位。

①翻身至端坐位训练:病人仰卧,患侧上肢放于腹上,健足放于患侧足下呈交叉状,社区护士位于病人健侧,双手分别位于病人双肩,缓慢帮助病人向健侧转身,并向上牵拉病人双肩。病人同时用健臂肘关节支撑上身抬离床面,健手辅助支撑,健足带动患足一并移向床沿,两足平放于地面,完成坐起动作。全程应给予充分保护,必要时予以帮助,但禁止用力牵拉患肩。如果条件允许,病人也可主动翻身至健侧完成坐起动作。

②静态坐位平衡训练:为保持躯体平衡,可先用靠背架支撑或端坐在靠背椅上。坐稳后,可左右、前后轻推,训练其平衡力。左右平衡训练时,护士置身于病人患侧,一手置于腋下,一手置于健侧腰部,嘱病人身体重心先移向患侧再移向健侧,反复进行;进行前后平衡训练时,协助病人身体重心前后倾斜,然后慢慢恢复中立位,反复进行。

(4)立位及立位平衡训练。病人能够自行坐稳,且下肢肌力允许时,可行起立动作及立位平衡训练。

①坐位到立位的平衡训练:开始时以健足进行,双脚开立,屈髋,用健手在身体侧方抓住平衡杠或扶手,使上半身前倾,重心移至双腿(主要在健腿上),然后做抬臀站起动作。下肢负重能力增强后可自行站立。站立后要注意扶持,以防发生意外。

②立位平衡训练:双足分开一足宽,双腿垂直站立;双肩垂直于双髋,双髋在双踝之前;髋、膝伸展,躯干直立;双肩水平位,头中立位。站立时,不仅应练习平衡站立,还应早期练习使身体向前后、左右摇动,上半身向左右转动。可依次协助病人进行扶站、平行杠内站立、独立站立以及单足交替站立。训练时要注意安全,尤其是高龄或体弱者,要进行辅助,防止摔倒、骨折等事故发生。可给予单拐或双拐辅助器辅助。

第二节 社区常见病残者的社区康复护理

一、脑卒中病人的社区康复护理

(一)概述

脑卒中是指一组起病急骤的脑部血液循环障碍,常伴有神经系统局限性功能改变。脑卒中是神经系统的多发病和常见病,主要病理过程为脑梗死、脑出血和蛛网膜下腔出血,可单独或混合存在,亦可反复发作。脑卒中大多发生于中老年人。脑卒中后造成的功能障碍主要有运动功能障碍、感觉功能障碍、言语功能障碍、吞咽功能障碍、认知功能障碍等,可导致日常生活活动能力下降从而影响病人生活。因此,脑卒中病人出院后在家庭和社区阶段的康复治疗尤为重要。

(二)社区康复目标

不同时期的脑卒中病人,社区康复的目标不尽相同。如果是尚未完成医疗康复目标的病人,其社区康复的主要目标在于进一步改善病人的功能状况,提高生活自理能力,为重返家庭和社会打好基础;而对于已经完成了医疗康复的病人,其社区康复的主要目标在于充分利用社区资源,改善家庭和社区环境,以利于病人无障碍地生活,提高病人生活自理能力;同时,根据病人的意愿,促进病人在教育、技能、文化生活等方面的发展。

社区康复的总目标是利用现有的社区资源,根据病人的意愿,在充分评定的基础上,采用全面康复的有效措施,以确保病人及其家属在健康促进、预防、医疗保健、康复和辅助器具等方面的需求得到满足,争取早日达到生活自理、回归社会的目的。

(三)社区康复措施

1. 卧床病人的护理技术 为促进脑卒中病人的康复,进行正确体位摆放的同时还应对居家环境进行适当改造。

(1)居家环境:病人房间的布置应尽可能使其患侧在白天自然地接受更多刺激,如床头柜、电视及日常生活必需品尽可能放在患侧,迫使偏瘫侧经常做出反应。

(2)体位摆放:为了加强对患侧的刺激,家属及社区护士应在患侧对病人实施护理,为其提供喂食、洗漱等生活帮助。常用的体位有仰卧位、健侧卧位和患侧卧位,几种体位交替摆放。

2. 体位变换 偏瘫病人患侧肢体无自主活动、翻身困难时,可在他人的帮助下进行向健侧或患侧翻身。能自己完成翻身动作时,社区护士应鼓励病人进行主动翻身训练和床上移动训练。

3. 转移方法 当病人能在床上坐起并能保持平衡后,可进行主动或被动的转移训练。

(1)从床到椅子的转移。

①被动转移:病人坐于床边,双足平放于地上。社区护士面对病人,以自己双膝抵住病人双膝,将病人前臂放在自己肩上,将自己双手放于病人肩胛上方,抓住病人肩胛骨内侧缘,使病人向前,重心前移至双足,直到病人臀部离开床面;以健侧足为轴,使病人臀部对准椅面,协助病人缓慢坐于椅子上。

②主动转移:当病人下肢肌力增强时,可自行完成转移。双手交叉握住(Bobath 握手)向前向下伸,当重心置于双足时,抬起臀部,躯干顺势站起,重心落于健侧下肢,转身,使病人臀部对准椅面缓慢坐下。

(2)从床到轮椅、从轮椅到床之间的转移。将轮椅与座椅/床成 30°～45°角,刹住车闸,打开靠近座椅/床侧的轮椅扶手,将滑板架于座椅/床和轮椅之间,病人通过一系列的支撑动作抬起臀部并转移到座椅/床上(图 6-8)。

4. 日常生活活动能力训练 见本章第一节。

5. 吞咽功能训练 主要包括进食姿势、吞咽能力的训练。

(1)进食姿势:偏瘫病人由于咽、喉、舌等部位肌肉麻痹或不协调,常导致吞咽困难,此时应采取正确的姿势防止呛咳。病人坐位,头部前屈,偏瘫侧肩部以枕垫起,喂食者位于病人健侧。对于不能取坐位的病人,一般至少取躯干 30°仰卧位。

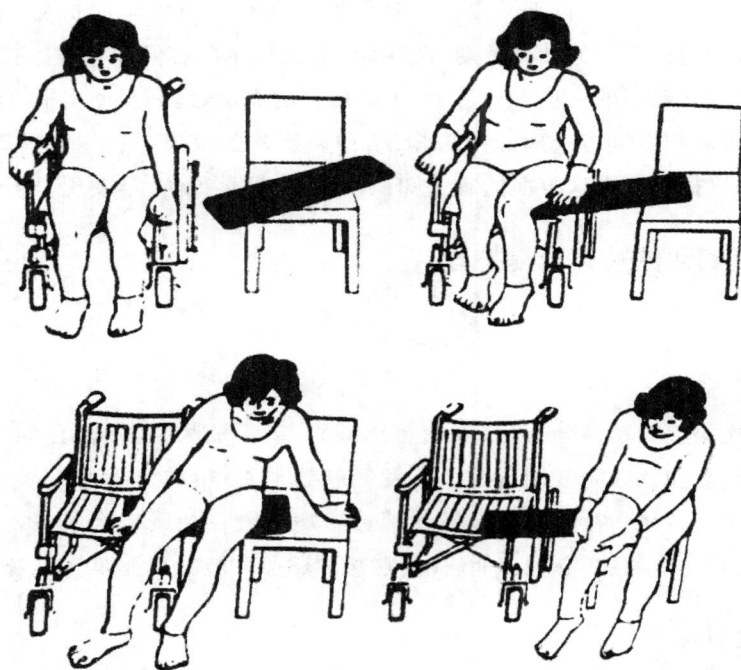

图 6-8　从床到轮椅、从轮椅到床之间的转移

（2）食物和餐具的选择。

①选择密度均衡、不易松散和变形、不粘黏的食物。

②锻炼吞咽能力，一次少量喂食，每次 3～5 mL 的量。如病人能顺利吞咽，每次再酌情增加喂食量。

③用薄而小的勺子。

④食物放在健侧舌后部或健侧颊部，有利于吞咽。

（3）改善吞咽的训练。

①口唇闭合训练：偏瘫病人常表现为嘴微张或唇紧贴于齿外，且常流涎，训练者可采取以下方法改善病人闭合功能：用冰块快速摩擦或用电动牙刷背部由外侧向中间移动刺激口唇部，或指导病人将其食指放入口中，嘴唇闭合做吸吮动作，进行吮指训练。

②舌肌运动训练：训练前，训练者可将手放在病人颌下、口腔底部软组织区，以半圆形运动，用手指向上、向前推压软组织以改善舌肌张力，刺激其向前运动。如果病人的舌无法活动，可用干净的湿纱布裹住，并用手指握住舌做不同方向的运动；如果病人舌有一定的运动能力，可指导病人将舌抵向颊后部，根据训练者指示的方向以舌推颊，增强舌肌力量。

③软腭活动训练：训练者一手用压舌板压住病人的舌，另一手用冰冻棉棒向上向外快速摩擦软腭，冰刺激后嘱病人发"啊"音，使软腭上抬；也可指导病人用吸管向装水的杯中吹气，尽量保持气流量均匀。

④喉部运动训练：嘱病人发"哦啊"或"咿哦"的音，通过音调变化使喉部主动运动；也可以指导病人取坐位，训练者的拇指和食指用适当的力量引导病人的喉头部做向上向前的运动，完成后嘱病人做吞咽动作。

（四）健康教育

针对病人回归社区后的健康教育，社区护士应以病人为中心，专注于病人个人目标、过往生活经历和促进自强自立。帮助有特殊需要的个体和群体获得合适的学习机会,以及所需的技能(如与生活自理、交通购物、适当的社会活动、性知识、婚姻和养育后代等有关的技能)。积极促进相关医疗机构、相关政府部门的人员参与进来,了解病人的需求,提高服务水平,促进社会融入。

对脑卒中病人还需积极宣传疾病的预防知识,预防疾病的复发。可以制作宣传海报或印制宣传手册进行指导,以提高病人这方面的有关知识,争取做到早预防、早发现、早治疗。

二、精神疾病病人的社区康复护理

(一)概述

社区常见精神疾病包括精神分裂症、双相情感障碍、老年痴呆、儿童孤独症等。精神疾病的康复形式包括医院康复和社区康复两部分。从发展趋势来看,精神疾病的康复工作重点正逐步从医院康复向社区康复转移。社区康复是指让精神疾病病人在社区得到服务,克服疾病所导致的各种功能缺陷,达到身体功能、心理功能、社会功能和职业功能的全面康复,早日回归社会。

(二)社区康复目标

大多数精神疾病病人即使在药物充分控制症状时,仍长期处于残疾状态,由此导致了精神康复领域的发展,其目标为尽可能使病人获得最大限度的功能恢复。

1. 预防精神残疾的发生 早期发现,可及时给予病人充分治疗和全面康复。采取最好的治疗措施,会使多数精神残疾得到缓解和治愈。还要加强巩固治疗措施,防止复发,防止精神残疾的发生。

2. 尽可能减轻精神残疾程度 对难以治愈的病人,要尽可能防止其精神衰退。对已经出现精神残疾个体,也应设法逐步提高其生活自理能力,减轻其精神残疾程度,从而减轻家庭负担。

3. 提高精神残疾人的社会适应能力 康复的过程就是使病人适应及再适应社会生活的过程,同时也减少对社会的不良影响。

4. 恢复劳动能力 通过各种康复措施训练,使病人具有代偿性生活和工作技能,使其尚存的能力得以充分发挥。争取能够独立做一些工作,或操持部分家务,且能自己安排与享受闲暇的时间。

(三)社区康复措施

1. 个人生活自理能力 包括训练病人的衣食住行及个人基本卫生等方面能力,能够自行料理基本生活事务。

2. 家庭职能 包括训练病人作为家庭成员应该具备的基本职能,如作为丈夫、妻子、子女、父母的基本角色要求,以及如何正确处理家庭成员间的关系和问题。

3. 工作和社会职能 包括病人既往工作能力的恢复以及人际交往技能、解决问题技能、应对应激技能等社会功能的最大限度恢复。

4. 疾病及药物自我管理技能 包括病人认识和理解自身疾病的变化情况、症状,掌握基本的精神疾病知识及相关药理知识,学会识别自身症状、常见的药物不良反应,并能简单自我处理。学会必要时寻求医生、家属以及社会的帮助和支持,提高自身的服药依从性及治疗依从性。

护考提示

社区康复的定义是什么？作为社区护士该如何帮助病人进行康复？

知识拓展

孤独症是一类严重的广泛性发育障碍（PDD）或称孤独症谱系障碍（ASD），是以社会交往障碍、言语发育障碍、刻板单一固执行为为主要特征的症候群。2006年，中国残疾人联合会将孤独症纳入精神残疾范围，在全国多个城市建立孤独症康复训练机构。据全国残疾人普查情况统计，孤独症已占我国精神残疾首位，且患病率正逐年上升，而未被诊断发现和有孤独症倾向的病人则可能更多。2008年，联合国设立每年的4月2日为国际孤独症日。

章末小结

本章主要学习了康复、社区康复和社区康复护理的概念，社区康复护理的对象与内容，社区康复护理的实施原则和基本方法，社区常见病残者的康复护理。重点是社区康复护理的对象与内容，社区康复护理的实施原则和基本方法。难点是社区常见病残者的康复护理。通过本章学习，要求学生学会社区康复护理的基本技能，能运用社区康复护理基本方法对社区常见病残者进行社区康复护理。

（张　奕）

直通护考

直通护考
参考答案

一、A1/A2型题

1. 社区康复护理的服务对象不包括（　　）。

A. 老年人慢性病病人　　　　　　B. 肢体残疾者　　　　　　C. 聋哑人

D. 孕产期妇女　　　　　　E. 精神疾病病人

2. 社区康复护理的基本内容中错误的是（　　）。

A. 预防并发症和畸形　　　　　　B. 日常生活能力训练

C. 心理护理　　　　　　D. 指导病人使用辅助器具和矫形器

E. 以被动护理为主

3. 康复的主要目的是（　　）。

A. 以健康为导向，采取各种措施　　　　　　B. 以提高功能为导向

C. 以疾病治疗为导向　　　　　　D. 以社会为导向，进行康复

E. 增加活动能力

Note

4. 全面康复是指帮助病人达到（　　　）。

A. 肢体功能的全部恢复　　　　　　　　　B. 全身功能的全部恢复

C. 心理功能的全部恢复　　　　　　　　　D. 器官功能的全部恢复

E. 身体、心理、职业、社会生活的整体恢复

5. 社区康复护理工作特点中最全面的说法是（　　　）。

A. 在家庭开展康复护理工作

B. 伤残者、家属及社会相关部门共同开展康复工作

C. 康复护理工作进行职业训练

D. 康复护理工作注重康复预防和治疗

E. 在社区开展康复护理工作

二、A3/A4 型题

（6～10 题共用题干）

李某，女，63 岁，确诊为糖尿病病人。开始饮食治疗 8 个月，空腹血糖控制在 6.3 mmol/L 以下后，因无法接受口服降糖药治疗，病人未能坚持按医嘱服药及加强饮食控制，空服血糖在 6.0～12.4 mmol/L 范围波动。2 天前饱餐后 2 h 出现昏迷，急诊入院，诊断为糖尿病高渗性昏迷。

6. 该病人在居家期间最主要的护理诊断是（　　　）。

A. 饮食控制不良　　　　　　B. 运动量不足　　　　　　C. 活动无耐力

D. 营养不良　　　　　　　　E. 药物依从性差

7. 针对护理诊断相应的预期护理目标是（　　　）。

A. 加强营养　　　　　　　　B. 坚持锻炼　　　　　　　C. 饮食控制良好

D. 长期严格按医嘱服用降糖药和进行饮食控制　　　　　E. 需要及时服药

8. 为达到预期目标，社区护士应采取的最主要护理措施是（　　　）。

A. 家属动员　　　　　　　　B. 心理护理　　　　　　　C. 加强药物护理

D. 健康教育　　　　　　　　E. 行为干预

9. 如果该病人出现了糖尿病足，下列社区护理的内容正确的是（　　　）。

A. 伤口处涂紫药水消毒并保持干燥

B. 伤口小可用碘酒消毒处理

C. 每天坚持小腿和足部运动 30～60 min

D. 鞋袜尽量紧些，防止水肿

E. 如有皮肤溃疡，早期截肢以防溃疡蔓延至整个腿部

10. 社区护士给糖尿病病人的饮食指导是（　　　）。

A. 低纤维素饮食　　B. 低糖饮食　　C. 低钙饮食　　D. 低钾饮食　　E. 低盐饮食

社区传染病病人的管理与护理

学习目标

【知识目标】

掌握传染病的流行特征、报告制度、防控管理以及肺结核和手足口病病人的社区管理与护理;熟悉传染病的疫情管理;了解传染病的概念。

【能力目标】

能说出传染病的概念,根据传染病的流行特征做好传染病的社区预防和管理,能运用护理专业知识进行精准有效的疫情报告,做好社区常见传染病病人的管理与护理。

【素质目标】

具有爱岗敬业的工作态度及尊重、体贴、关爱病人的护理职业素养。

随着人们生活水平的提高,近年来我国对传染病的防控已经取得了显著的成效,传染病的死亡率明显下降。但由于社会经济的发展,人群交往和互动的频率日益增多,传染病传播流行的各种因素依然存在,新的传染病流行病学错综复杂,威胁着人类健康,使传染病的防控面临新的挑战。掌握传染病的防控知识,做到早预防、早发现、早诊断、早报告、早隔离、早治疗是目前控制传染病流行的主要措施。

案例引导 7-1

某患儿,1 岁 3 个月,2 天前出现发热,最高体温达 38.9 ℃,无寒战、抽搐,无咳嗽、痰喘,无呕吐、腹泻,但伴有易惊、肢体抖动,并出现手足皮疹,且拒食,有流涎,反复发热。今来社区卫生服务中心就诊,诊断为手足口病。经询问,患儿精神一般,食欲较前变差,睡眠可,大小便正常。

患儿父亲周某(23 岁)、母亲黄某(21 岁)自述夫妻二人既往身体健康,黄某于 2022 年 3 月 3 日自然顺产该患儿,足月,无窒息,无抢救史。

平时患儿父母工作繁忙,将患儿交由农村奶奶照顾。患儿喜欢吃手指,农村卫生条件较差,同村 2 名幼儿也出现不明原因的发热,并分别送到当地卫生院和县医院接受治疗。

请问:

1. 如何开展对该村病人的社区管理?

2. 该患儿存在的最突出的护理诊断是什么?

3. 如何为该患儿的家属做好健康教育及预防?

Note

第一节　传染病概述

一、传染病的概念

传染病是由各种病原体引起的,能在人群传播流行,具有明显传染性的一组疾病。病原体包括病毒、细菌、真菌、支原体、衣原体、立克次体、螺旋体、原虫、蠕虫等。传染病的主要特点是具有流行性和传染性。

二、传染病的流行特征

(一) 基本特征

1. 有病原体　不同的传染病由不同的病原体感染所致,且具有可传播性的特征。

2. 有传染性　传染病具有传染性,病原体能通过不同途径感染他人。不同传染病传播的周期长短不一,传染期是决定病人是否需要继续隔离的重要依据。

3. 有流行病学特征　传染病的流行有传染源、传播途径和易感人群三个基本环节。

4. 感染后有免疫力　大部分传染病病人感染后不管是显性感染还是隐性感染,会产生特异性免疫应答,获得一定的免疫力,但获得的免疫力持续时间长短不一。大多数病毒性传染病,感染后获得的免疫力持续时间较长,甚至可保持终生免疫,如水痘、麻疹、乙型脑炎等。有些传染病感染后免疫力持续时间较短,仅为数月至数年,而蠕虫感染后不出现保护性抗体,甚至会出现重复感染的现象。

(二) 临床特征

1. 阶段性　多数急性传染病的发生、发展和转归都具有一定的阶段性,包括潜伏期、前驱期、症状明显期、恢复期四个时期。

(1) 潜伏期:指从病原体侵入机体时起,到最早出现临床症状为止的这段时期。潜伏期相当于病原体在体内定位、繁殖、转移,引起功能失调和组织损伤,但未出现临床症状的整个过程。推算潜伏期对传染病病人确定隔离期限和密切接触者医学观察期限具有非常重要的意义。

(2) 前驱期:指从起病到开始出现明显症状为止的这段时期。临床表现通常是非特异性的,为许多传染病所共有。一般持续 1～3 天,主要有疲乏无力、发热、食欲减退、皮疹等表现,无特异性,容易误诊。

(3) 症状明显期:指传染病病人表现出特有的症状和体征的时期。症状由轻到重,由少到多,会出现传染病所特有的症状和体征,如肝炎时的黄疸和肝脾大、伤寒时的玫瑰疹等。此期容易发生并发症。

(4) 恢复期:指机体免疫力增强,传染病病人的临床症状和体征基本消失的时期。此时传染病病人的传染性还会持续一段时间,病原体还未完全清除。多数疾病可痊愈,少数会留有后遗症,多见于中枢神经系统传染病,如流行性乙型脑炎。

2. 常见症状与体征

（1）发热：大多数传染病都具有发热的特征。发热的高低、持续时间的长短和热型与疾病的性质有关。热型是传染病的重要特征之一。

（2）皮疹：许多传染病都会出现皮疹。皮疹的形态、出现的时间、部位、先后次序等可作为传染病临床诊断和鉴别诊断的重要依据。不同传染病皮疹的形态、出疹时间、顺序及伴随症状各有不同，如风疹和水痘第1天出疹，水痘的皮疹多集中在躯干，呈向心性分布；猩红热第2天出疹；麻疹第3～4天出疹。

（3）毒血症状：细菌毒素和代谢产物可引起多种共同表现，轻者会疲乏、厌食、全身不适、头痛、肌肉酸痛等，严重者可出现谵妄、休克或多器官功能衰竭等表现。

三、传染病的流行过程及影响因素

传染病的流行过程是传染病在人群中发生、发展和转归的过程。传染病的流行过程必须具备传染源、传播途径和易感人群三个基本环节，并且三个环节必须同时存在。

（一）基本环节

1. 传染源　指体内有病原体生长及繁殖，并且通过一定的方式排出体外的人或动物，包括病人、病原携带者和受感染的动物。

（1）病人：重要的传染源，尤其在症状明显期传染性最强。

（2）病原携带者：容易被忽视，但具有传染性和重要流行病学意义，如伤寒等。

（3）受感染的动物：受感染的动物体内也可排出病原体，致使人类发病，如狂犬病等。

2. 传播途径　病原体从传染源排出体外再侵入易感者的过程，称为传播途径。传播途径可分为水平传播和垂直传播。

（1）水平传播：指病原体在外环境中借助传播因素而实现人与人之间的相互传播，包括呼吸道传播、消化道传播、接触传播、土壤传播、虫媒传播和医源性传播等，这些传播途径都与社区的卫生管理密切相关。

①呼吸道传播：病原携带者咳嗽、打喷嚏、讲话排出的分泌物，再通过空气、飞沫、尘埃等传播给易感者，是呼吸道传染病的主要传播途径，如非典型性肺炎、新型冠状病毒感染等。

②消化道传播：易感者通过粪-口途径，或者是接触了被污染的水源、食物、餐具等引起感染，是消化道传染病的主要传播途径，如伤寒、痢疾等。

③接触传播：易感者接触了传染源的排泄物或分泌物污染的餐具、玩具等日常用品即可感染，如艾滋病、狂犬病、乙型肝炎等。

④土壤传播：易感者接触病原体污染的土壤时，土壤也可以成为某些传染病的传播途径，如破伤风、钩虫病等。

⑤虫媒传播：被病原体感染的吸血节肢动物，如蚊子、人虱、跳蚤等可传播疾病，如伤寒、流行性出血热、乙型脑炎等。

⑥医源性传播：指在医疗、预防工作中，由于工作人员未能严格执行规章制度和操作规程而人为地造成某些传染病的传播。医源性传播可分为两种情况：一种是易感者在接受检查或治疗时由于所用针头、器械、导尿管等被污染或消毒不严引起的传播；另一种是由于输入生物制品或药物、被污染的血液所引起的传播。

（2）垂直传播：又称母婴传播，是病原体通过母体传给子代的传播，一般包括胎盘传播、上行性传播和分娩引起的传播。

①胎盘传播:指受感染的孕妇经胎盘血液将病原体传给胎儿,引起宫内感染。

②上行性传播:指病原体经孕妇阴道到达胎盘,引起胎儿宫内感染。

③分娩引起的传播:指分娩过程中,胎儿从无菌的羊膜腔穿出,暴露于母亲的产道而引起的传播。

3. 易感人群 易感人群是指对某些传染病缺乏特异性免疫力的一类人,它与群体免疫力有着密切的关系,当人群免疫力增加时,可以降低传染病的发病率。

(二)流行因素

传染病的流行除了与传染源、传播途径和易感人群有关,还受自然因素和社会因素的双重影响,尤其是社会因素。

自然因素主要包括气候、地理、土壤和生态环境因素,影响因素错综复杂,其中气候因素和地理因素影响最明显。社会因素如生活条件、社会制度、居住环境、医疗卫生状况、文化水平、风俗习惯、卫生习惯等,具有扩大传染病流行和制止其发生的双重决定性影响。

护考提示

造成传染病流行必须具备的三个基本环节是什么?

知识拓展

我国现有 41 种法定传染病,其中甲类 2 种、乙类 28 种、丙类 11 种。经国务院批准,自 2023 年 1 月 8 日起,新型冠状病毒肺炎更名为新型冠状病毒感染,并解除对新型冠状病毒感染采取的甲类传染病预防、控制措施;因潜伏期短,无症状感染者和轻型病例占 90% 以上,因此将新型冠状病毒感染调整为乙类乙管,不再纳入《中华人民共和国国境卫生检疫法》规定的检疫传染病管理。

第二节 传染病的社区管理

一、传染病的疫情管理

根据《中华人民共和国传染病防治法》,目前我国共有 41 种法定传染病,分为甲、乙、丙三类。

1. 甲类传染病 又称强制管理传染病,共 2 种,包括鼠疫、霍乱。一旦发现此类传染病,有条件的应在 2 h 内将传染病报告卡通过网络进行报告,没有条件的应在 2 h 内以最快的速度向发病地区的卫生防疫机构报告,并同时寄出传染病报告卡。

2. 乙类传染病 又称严格管理传染病,共 28 种,包括新型冠状病毒感染、传染性非典型肺炎(甲管)、人感染 H7N9 禽流感、伤寒和副伤寒、艾滋病、淋病、梅毒、病毒性肝炎、细菌性和阿米巴性痢疾、人感染高致病性禽流感、脊髓灰质炎、麻疹、百日咳、白喉、流行性脑脊髓膜炎、猩红热、流行性出血热、狂犬病、流行性乙型脑炎、登革热、肺结核、新生儿破伤风、炭疽(肺炭疽为甲管)、布鲁氏菌病、钩端螺旋体病、血吸虫病、疟疾、猴痘。此类传染病要严格按照有关规定和防治方案进行预防和控制。一旦发现此类传染病,城镇于 6 h 内,农村于 12 h 内向发病地区的卫生防疫机构发出传染病报告卡。

3. 丙类传染病 又称监测管理传染病,共 11 种,包括流行性感冒、流行性腮腺炎、风疹、流行性和地方性斑疹伤寒、黑热病、丝虫病、棘球蚴病、麻风病、急性出血性结膜炎、手足口病,以及除霍乱、痢疾、伤寒和副伤寒以外的感染性腹泻病等。此类传染病要按国务院卫生行政部门规定的监测管理方法进行管理。一旦发现此类传染病,应在 24 h 内向发病地区的卫生防疫机构报告。

二、传染病的报告制度

传染病报告是控制和消除传染源的重要措施,也是管理传染病的重要信息来源。凡是从事卫生、医疗、保健防疫的工作人员为法定规定的传染病报告人,其他人均为义务报告人。

(1)法定报告人报告的病种按《传染病信息报告管理规范》的要求,40 种法定传染病种均需做疫情报告。

(2)《中华人民共和国传染病防治法》明确规定报告时限要求:已实行网络直报的法定疫情报告单位,发现甲类传染病和乙类传染病中的传染性非典型肺炎、艾滋病、肺炭疽、脊髓灰质炎、人感染高致病性禽流感的病人及疑似病例和无症状感染者,城镇应于 2 h 内、农村应于 6 h 内,以最快的方式向当地卫生防疫机构报告,并同时报送传染病报告卡。发现乙类传染病病人、可疑病人、无症状感染者,城镇应于 6 h 内、农村于 12 h 内向当地卫生防疫机构报送传染病报告卡。发现丙类传染病病人和疑似病例应于 24 h 内向当地卫生防疫机构报告。尚未实行网络直报的责任报告单位应于 24 h 内寄送出传染病报告卡。

(3)传染病报告方式与流程实行首诊医生负责制和属地管理原则。传染病报告由接诊的首诊医生或其他医务人员负责填写;疫情现场暴发时由当地疾病预防控制中心(简称疾控中心)的现场调查人员将发现的传染病报告卡填写完整,并由相关疾控机构防疫人员进行报告。城镇社区卫生服务站与乡镇卫生院工作人员负责收集和报告本辖区内传染病信息,有条件的优先实行网络直报,没有条件实行网络直报的,应按照规定时限以最快方式将传染病报告卡报告给当地县级及以上疾病预防控制中心。

三、传染病的防控管理

(一)传染病的预防

传染病的预防措施主要包括控制传染源、切断传播途径、保护易感人群,社区应该针对这三个环节,采取有力的措施,控制传染病的传播。

1. 控制传染源 病人、病原携带者(无症状感染者)和受感染的动物均可以成为传染源。

(1)病人:最主要的传染源。对于传染病病人,社区应尽量做到"五早",即早发现、早诊断、早报告、早隔离、早治疗,并彻底治疗病人,做好隔离、消毒工作。隔离措施主要有医院隔离和家庭隔离,甲类传染病病人和无症状感染者,乙类中的传染性非典型肺炎病人、艾滋病病人、肺炭疽病

Note

人,必须住院隔离,其他传染病病人可居家隔离或住院隔离。

(2)病原携带者(无症状感染者):病原携带者或无症状感染者一般无明显症状但可排出病原体,往往容易成为被忽视的传染源,应该加强教育,做好随时消毒,防止家庭内部传播。

(3)受感染的动物:动物也可能成为部分传染病的重要传染源,如猴痘是由猴痘病毒感染的人兽共患病,灵长类动物(包括猴、黑猩猩等)感染后可成为传染源,蝙蝠可成为新型冠状病毒感染的重要传染源。因此,一旦发现,应严格隔离并杀灭。

2. 切断传播途径　杀虫、消毒和保持良好的卫生习惯是切断传播途径的有效方法。杀虫和消毒在于杀灭环境中的虫媒和病原微生物。良好的卫生措施主要有:搞好饮食和水的卫生、排泄物的无害化处理及保持良好的个人卫生习惯和环境卫生,如勤洗手等。对呼吸道传染病应佩戴口罩,积极锻炼身体,提高机体免疫力,尽量不去人群密集、空气不流通的场所,每天开窗通风,积极接种疫苗。对消化道传染病要做到"六要""三不要",即食物要新鲜、煮熟煮透,餐具要煮沸、消毒,要消灭室内苍蝇,水要消毒、瓜果要洗净,饭前、便后要洗手,要搞好个人和环境卫生;不要喝生水,不要吃生腌食品,不要吃腐败变质、不干净的食物。把好"病从口入"关,坚持"勤洗手、喝开水、吃熟食"九字方针。

3. 保护易感人群　对某种传染病缺乏特异性免疫力、容易受到感染的人群,称为易感人群。易感性与人体的免疫力呈相对性。人群免疫力高,易感性则低;人群免疫力低,易感性则高。开展计划免疫和预防接种是保护易感人群的关键措施,也是预防传染病发生和流行的重要方法。

(二)传染病的控制

(1)对疑似传染病病人应在及时报告的基础上,尽早明确诊断。社区护士应全面收集传染病病人及疑似病人的流行病学资料、临床资料、辅助检查资料。流行病学资料包括个人资料、家庭资料和社区资料等;临床资料包括病人起病的时间、病因、主要症状及特点,伴随症状与体征,既往检查及治疗,用药情况等;辅助检查资料必须与临床资料相结合,进行综合分析,收集病人的实验室及有关辅助检查的结果,对病人进行准确的评估。

(2)针对传染病病人的健康问题,社区护士应根据实际情况制订护理计划并实施,主要包括消毒与隔离、生活护理、传染病的治疗与护理、预防传染病扩散、心理护理等。

护考提示

目前我国规定的法定传染病有哪些?

知识拓展

分类助记口诀

甲类老鼠乱窜时,2小时内要上传。乙类新冠禽麻非,艾犬出血灰肝病,登炭百白破钩体,血吸疟疾禽乙脑,流脑猩红布梅淋、伤副寒核巴痢菌。丙类流感腮腺炎,流行地方斑寒疹,风麻结膜急出血,伤副寒外感腹泻,手足黑热包丝虫,霍菌米痢外泻病。非典肺炎和新冠,采取乙类防控管。

> **知识拓展**
>
> 猴 痘
>
> 猴痘是由猴痘病毒感染所致的一种人畜共患病,既往主要发生在中非和西非。2022 年 9 月我国报告首例猴痘输入病例,2023 年 6 月开始出现本土猴痘疫情。目前全国 20 多个省份先后报告猴痘病例,引发新增本土疫情和隐匿传播。根据《中华人民共和国传染病防治法》相关规定,自 2023 年 9 月 20 日起将猴痘纳入乙类传染病进行管理,采取乙类传染病的预防、控制措施。

第三节　社区常见传染病病人的管理与护理

案例引导 7-2

李某,女,50 岁。因咳嗽、咳痰 1 个月余,偶尔痰中带血,伴有午间低热、半夜盗汗等不适,遂到社区卫生院就诊。查体:T 37.5 ℃,P 89 次/分,R 21 次/分,BP 115/75 mmHg,身高165 cm,体重 40 kg。PPD 实验(＋),门诊 X 线检查:左下肺叶有片状边界不清的絮状阴影,诊断为肺结核。病人为小学学历,不明白自己为什么会患肺结核。

请问:

1. 肺结核病人的发病原因及其家属预防措施有哪些?
2. 社区护士如何对肺结核病人实施正确的护理?

案例引导 7-2
参考答案

一、肺结核病人的社区管理与护理

(一)肺结核病人的社区管理

肺结核病是由结核分枝杆菌经呼吸道传播侵入肺引起的慢性传染病,俗称"痨病",已成为全球关注的公共卫生问题。我国肺结核报告发病和死亡数位居甲、乙类传染病前列,多数呈慢性起病,少数可急性发作。我国肺结核病人数居世界第三位。肺结核主要通过空气飞沫、咳嗽及打喷嚏传播,控制传染源、切断传播途径、保护易感人群可有效减少发病率。

1. 病人管理　排菌的肺结核病人为结核病的主要传染源。病人一旦出现咳嗽,咳痰大于 2 周,伴有咳血,就要高度怀疑肺结核,推荐疑似病例到社区卫生服务机构或者县级慢性病防治站就诊,进行结核菌素试验(也称为 PPD 试验)、X 线检查及痰培养,一旦确诊按要求报告。

2. 临床表现 肺结核的主要表现为午后低热、乏力、食欲减退、盗汗、消瘦等。若肺部病灶进展播散,常呈不规则高热。通常为干咳或带少量黏液痰,继发感染时,痰呈黏液脓性。部分病人有不同程度咯血和胸壁刺痛,随呼吸及咳嗽而加重。慢性重症肺结核病人呼吸功能减退,常出现渐进性呼吸困难,甚至缺氧发绀。其传播途径主要为空气、飞沫传播。易感人群主要包括已确诊肺结核病人和尚未被发现或治疗不彻底的肺结核病人有密切接触的人群,多为家庭成员。

3. 家庭访视 社区卫生服务机构应该对每位病人全疗程至少家庭访视 4 次。建立统一的家庭访视记录卡,社区医护人员接到新的病人报告后 3 天内进行第一次家庭访视,病人规律服药后至少每月进行家庭访视 1 次。家庭访视内容主要包括健康教育、核实服药情况、核查剩余药品量、检查肝功能、督促按期门诊取药和复查。落实病人做好痰结核菌的定期检查工作,治疗期间按规定时间送痰标本进行复查;在病人服药期间,原则上在治疗满 2 个月、5 个月、6 个月(复治 8 个月)时,督促病人带晨痰和夜间痰到结核病防治机构进行复查;病人误期未服,每天服药者应顺延服药时间,隔日服药者应在 24 h 内补上,如有不良反应,及时督促病人就诊,并做好病人每次服药记录。

4. 健康教育 通过健康教育提高人群对肺结核防控知识的认识,采取正确的行为或改变不正确的行为,有助于实施有效的现代肺结核防制策略,有效控制肺结核的流行,提高人民健康水平。如在病人就诊场所张贴肺结核防制宣传材料,向就诊的病人宣传肺结核基本知识,定期宣传肺结核控制政策和基本知识等。

(二)肺结核病人的社区护理

1. 心理护理 肺结核是慢性传染病,治疗时间长,恢复慢,对病人的工作、生活乃至整个家庭都会产生不良影响,因此应对病人及其家属进行健康教育,从心理上给予病人支持,增加病人治疗的依从性,提高病人的治愈信心。

2. 用药护理 坚持早期、规律、全程、联合和适量用药的原则,治疗时间一般为 1~2 年,治疗成功的关键是在规定时间内有规律地用药,避免遗漏与中断。因此,应督促病人遵医嘱坚持规律用药、合理服药,同时注意药物的不良反应,并提醒病人治疗过程中相关的检查内容和时间。例如:异烟肼易造成周围神经炎,可服用 B 族维生素进行预防;链霉素易产生听力和肾损伤,应注意病人听力有无变化,定期复查肾功能;利福平会引起胃肠反应。几乎所有的抗结核药对肝脏都有不同程度的损害,在治疗期间应定期复查肝功能。

3. 合理饮食 肺结核是慢性消耗性疾病,饮食上应注意营养,提供高热量、高蛋白质、富含维生素的饮食,增进病人食欲。成人每天蛋白质的总量应为 60~90 g,多食牛乳、豆浆、鸡蛋、鱼、肉、水果及蔬菜等,忌油腻、生冷、煎炸及刺激性食物。病人大咯血时要禁食,咯血停止后可给予半流质饮食。每周测 1 次体重并记录,判断病人营养状况是否改善。应增强体质,增加免疫功能。鼓励病人多饮水,每天饮水量不少于 1.5 L,以保持机体代谢的需要和体内毒素的排泄。

4. 休息与活动 肺结核病人进展期应卧床休息,有发热、咯血和肺代偿功能不全且没有明显中毒症状的可进行一般活动。社区医护人员应指导病人调整生活方式,合理安排日常生活,注意休息,保证充足睡眠,恢复期可进行适量的户外活动(如散步、打太极拳、做保健操等),呼吸新鲜空气。保证充足睡眠和休息,做到劳逸结合。戒除烟酒,保持情绪稳定。

5. 加强病情观察 观察病人痰液的性状、颜色及量,及时留送痰标本。观察病人有无并发症发生,如自发性气胸、咯血等。使用皮质激素时,注意有无出现精神症状及消化道出血。咯血病人应注意消除病人紧张和恐惧心理,慎用镇咳药、镇静药,保持呼吸道通畅,取患侧卧位。

6. 健康指导 包括指导用药、配合治疗。肺结核的治疗需要半年甚至更长时间,病人往往难以坚持,而只有坚持合理的治疗,才有可能完全康复;帮助病人正确认识疾病,消除精神紧张、忧虑、恐惧等情绪反应,促进疾病的恢复;向病人及家属宣传肺结核的防治知识,增强自我保健能力和防止传染,培养社区居民良好的卫生习惯。接种卡介苗可有效降低对结核病的易感性,对儿童的健康成长很有好处,特别是对可能危及儿童生命的严重类型结核病,如结核性脑膜炎、粟粒性肺结核等方面具有相当明显的预防作用。

二、手足口病病人的社区管理与护理

手足口病是由多种肠道病毒引起的一种儿童常见的传染病,以肠道病毒71型(EV-A71)和柯萨奇病毒16型(CV-A16)较为多见,近年来CV-A6、CV-A10有增多趋势。手足口病为我国的丙类传染病,多见于5岁以下儿童。

(一)手足口病病人的社区管理

1. 病人管理 社区卫生服务机构一旦发现手足口病病人,首诊医生应第一时间依法报告,指导病人到县级及以上医疗机构就诊。有网络直报条件的机构于24 h内进行上报,未达到网络直报条件的机构于24 h内送出纸质传染病报告卡,同时指导家属尽量避免患儿与其他儿童接触,注意隔离,避免交叉感染。

2. 临床表现 手足口病主要表现为发热、食欲不振、流口水,伴随有手、足、口腔等部位的皮疹。近年来随着EV-A71疫苗的普遍接种,皮疹可表现为大水疱样改变,伴疼痛及瘙痒,且不限于手、足、口、臀等部位。大多数患儿预后良好,1周左右自愈,无后遗症。少数患儿发病后可迅速累及神经系统,造成脑干脑炎、脑脊髓炎、神经源性肺水肿等严重并发症,因此一定要尽早就医,由医生判断病情,及时处理。

3. 家庭访视 社区护士做好随访工作,掌握居家治疗患儿的病情进展情况,为家属上门讲解有关手足口病的健康知识,包括居家时有关疾病的病因、传播途径、自我监测病情、皮疹的护理、消毒隔离方法、病人病情加重时的应急处理方法等健康宣教。首次家庭访视要求在病人居家隔离治疗的24 h内完成,了解病人的体温、脉搏、呼吸和皮疹情况,告诉家属病人病情加重时的处置方法。

4. 健康教育 宜采取多种形式开展手足口病病人防治知识的健康教育,指导家属到社区卫生院为6月龄以上5岁以下的儿童接种手足口疫苗(EV-A71疫苗),越早越好;指导5岁以下儿童家长及托幼机构等人员了解手足口病的临床症状,基本的预防措施,养成良好的个人卫生习惯及环境卫生消毒;动员托幼机构老师、管理人员和儿童家长成为手足口病防控工作的主动参与者;对于与手足口病病人密切接触的5岁以下儿童,要对其家长或监护人进行重点健康教育,做好密接者的观察,出现症状及时到县级及以上医院就医和治疗。

(二)手足口病病人的社区护理

1. 消毒隔离 一旦感染了手足口病,病人须及时就医,并避免与外界接触,至少需要隔离2周。病人的居室要开窗通风,保持空气流通。有条件的家庭可使用乳酸或食醋熏蒸消毒。病人用过的餐具、衣服和物品可用含氯消毒剂浸泡。不宜浸泡的物品可在日光下暴晒。病人排泄物、分泌物、呕吐物需消毒处理。

Note

2. 口腔及饮食护理　保持病人口腔清洁,进食前后可用生理盐水或温开水漱口。对不会漱口的患儿,可用棉棒蘸生理盐水或温开水轻轻地清洁口腔。口腔糜烂部位可将维生素 B_2 粉剂滚涂于患处,避免抹擦,以减轻疼痛,促进黏膜早日愈合,预防细菌继发感染。以清淡、易消化、富含维生素的流质或半流质饮食为主,禁食生冷、辛辣刺激、过咸的食物。多喝温开水,少量多餐,对于拒食、拒水的病人及时给予静脉补液,以纠正水电解质平衡紊乱。

3. 皮肤护理　保持病人衣服、被褥清洁,衣着舒适、柔软,尽量选择纯棉的衣服,经常更换。勤剪病人指甲,必要时包裹病人双手,避免抓破皮疹引起继发细菌感染。臀部有皮疹的病人,应保持臀部清洁干燥,随时清理大小便。疱疹破溃可涂抗生素软膏,防止继发感染。

4. 加强病情监测　密切关注病人的病情变化。绝大多数病人症状较轻,如未发生并发症则预后良好;如若发现神经系统、呼吸系统、循环系统等相关症状,应立即就医,重症病人病情变化快,甚至可导致死亡。

5. 发热护理　病人大多数为低热或中度发热,发热时要注意卧床休息1周,鼓励病人多喝温开水,监测体温。体温为 37.5~38.5 ℃ 的病人,给予散热、洗温水浴等物理降温为主;体温超过 38.5 ℃,辅以药物降温。

6. 健康教育　向社区居民及病人家属讲解手足口病的传染源、传播途径、临床表现、易感人群等相关知识,使家属了解病因及病情,缓解紧张焦虑情绪,配合医生及社区护士的治疗;指导家属密切关注病情变化,发现异常应及时就诊;向家属讲解手足口病的防治知识,做好预防接种,保护易感人群。

知识拓展

PPD 试验(结核菌素试验)

PPD 试验也叫结核菌素试验,是用结核菌素进行的皮肤Ⅳ型过敏变态反应试验,将一定量的结核菌素纯蛋白衍生物(PPD)注入受试者前臂掌侧前 1/3 部位的皮内,72 h 后观察注射部位的皮肤结果,用于判断机体是否受到结核分枝杆菌感染,帮助发现疑似病人。PPD 试验是新生入学体检项目之一,目的是帮助初筛疑似结核病病人。

结果判断:注射部位无硬结或硬结直径<5 mm 者为阴性反应,硬结直径≥5 mm 者为阳性反应,硬结直径≥20 mm(儿童≥15 mm)或<20 mm 但有水疱和破溃等为强阳性反应。PPD 试验阳性表示受试者曾经感染过结核分枝杆菌或接种过卡介苗,仅作为结核病的辅助判断方法之一,并不能确定被检查者是否一定患有活动性结核病,所以受试者无需因阳性反应而过于恐慌。

章末小结

本章主要学习了社区传染病病人的管理与护理等内容,重点是传染病的流行特征、传染病的报告制度和防治管理、肺结核和手足口病病人的社区管理与护理。难点是传染病的疫情管理。在学习过程中,应注意社区常见传染病病人的管理与护理。

(欧翠翠)

→ 直通护考

一、A1/A2 型题

1. 确定传染病隔离期的依据是（   ）。

A. 症状明显期　　　　　　　B. 潜伏期　　　　　　　　C. 前驱期

D. 恢复期　　　　　　　　　E. 后遗症期

2. 传染病的基本特征,下列哪一项除外？（   ）

A. 有病原体　　B. 有遗传性　　C. 有流行性　　D. 有免疫性　　E. 有传染性

3. 传染病流行的三个基本环节包括（   ）。

A. 传染源、传播途径、易感人群　　　　　　B. 传染源、传播途径、免疫人群

C. 病原体、传播途径、易感人群　　　　　　D. 病原体、自然环境、易感人群

E. 传染源、自然因素、社会因素

4. 下列属于甲类传染病的是（   ）。

A. 艾滋病　　　　　　　　　B. 传染性非典型肺炎(SARS)

C. 霍乱　　　　　　　　　　D. 猴痘　　　　　　　　　E. 新型冠状病毒感染

5. 预防传染病最有效的方法是（   ）。

A. 养成良好卫生习惯　　　　B. 及时接种疫苗　　　　　C. 及时消毒、隔离病人

D. 及时消灭受感染的动物　　E. 勤打扫卫生

6. 新型冠状病毒感染的主要传播途径是（   ）。

A. 空气、飞沫传播　　　　　B. 动物媒介传播　　　　　C. 血液传播

D. 胃肠道传播　　　　　　　E. 直接接触传播

7. 猴痘最重要的传染源是（   ）。

A. 恢复期携带者　　　　　　B. 病人　　　　　　　　　C. 病原携带者

D. 猴子　　　　　　　　　　E. 隐性感染者

8. 二级预防又称三早预防,三早指的是（   ）。

A. 早看医生、早吃药、早看病　　　　　　　B. 早检查、早发现、早预防

C. 早发现、早诊断、早治疗　　　　　　　　D. 早发现、早诊断、早吃药

E. 早检查、早发现、早治疗

二、A3/A4 型题

(9～10题共用题干)

李某,男,80岁,身高170 cm,体重45 kg,低热伴乏力,食欲不振,夜间偶有盗汗,今日来社区卫生院就诊。X线检查显示左上肺絮状阴影,痰结核菌培养(＋),诊断为肺结核,收住院。

9. 病人入院后,遵医嘱给予利福平、异烟肼、吡嗪酰胺治疗,针对联合用药副作用,应定期做下列哪项辅助检查？（   ）

A. 胃镜检查　　　　　　　　B. 肠镜检查　　　　　　　C. 肝功能检查

D. 听力检查　　　　　　　　E. 视网膜检查

10. 病人应采取的隔离措施为（   ）。

A. 消化道隔离　　　　　　　B. 保护性隔离　　　　　　C. 呼吸道隔离

D. 床旁隔离　　　　　　　　E. 接触隔离

Note

社区家庭护理

学习目标

【知识目标】

掌握家庭、健康家庭、家庭护理、家庭访视及居家护理的概念,家庭结构、家庭功能相关知识,健康家庭应具备的条件,家庭护理的工作内容以及社区护士在家庭健康护理中的作用;熟悉家庭生活周期和家庭资源相关知识,健康家庭的特点,家庭访视和居家护理对象,家庭访视的类型与程序;了解家庭对健康的影响,家庭健康照护理论,家庭病床以及家庭服务中心。

【能力目标】

能说出家庭、健康家庭、家庭护理、家庭访视及居家护理的概念,能利用家系图对访视家庭进行初步的家庭健康评估,能运用护理专业知识对社区服务对象进行家庭护理。

【素质目标】

具有保护服务家庭隐私、尊重服务家庭意愿的护理职业素养和家庭责任意识。

家庭是个体生活最早、最重要的生活场所,是构成社会的基本单位。社区是若干社会群体或社会组织聚集在某一领域里所形成的一个生活上相互关联的大集体,是宏观社会的缩影。以家庭为单位的照护是社区护理的一项重要原则,需要社区护士走进社区和家庭提供服务,促进家庭成员之间的沟通和交流,更好地照顾病人,加强社区居民之间的交流与合作,共同努力营造一个健康的家庭和社区环境。

案例引导

王某(40岁)与妻子刘某(35岁)均为律师,结婚多年一直未要孩子,直到妻子35岁时生产一女婴。王某农村老母亲李某(65岁)自丈夫去世后就到城里与其唯一的儿子王某一起生活,刘某产后,由身体硬朗的李某照顾,同时照看孩子。

在照顾产妇与护理孩子方式上,刘某坚持按母婴书上介绍的方法,李某坚持按老家传统的方法,婆媳二人多次发生争执,闹得不可开交,王某多次协调,收效甚微。

社区护士发现近一周来,刘某天天以泪洗面,入睡困难,不思茶饭,而李某还是坚持自己的方法正确,认为她抚养大了儿子就是最好的例证。而王某最近工作非常忙,天天加班,且夫妻双方的亲戚均在外地,一时找不到合适的照护人员来照顾产妇和新生儿。

请问:

1. 如何对该家庭进行家庭护理评估?

2. 社区护士在该家庭护理中应如何进行社区家庭护理?

第一节　家庭与健康

一、家庭概述

（一）家庭的概念

家庭是指在婚姻关系、血缘关系或收养关系基础上产生的,以共同经济、情感为纽带结合而成的社会团体,是人类社会中最基本的单位。家庭是家庭成员共同生活与相互依赖的场所,也是家庭成员健康保健的重要场所。

（二）家庭结构

家庭结构是指家庭的组织结构和家庭成员间的相互关系,分为家庭外部结构和家庭内部结构。

家庭外部结构是指家庭人口结构,即家庭类型;家庭内部结构是指家庭成员间的互动行为,包括家庭角色、家庭权力、家庭沟通与家庭价值观四个因素。

1. 家庭类型　我国常见的家庭类型有以下几种。

（1）核心家庭:指由夫妇及其婚生或领养的未婚子女组成的家庭,包括仅有夫妇两人的家庭。核心家庭目前是我国主要的家庭类型,其特点是家庭人员少、结构简单、关系单纯、规模小;成员间容易沟通,对亲属依赖性较小,可利用的家庭资源也少。

（2）主干家庭:指由夫妻、夫妻的父母或直系长辈及未成年子女组成的家庭,又称为直系家庭。直系家庭的特点是人数相对较多,结构较复杂;但可利用的家庭资源较多,应对家庭危机的能力较强,有利于维持家庭的稳定。

（3）联合家庭:指由两对或两对以上的同代夫妇及其父母、已婚或未婚子女组成的家庭,又称为旁系家庭。旁系家庭的特点是结构相对松散、不稳定,多种关系和利益交织,决策过程较为复杂,但家庭内外资源较多,有利于家庭对危机的适应与处理。

（4）其他:如单亲家庭、单身家庭、重组家庭、同居家庭、同性恋家庭等。

护考提示

家庭的概念是什么? 我国常见的家庭类型有哪些? 其优缺点各有哪些?

2. 家庭内部结构

（1）家庭角色:指家庭成员在家庭中的特定身份。代表每个人在家庭中应执行的职能、相对位置及与其他成员的相互关系。

①角色期待:指家庭成员在遵守或默认一定标准、期望或要求下,所形成的某种特定角色定位。所有的家庭成员都存在角色期待,如母亲和妻子的传统角色被认为应有慈爱和温柔的形象,其职责是抚养子女、操持家务,给予家庭成员温暖和幸福感;父亲和丈夫的传统角色被认为应有

威严和力量,其职责是养家糊口、负责家庭中的重要决策,给予家庭成员安全感。健康的角色期待对家庭成员是关爱和激励,有利于成员的成长和自我实现,促进家庭发展。

②角色学习:指家庭成员需要通过不断学习来完成相应的角色行为,以实现角色期待的过程。角色学习是一种综合性、无止境的学习,包括学习家庭角色的情感、态度、权力和责任。家庭成员需要不断学习来适应角色的转变。如一位女士,在做女儿时先要学习做个好女儿,长大成家后要学习做个好妻子、好母亲及好儿媳等。

③角色冲突:指家庭成员不能实现家庭对其的角色期待,或不能适应角色转变时,便会在内心产生矛盾、冲突的心理。角色冲突会影响家庭的正常功能,从而影响家庭健康。

(2)家庭权力:指家庭成员个体在家庭中的影响力、控制权和支配权,可分为传统独裁型、情况权威型、分享权威型三种。

①传统独裁型:是由家庭所在的社会文化传统规定形成的权威。如受传统社会文化影响,父亲是一家之主,在家庭中具有绝对权威,其权威不受社会地位、职业、收入等影响。

②情况权威型:指家庭权力因家庭情况的变化而产生转移,即家庭中谁掌管家庭经济大权,谁权力便最大。

③分享权威型:指家庭成员分享权威,共同协商处理家庭事务。每个家庭可以有多种权力结构并存,不同时期也可以有不同类型的家庭权力。

(3)家庭沟通:指家庭成员间在情感、愿望、需求、意见、信息与价值观等方面进行交流的过程,是家庭成员维持相互关系和家庭稳定的必要手段。家庭成员间良好的沟通能化解家庭矛盾,解决家庭问题,促进家庭成员和睦相处,并使家庭稳定、健康地发展。

(4)家庭价值观:指家庭成员对家庭活动的行为准则及生活目标的思想、态度和信念。家庭价值观的形成受家庭所处的社会文化、宗教信仰与现实状况的影响,正确的家庭价值观对促进家庭及其成员的健康意义重大,可以指导家庭成员与家庭的行为,影响家庭生活方式、教育方式、健康观念与健康行为等,是家庭生活的重要组成部分。

(三)家庭功能

家庭功能是指家庭成员在家庭生产和社会生活中所发挥的有效作用。它主要表现在以下几个方面。

1. 情感功能 是指家庭成员以血缘和情感为纽带,相互理解、包容、关爱和支持,满足爱与被爱的需求,让家庭成员获得归属感与安全感。情感功能有利于家庭成员的健康成长,是形成和维持家庭的重要基础。

2. 经济功能 指维系家庭生活需要的经济资源,包括物质、空间及金钱等,以满足家庭成员的衣、食、住、行、教育、健康、娱乐等方面的需求。

3. 生殖养育功能 指家庭具有繁衍和养育下一代、赡养老年人的功能,通过生育子女、赡养老年人,起到延续人类社会的作用。

4. 社会化功能 主要指家庭有培养未成年成员走向社会的责任与义务。如为其提供适应社会的教育,帮助其适应社会;帮助未成年成员学习语言、知识和社会规范,培养正确的人生观、价值观和健康观;帮助未成年成员完成由自然人变成社会人的过程。

5. 健康照顾功能 指家庭成员间要相互照顾,保护、促进家庭成员的健康,为患病家庭成员提供各种照顾与支持。健康照顾功能主要内容包括提供适宜衣物和合理饮食、保持有益于身心健康的家庭环境、提供保持健康的卫生资源以及配合社区整体健康工作等。

（四）家庭生活周期

家庭生活周期是指从夫妻组成家庭开始,经过子女出生、成长、工作、结婚组建自己家庭而离去,夫妻衰老直至相继去世而消亡。家庭生活周期是家庭遵循社会与自然规律而经历的形成、发展直至消亡的过程。

杜瓦尔(Duvall)等将家庭生活周期分为 8 个阶段(表 8-1)。

表 8-1　杜瓦尔(Duvall)家庭生活周期表

阶　　段	平均长度 (年)	定　　义	主　要　任　务
新婚期	2(最短)	男女结合	双方适应与沟通 性生活协调 计划生育
婴幼儿期	2.5	最大孩子介于 0～30 月龄	父母角色的适应 经济和照顾孩子的压力 母亲的康复
学龄前儿童期	3.5	最大孩子介于 30 月龄～6 岁	儿童的身心发育 孩子与父母部分分离(上幼儿园) 意外伤害的预防
学龄儿童期	7	最大孩子介于 6～13 岁	儿童的身心发展 上学问题 逐步社会化
青少年期	7	最大孩子介于 13～20 岁	青少年教育(包括性教育)与沟通 青少年与异性交往 父母与孩子关系变为成人关系
孩子离家创业期	8	最大孩子离家至最小孩子离家	父母逐渐有孤独感 父母的慢性病及危险因素
空巢期	15	所有孩子离家至家长退休	恢复夫妻二人世界 重新适应婚姻关系 感到孤独,开始计划退休后生活 老年相关疾病的预防工作
退休期	10～15	退休至死亡	经济及生活的依赖性高 面临各种老年疾病及死亡的打击

杜瓦尔认为,就像人的生命那样,家庭也有其生命周期和不同发展阶段上的各种任务。但并非上述 8 个阶段每个家庭都一一经历,如丁克家庭;也可在任何一阶段结束,如离婚。家庭作为一个单位要延续生存,需要满足不同阶段家庭成员成长的需求,否则将对家庭健康带来不利的影响。

家庭健康照护常用理论有家庭系统理论、结构功能理论、成长发展理论、家庭压力理论和以家庭为中心的护理模式等。随着时代的发展,以家庭为中心的护理模式应用的学科领域越来越广泛,已被国内外医疗系统广泛接受。在实际家庭护理工作中,社区护士可根据实际情况灵活应用各种理论框架。

二、家庭与健康的关系

(一)健康家庭概述

1. 健康家庭的概念　指能够有效执行家庭功能和完成家庭发展任务,使每一个家庭成员都能感受到家庭的凝聚力,能够满足并承担个体的成长需求和应对生活中各种危机的家庭。健康家庭是针对家庭整体而言的,而不是针对每一位个体成员。健康家庭能维护和促进家庭成员的健康。

2. 健康家庭的特点　健康家庭一般具有以下特点。

(1)家庭成员健康。家庭成员不仅身心健康,还要有良好的社会适应能力和基本的道德标准。

(2)家庭功能健全。

(3)家庭各阶段发展任务顺利完成。

(4)家庭内在结构健全。

(5)家庭与社会、环境相互作用良好。

(6)家庭有应对各种危机的能力。

健康家庭中,家庭成员之间能相互尊重、平等对话、沟通交流顺畅,夫妻关系、亲子关系亲密,家庭成员关心家庭的共同目标,并愿意为家庭共同目标而努力;家庭与社会适度交往;家庭成员心理健全,互相欣赏,情感互动良好;家庭能充分利用家庭内、外资源应对压力和处理危机,家庭出现变化时家庭成员适应能力较强,能调整家庭角色。

3. 家庭资源(family resource)　指为了维持家庭的基本功能和应对压力事件或危机状态时,家庭所需要的物质和精神上的支持,可分为家庭内资源和家庭外资源。

(1)家庭内资源(family internal resource)。①经济支持:指要有一定的经济来源,以保证家庭成员的基本生活、教育、医疗和娱乐需要。②精神支持:对家庭成员的名誉、地位和权利等给予心理及精神上的支持维护。③健康防护:为家庭成员提供、安排医疗照护,维护家庭成员的健康。④情感支持:家庭成员之间的关心和爱护可以满足家人的情感需求。⑤信息教育:为家庭成员提供信息咨询、建议及家庭内的健康教育。⑥结构支持:为满足患病家庭成员的需求而改变家庭住所或设施,家庭成员应对意外状况进行角色补充等。

(2)家庭外资源(family external resource)。①社会资源:指来自家庭成员以外的亲朋好友和社会团体提供的精神、物资、设备、医疗等支持帮助。②文化资源:指文化、传统、习俗等支持,可以提高生活品质。③宗教资源：指宗教团体的支持及宗教信仰，从而得到精神上的支持和帮助。④经济资源：指家庭外的赞助、收入、福利与保险等。⑤教育资源：指教育制度、教育方式和教育水平等，可以提高家庭成员的认知水平，从而提高应对压力事件和各种家庭危机的能力。⑥环境资源：指家庭、社区及公共的自然环境和人文环境。⑦医疗资源：通常包括医疗人员、医疗费用、医疗机构、医疗床位、医疗设备、知识技能、信息和卫生保健制度等。

（二）健康家庭应具备的条件

1. 有健康的居住环境及生活方式 健康的居住环境及生活方式可以减少因不良的居住环境和生活方式导致的疾病发生，促进家庭健康。

2. 有良好的沟通交流氛围 家庭成员彼此有爱，能相互关心、相互理解、相互信任，能使用有效沟通方式促进相互间的了解和化解家庭冲突。

3. 能促进家庭成员的发展 健康家庭能给家庭成员足够的自由空间和情感支持，家庭成员有成长的机会，能较好地完成家庭发展各阶段的任务。

4. 能积极面对及解决问题 面对家庭压力事件和家庭危机，不逃避、不消极，积极寻求外援帮助解决问题。

5. 与社会保持联系 不脱离社会，家庭成员有着良好的社会适应能力。

知识拓展

家庭压力事件主要包括：家庭生活事件（家庭矛盾、离婚、丧偶等）、个体生活事件（生病、生活环境改变等）、工作生活事件（退休、待岗、失业等）及经济生活事件（投资失败、还贷款压力、各种经济成本提高等）。

家庭危机主要包括：意外事件引发的危机（交通事故、火灾、自然灾害、意外死亡等）、家庭发展伴随的危机（结婚、不和谐的性生活、生子、退休、离婚、丧偶等）、与照顾相关的危机、家庭结构造成的危机（常见于暴力、赌博、酗酒等家庭，以及反复用离婚、自杀、离家出走等来应对压力的家庭）。

（三）家庭对健康的影响

家庭是社会的基本单元，是重要的社会组织和经济组织，也是重要的精神家园。家庭健康是社会稳定、国家可持续发展的基石。家庭对健康主要有以下影响。

1. 遗传和先天 遗传和先天很大程度上决定了家庭个体健康状况和后代的遗传素质，从而影响人类健康、人口素质，决定人类的生长发育、衰老和死亡。如血友病、糖尿病、癌症等与遗传因素有关；先天性心脏病、先天畸形、流产等与孕母孕期生活环境、营养、情绪、健康状况等因素有关，而这些因素受家庭功能的影响。

2. 生长发育 家庭是孩子生长发育的基本环境，家庭居住环境（如居住面积大小、温湿度等）、家庭生活模式、亲子关系、教育方式、家庭价值观等都直接、间接影响孩子的健康。

3. 疾病发生、发展及传播 家庭的健康观、疾病防治意识和遵医行为、生活和卫生习惯直接影响疾病在家庭中的发生、发展及传播。

4. 康复与死亡 家庭成员患病后，其他家庭成员的关心、照顾及支持的程度将影响其疾病的转归。

第二节 家庭健康评估

一、评估内容

（一）家庭护理评估内容

家庭护理评估（family health nursing assessment）是为确定家庭健康问题而收集家庭及家庭成员主、客观资料的过程。家庭资料主要评估家庭的结构与功能、家庭发展阶段及其发展任务、家庭健康需求及心理社会变化；家庭成员主要评估健康状态、生活方式。家庭护理评估内容见表8-2。

表8-2 家庭护理评估内容

评估项目	评估具体内容
家庭一般资料	1. 家庭地址、电话 2. 家庭成员基本资料（姓名、性别、年龄、家庭角色、职业、文化程度、婚姻状况、宗教信仰） 3. 家庭成员健康状况及医疗保险形式 4. 家庭成员生活习惯（饮食、睡眠、家务、育婴和休假情况） 5. 家庭健康管理状况
家庭环境	1. 家庭地理位置，距离社区卫生服务机构的远近 2. 家庭周围环境（空气、绿化、噪声、辐射等） 3. 居家环境（居住面积、空间分配、设施、卫生、潜在危害、食物和水的安全等）
家庭中患病成员的状况	1. 疾病的种类及预后 2. 日常生活能力及受损程度 3. 家庭角色履行情况 4. 疾病消费
家庭发展阶段及发展任务	1. 家庭目前所处的发展阶段与发展任务 2. 家庭履行发展任务的情况
家庭结构	1. 家庭结构及病人与家庭成员间、其他家庭成员间的关系 2. 家庭沟通类型（思想交流、情感交流与语言交流） 3. 家庭成员的分工及角色（平素及家庭成员患病后的变化） 4. 家庭权力（传统权威型、情况权威型、分享权威型） 5. 家庭价值系统（家庭成员的个体观念、态度、信仰、健康观、家庭价值与信仰、家庭价值与信念）

续表

评 估 项 目	评估具体内容
家庭功能	1. 家庭成员间的情感 2. 家庭培养子女社会化的情况 3. 家庭自我保健行为
家庭资源	1. 家庭内部资源：家庭住宅面积、交通便利情况、经济来源、医疗保险、知识、风俗习惯、道德观念、信息、教育、文学欣赏 2. 家庭外部资源： (1) 家庭周围社会支持性团体(邻里、志愿者和家政服务部门等) (2) 社会保障设施(医疗保险机构、居民委员会、养老院、社区卫生服务中心等)
家庭与社会的关系	1. 家庭与亲属、社区、社会的关系 2. 家庭对社区的看法 3. 家庭利用社会资源的情况及能力
家庭应对和处理问题的能力与方法	1. 家庭成员对健康问题的认识(对疾病的理解和认识等) 2. 家庭成员间情绪变化的调整 3. 家庭战胜疾病的决心 4. 家庭应对健康问题的方式 5. 家庭生活的调整(饮食、睡眠、作息时间等) 6. 家庭对经济变化的应对 7. 家庭成员对健康状况变化的应对

（二）家庭照顾者评估内容

照顾者分为正式照顾者和非正式照顾者。正式照顾者一般是指经过正规化培训，有资质为病人提供照顾的工作人员，如护士、护工、社区工作者；非正式照顾者是指未经过专业化培训，为病人提供照顾的病人亲属(包括家属、亲朋)。在我国传统文化环境下，病人父母、配偶、子女与病人关系最为亲密，能更好照顾病人，称为家庭照顾者。

家庭照顾者评估是为解决照顾问题而收集主、客观资料的过程。对家庭照顾者进行护理评估主要从以下几个方面进行。

1. 一般资料 包括家庭照顾者的家庭地址、电话；基本资料(姓名、性别、年龄、家庭成员、家庭角色、职业、文化程度、婚姻状况、宗教信仰、家庭收入、与被照顾者的关系)；健康及医疗保险状况；生活习惯(饮食、睡眠、家务、育婴和休假情况)；照顾时长；照顾意愿；经济状况以及照顾对收入的影响等。

2. 需求 包括家庭照顾者的健康需求和支持性服务需求(如信息支持、情感支持、家政服务、日间照护、社区帮扶、交通等服务需求)。

3. 照护知识和技能 包含家庭照顾者的营养认知水平及相关疾病知识、照顾能力及照顾知识、技能学习能力等。

4. 照顾负荷和生活质量 包含家庭照顾者的健康情况、精神状态、经济状况和社会生活等方面。

5. 照顾素养和能力感受 包含家庭照顾者的健康行为、照护行为、营养素养、对自己照顾行为的满意度和照顾行为对照顾者个人生活带来的影响,以及被照顾者的满意度等方面。

6. 心理状况和社会支持 如家庭照顾者的睡眠障碍、情绪变化、注意力不能集中、短期内记忆力下降、死亡焦虑、不确定感、病耻感、希望水平、抗逆能力等心理状况;主、客观支持,支持利用度等社会支持状况。

📖 **知识拓展**

评估注意事项

(1)要全面运用多种方法收集资料:观察法和交谈法是收集资料的主要方法。在取得家庭信任的基础上,充分挖掘和发现家庭深层次的健康问题。

(2)认识家庭的多样性:家庭护理评估时,不同的家庭处理同一个健康问题的方法可能有所不同,因此要充分重视家庭的独特性。

二、评估工具

(一)家庭健康评估常用家系图、家庭功能和社会支持度评估工具

1. 家系图(genogram) 是以家谱的形式展示家庭结构和关系、家庭人口学信息、家庭生活事件、健康问题等家庭信息。社区医务人员根据家系图能够迅速评估家庭基本情况、判断危及家庭健康的问题和家庭高危人员等。

家系图可包含三代或三代以上人口,不同性别、角色、关系用不同符号表示(图 8-1、图 8-2)。第一代在上方,第二代或其他后代在下方;同代人从左开始,依出生顺序从左到右排列,年龄大者排在左边。每个成员符号旁,可标注年龄、婚姻状况、出生或死亡日期、患病情况。也可根据需要标注家庭成员的职业及文化程度、家庭决策者、家庭重要事件和主要健康问题。

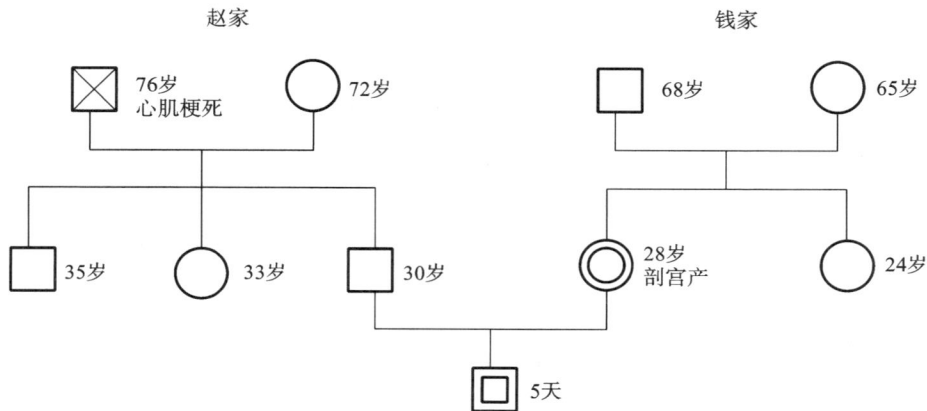

图 8-1 家系图

男　　女　　　　家庭护理特定对象　　　或　　或　死亡　　结婚（时间）

同居（时间）　　　　分居（时间）　　　　离婚（时间）　　　　怀孕

双卵双胞胎　　　　单卵双胞胎　　　　孩子出生顺序　　　　领养的孩子

人工流产　　　　自然流产　　　　死产　　　　关系疏远

关系非常密切　　　　关系冲突　　　　关系冷淡　　　　关系既密切又有冲突

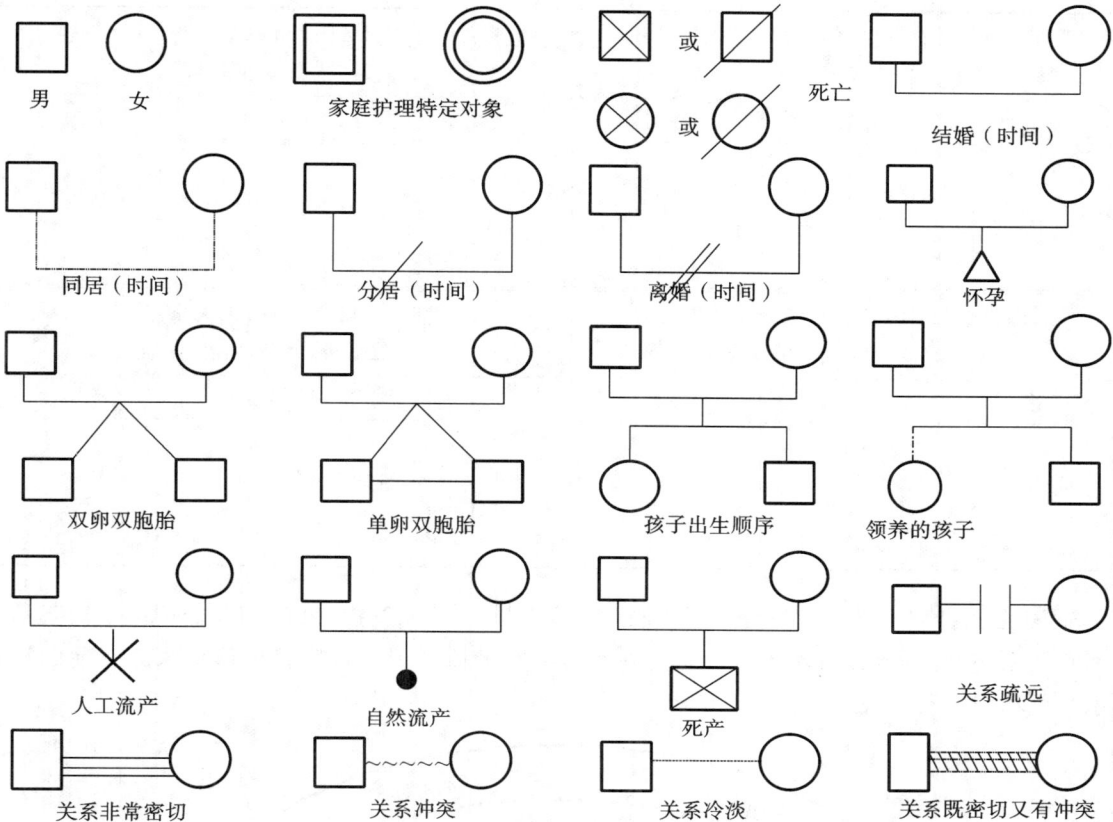

图 8-2　家系图常用符号

2. APGAR 家庭功能评估表　又称家庭关怀度指数测评表,是斯密克汀(Smilkstein)设计的检测家庭功能的主观自评问卷,适用于初次家庭访问时对家庭功能的简单了解。其名称含义如下:适应度、合作度、成熟度、情感度和亲密度,简称 APGAR 家庭功能评估表。问卷包括两部分,第一部分测量个体对家庭功能整体的满意度(表 8-3),第二部分用于了解个体和家庭其他成员间的关系(表 8-4)。由于回答问题少,评分容易,可以粗略、快速地评价家庭功能,适宜在社区工作中使用。

表 8-3　APGAR 家庭功能评估表

问　　题	经常 （2分）	有时 （1分）	几乎从不 （0分）
1. 当我遇到问题时,可以从家人处得到满意的帮助(适应度)	☐	☐	☐
2. 我很满意家人与我讨论各种事情以及分担问题的方式(合作度)	☐	☐	☐
3. 当我希望从事新的活动或发展时,家人都能接受且给予支持(成熟度)	☐	☐	☐
4. 我很满意家人对我表达感情的方式以及对我情绪(如愤怒、悲伤、爱)的反应(情感度)	☐	☐	☐
5. 我很满意家人与我共度时光的方式(亲密度)	☐	☐	☐

注:0~3 分表示家庭功能严重障碍;4~6 分表示家庭功能中度障碍;7~10 分表示家庭功能良好。

表 8-4　家庭 APGAR 问卷

将与您同住的人(配偶、子女、朋友等) 按密切程度排序			与这些人相处的关系 (配偶、子女、朋友等)		
关系	年龄	性别	好	一般	不好
如果您和家人不住在一起,您经常求助的人 (家庭成员、朋友、同事、邻居)			与这些人相处的关系 (家庭成员、朋友、同事、邻居)		
关系	年龄	性别	好	一般	不好

3. 社会支持度　社会支持度体现以服务对象为中心的家庭内、外的相互作用。单线表示两者间有联系,双线表示关系密切。社会支持度图有助于社区护士较完整地认识家庭目前的社会关系及可利用的资源(图 8-3)。

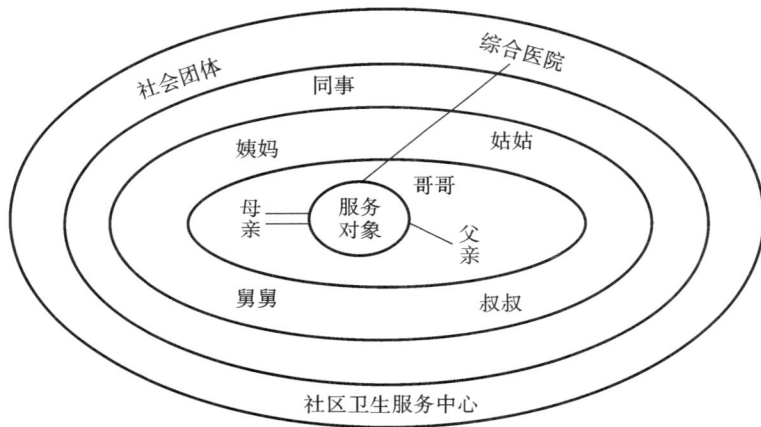

图 8-3　社会支持度图

(二)家庭照顾者常用评价工具

1. 照顾能力测量量表(family caregiver task inventory,FCTI)　1983 年由国外学者 Clark 及 Rakowski 编制,可应用于普通人群、老年人的家庭照顾者,具有普适性且应用广泛。

2. 照顾者积极感受量表(positive aspects of caregiving,PAC)　2004 年由美国学者 Tarlow 提出,2006 年由中国学者引入并汉化,用于评价照顾者积极感受,具有较好的信效度。

3. Zarit 照顾者负担量表(Zarit caregiver burden interview,ZBI)　20 世纪 80 年代由 Zarit 等结合临床与护理负担测量理论开发出来。2006 年国内学者王烈等将 ZBI 译制为中文版,中文版量表信效度较好。此量表不仅涉及照顾者的身体和社交负担,还涉及照顾者的心理和经济负担,能较全面地评估照顾者的负担,是目前国内研究者使用最多的一个量表。

第三节　家庭护理

家庭护理是以家庭为中心的护理,社区护士运用护理学、卫生保健学、社会学、家庭治疗与行为健康学等基础理论与技术,为整个家庭提供健康服务。

一、家庭护理的概念

家庭护理是以家庭为单位的护理,是指社区护士运用护理程序和家庭及家庭成员有目的地进行互动,帮助家庭充分发挥其健康潜能,预防、应对、解决家庭不同发展阶段的各种健康问题,以促进和维护家庭及其成员健康的护理活动。提供家庭健康护理的基本工作方法是家庭访视和居家护理。服务对象为有健康问题的家庭及家庭成员、有重点保健人群的家庭及家庭成员、具有疾病高危因素的家庭及家庭成员以及健康与亚健康的家庭成员。

> **✎ 知识拓展**
>
> ### 家庭护理相关理论
>
> 家庭护理常用理论有系统理论、结构-功能理论、成长-发展理论、相互作用理论和压力理论等。社区护士应了解这些理论,根据情况灵活地应用到实际家庭护理工作中。

二、家庭护理的作用

1. 有助于早期发现家庭健康问题　遗传和环境是影响人体健康的重要因素,人的身高、体型、性格等均受到遗传因素的影响。家庭护理可以早期筛查和防范血友病、癌症等与遗传因素密切相关的疾病和高血压、冠心病、糖尿病等家族聚集性疾病,做到早发现、早治疗。

2. 促进儿童生长发育　家庭是儿童生长的主要环境,良好的家庭护理能让儿童得到合理的喂养和良好的教育,促进儿童身心健康发展。

3. 有效控制疾病发生、发展及传播　家庭护理可进行防病知识宣教,修正家庭健康观念,改变家庭就医及遵医行为,形成良好的生活方式,有助于控制家庭疾病的发生、发展及传播。

4. 促进疾病的康复　家庭护理可促进家庭对其患病成员的关心、照顾,给予经济及情感支持,有助于病人的康复,从而促进和维持家庭成员的健康,发挥家庭最大健康潜能。

三、家庭护理的内容

家庭护理是一项复杂、高级的护理实践活动,服务内容广泛,涉及家庭生活的方方面面,有家庭基础护理,家庭内、外部相互关系的处理,家庭发展转变的指导及处理,家庭成员个体健康的发展等。

1. 家庭护理具体工作内容

(1) 与家庭及家庭成员建立良好的人际关系:建立良好的信赖关系是社区护士的首要工作,是家庭护理得以开展的基础。

Note

（2）为居家病人提供疾病医疗和护理服务：为居家病人及其家属提供护理知识和技能，家庭基础护理要求护士做到"六洁（口腔、头发、手足、皮肤、会阴、床单清洁），五防（防压疮、防体位性低血压、防呼吸系统感染、防泌尿系统感染、防交叉感染），三无（无粪石、无坠床、无烫伤），一管理（膳食管理）"；为家庭提供有关疾病、居家护理的知识和技能训练，使家庭获得全面的医疗护理服务。同时，协助家庭成员发现健康问题，指导家庭成员尽早明确诊断和接受治疗，促进家庭成员的疾病康复。

（3）协助家庭成员做好心理适应和社会适应：不同的家庭发展周期有着不同的家庭发展任务，社区护士应及时发现家庭各发展阶段现存或潜在的健康问题，并帮助解决，满足家庭成员的生理、心理需求，使家庭成员不仅身心健康，还具有良好的社会适应能力，获得最佳健康状态。

（4）协助家庭获得健康的生活环境：生活环境是影响家庭健康的重要因素，社区护士应全面评估家庭成员的健康观念、健康行为及家庭经济能力，与家庭成员充分交换意见，进行健康教育，帮助家庭成员改善生活环境，建立健康的生活方式，使家庭成员获得安全、适于家庭健康发展的生活环境。

（5）协助家庭成员运用健康资源：社区护士协助家庭成员充分认识家庭内外部健康资源的功能，并充分利用所拥有的资源解决家庭的健康问题。

（6）协助家庭成员参与社区和社会活动：社区护士应为家庭成员提供社区和社会各种活动的信息，并鼓励家庭参与社区针对社区人群的健康状况或疾病的流行情况开展的各种形式的健康活动，使家庭获得健康知识与保健技能，促进家庭与社区联系互动。

2．家庭护理等级　家庭护理分为三个等级。

（1）一级家庭护理：社区护士运用护理程序评估病人的病情和家庭情况，制订合理的护理计划并实施。一级家庭护理主要包括体格检查（体检）；心理、智力及日常生活能力评估及相应的护理；健康教育；安全管理；"六洁""五防""三无""一管理"的实施。一级家庭护理每周3～5次或每天1次。

（2）二级家庭护理：社区护士根据病人和家庭存在的健康问题，指导和教会病人及家庭其他成员做好相关护理。二级家庭护理每周1～2次或隔天1次。

（3）三级家庭护理：社区护士观察病情并记录，检查医嘱执行情况。三级家庭护理每周1次或根据病人及家庭需要而定。

第四节　家庭护理的形式

家庭访视与居家护理是家庭护理的重要工作方法。社区护士通过家庭访视和居家护理完成对家庭护理服务对象的预防保健、健康促进、护理照顾和康复护理工作。

一、家庭访视

（一）家庭访视概念

家庭访视是指社区护士为了维持和促进个体、家庭、社区的健康而进入服务对象家庭里，对家庭实施的有目的的护理服务活动。家庭访视是家庭护理的重要工作方法之一，也是为服务对象提供的主要服务形式之一。

社区护士通过访视服务对象的家庭,能了解和发现家庭成员的潜在或现存的健康问题,掌握服务对象的家庭现状,了解服务对象的家庭环境、家庭结构、家庭功能,为服务对象及其家庭提供全面的医疗服务,以帮助服务对象早日康复,维持和促进服务对象的家庭健康。

(二)家庭访视目的

家庭访视是用科学方法评估服务对象的情况,明确服务对象的健康需求,发现问题,合理制订和实施家庭护理计划,解决健康问题,减少危险因素,达到维持和促进健康的目的。

1. 及时发现家庭健康问题 了解家庭以及家庭成员的健康状况、家庭生活环境,及时协助家庭发现家庭成员的健康问题。

2. 明确影响家庭健康的危险因素 确认影响家庭健康的危险因素,并充分利用家庭内外资源逐步消除,确保服务对象的家庭健康。

3. 寻求在家庭内解决问题的方法 根据现有家庭资源采取针对性措施,进行家庭护理。

4. 提供护理服务 为家庭内部不能解决健康照护问题的服务对象提供适当、有效的护理服务。

5. 促进家庭功能作用 为家庭提供维持和促进健康、预防疾病相关知识的健康教育,促进家庭及成员掌握与疾病相关的保健与护理知识,提高家庭及成员的自我健康管理能力,有效促进家庭功能作用,维持家庭健康。

6. 提供诊断社区健康问题的资料 通过分析具有共性健康问题的家庭,找出社区可能存在的健康问题。

7. 促进有效利用支持系统 建立有效的支持系统,并鼓励家庭充分利用有关的健康资源,为家庭护理服务对象提供经济和情感支持,缓解焦虑,增强战胜疾病的信心。

8. 帮助社区护士与访视家庭建立良好互动关系 社区护士应深入家庭访视工作,对服务对象加深了解,建立与服务对象的信赖关系,有利于家庭护理计划的顺利实施。

(三)家庭访视类型

1. 预防性家庭访视 预防疾病和促进健康,主要用于妇幼保健性家庭访视与计划免疫等。

2. 评估性家庭访视 对照顾对象的家庭进行评估,常用于有家庭危机或有健康问题的病人及有老、弱、病、残的特殊家庭。

3. 连续照顾性家庭访视 有些居家病人需要定期连续性照顾,这些病人主要指患有慢性病或需要康复护理的病人、残疾人、临终病人及其家属。

4. 急诊性家庭访视 解决临时性的、紧急的情况或问题,如外伤、家庭暴力等。

(四)家庭访视程序

1. 家庭访视前准备 全面充分的准备是家庭访视成功的首要条件。

(1)选择访视对象及优先顺序:社区护士应先评估社区现有的居民状况,确定好访视对象,再根据家庭访视的原则确定好家庭访视的优先顺序,以便充分利用时间和人力。家庭访视应遵循的原则如下。

①健康问题影响人数多的家庭:优先访视健康问题影响家庭多个成员的家庭,如有传染病(霍乱、痢疾、甲型肝炎等)问题的家庭,若不优先加以控制,将会影响到更多人的健康,社区护士

必须优先访视。

②健康问题对生命有严重影响的家庭:对于家庭成员患有高致死率的疾病,应优先访视。如社区中的外伤、出血、家庭中患先天性心脏病的小儿和患肺心病的急需吸氧病人等,应优先访视,并积极配合急救或协助移送就近医院治疗。

③患病易产生或已产生后遗症的家庭:疾病的后遗症会造成家庭和社会的负担,对存在后遗症疾病如心肌梗死、脑卒中等病人出院后仍需加强康复护理的,应优先访视。

④预约健康筛查未能如期进行的病人:疾病不及时控制会影响病人今后生活质量和造成经济损失,会加重病人的痛苦和导致卫生资源的浪费,如糖尿病、高血压病人等,应列为优先访视对象。

⑤其他:在优先访视的病人中,又各有不同的情况,要具体情况具体分析,灵活安排访视程序和路线。如同一天访视多个家庭,其优先顺序为:a.新生儿或免疫力缺陷者(如器官移植术后);b.病情较重者;c.一般访视对象;d.有传染性或感染性疾病者应最后访视。

(2)确定访视目的:社区护士在家庭访视前必须先了解访视家庭的环境,熟悉访视家庭的情况,再确定访视目的,最后制订访视的具体程序。

(3)准备访视用物:根据访视目的和访视对象确定访视用物,访视用物分为两类,一类是访视前应准备的基本物品,包括:①体检工具,如体温计、血压计、听诊器、手电筒、量尺;②常用消毒物品和外科器械,如乙醇、棉球、纱布、剪刀、止血钳;③隔离用物,如消毒手套、围裙、口罩、帽子、工作衣;④常用药物及注射工具;⑤其他,如记录单、健康教育材料及联系工具(地图、电话本)等。一类是根据访视目的增设的访视物品,包括:①对新生儿家庭访视时增加体重秤;②有关母乳喂养和预防接种的宣传材料等。

(4)联络访视对象:原则上需要事先与访视家庭预约具体访视时间,一般是通过电话预约。如果因为预约使家庭有所准备而掩盖了想要了解的真实情况,可以安排临时性突击访视。

(5)安排访视路线:社区护士根据具体情况确定当天的家庭访视路线,并在访视机构留下访视目的、出发时间及预定回归时间和被访家庭的住址、路线和联络方式的记录,以备有特殊情况时,访视机构能尽早与访视护士取得联系。

2.家庭访视中的工作 家庭访视分为初次家庭访视和连续性家庭访视。初次家庭访视的主要目的是建立关系,收集基本资料,确定主要健康问题。初次家庭访视时由于社区护士接触的是一个陌生环境,最好由与访视家庭接触过的社区工作人员陪同。连续性家庭访视是社区护士对上一次家庭访视计划进行评价和重新评估后,制订下一次家庭访视计划,并按新计划进行的家庭访视。每次家庭访视都要不断收集资料,为下一步家庭访视提供依据。

(1)确定关系:与服务对象及家庭建立信任、友好、合作的关系。

①自我介绍:初次访视时,社区护士要向访视对象介绍所属单位的名称和本人的姓名,向访视对象确认住址和姓名。通过简短的交谈过程使访视对象放松心情并取得信任。

②尊重服务对象:社区护士要向访视对象介绍访视的目的、访视必要性、所提供的服务、所需时间等,在访视对象愿意接受的情况下提供服务和收集资料,还可以向访视对象明确其权利,必要时可签订家庭访视协议。如果被拒绝,社区护士要分析原因。

(2)评估与诊断、计划、实施。

①评估与诊断:通过评估访视对象及家庭,找出现存的健康问题或自上次访视后的新问题。

②计划:根据评估结果与护理对象共同制订或调整护理计划。

③实施:依据护理计划实施健康教育或护理操作。实施护理操作过程中应严格遵守无菌技术操作原则、消毒隔离制度,防止交叉感染;操作后还要妥当处理污染物,避免污染环境,整理用

物后必须洗手；必要时向护理对象介绍转诊机构。实施健康教育时要及时解答护理对象的提问，不能立刻解答的问题要做好记录并在下一次访视时及时反馈。

（3）简要记录访视情况：在访视时，一边和访视对象交谈，一边对收集到的主、客观资料以及进行的护理措施和指导内容进行简单记录。

（4）结束访视：当访视目的达到后，根据访视对象问题的轻重缓急，征得访视对象同意，预约下次访视时间和内容，并告知访视对象访视者的联系电话、工作单位地址等，便于咨询。

3. 家庭访视后的工作

（1）消毒及物品的补充：家庭访视结束后回到社区卫生服务中心，把所有使用的物品进行必要的处理、整理，并及时补充。

（2）记录和总结：整理和补充访视记录，包括护理对象的反应、检查结果、现存的健康问题、协商内容和注意事项等，分析和评价护理效果和护理目标达成的情况。最好建立资料库或记录系统，建立家庭健康档案和病历。

（3）修改护理计划：根据收集的家庭健康资料和新出现的问题，修改并完善护理计划。如果访视对象的健康问题已解决，即可停止访视。

（4）协调合作：与其他社区工作人员交流访视对象的情况，商讨解决办法，如个案讨论、汇报等。如果现有资源不能满足访视对象的需求，而且该问题在社区护士职权范围内不能得到解决时，应与其他服务机构、医生、设备供应商等联系。

（五）家庭访视中的注意事项

1. 着装 着装得体、整洁、协调，便于工作，适合社区护士身份。佩戴好工作证，不佩戴首饰。

2. 态度 稳重大方、合乎礼节，尊重被访对象及其家庭的交流方式、文化背景、社会经历等，保护被访家庭的隐私。

3. 访视时间 以 30 min～1 h 为宜，避开家庭的吃饭和会客时间。

4. 服务项目与收费 护患双方要签订合同，明确收费项目与免费项目。

5. 应对特殊情况 ①家庭访视时如果遇上一些有敌意、发怒、情绪反复无常的服务对象，或感觉环境不安全时，社区护士提供急需护理后应立刻离开现场。②尽量要求护理对象的家属在场，访视对象是单独的异性时，应需要一个陪同者同行。③家庭访视的路程经过一些偏僻场所时，社区护士有权要求有陪同人员同行。④在访视对象家中遇到打架、酗酒、吸毒、有武器等不安全因素时，可立即离开，并与有关部门联系。

二、居家护理

（一）居家护理概念

居家护理是指社区护士直接到服务对象家中，向居住在家的病人、残疾人、精神障碍者，提供连续的、系统的基本医疗护理服务。居家护理不仅让病人在家中享受到专业人员的照顾，还能享有正常的家庭生活，同时让家属照顾者免于来回奔波的辛劳，还可以节省医疗和护理费用。

（二）居家护理目的

1. 从服务对象角度分析 得到了连续性治疗与护理；使服务对象的生活更方便，增强自我照

137

顾的意识与能力;缩短住院时间;减少并发症发生,降低疾病复发率及再住院率。

2. 从家庭角度分析 增强家庭成员照顾病人的意识,促使家庭成员学会相关护理知识与技能,减轻家庭经济负担。

3. 从医疗资源和专业角度分析 增加医院病床利用率,降低医疗费用;扩展护理专业的工作领域,促进护理专业的发展。

(三)居家护理提供形式

居家护理主要有两种提供形式,即家庭病床和家庭护理服务中心。

1. 家庭病床(hospital bed at home) 是以家庭作为治疗护理场所,在社区医护人员的指导下设立病床,使病人在熟悉的环境中接受医疗和护理,最大限度地满足社会医疗护理要求。家庭病床是医院住院服务的院外补充形式,也是社区卫生服务中心的一种重要服务形式。

2. 家庭护理服务中心(family nursing care center) 是对家庭中需要护理服务的人提供护理的机构。目前我国一些看护服务公司也推出了专业的居家护理试点机构,聘请具有丰富临床护理经验的社区护士,为居家病人或老年人提供病情观察、生活照料、合理用药和居家安全指导、老年常见病护理、康复护理等专业居家护理服务。

(1)机构设置:机构是由社会财团、医院或者民间组织等设置,经费独立核算,经费主要来自护理保险机构,少部分由服务对象承担。

(2)工作人员:由主任1名、副主任1名、医师1~2名、社区护士数十名、护理员和家政服务员数十名、康复医师数名、心理咨询医师1名、营养师1名组成。社区护士是护理服务中心的主体。中心主任和副主任多数由社区护士担任,也有机构由医师担任。

(3)服务方式:首先由服务对象到服务中心申请,服务中心接到申请后,由社区护士到申请者家中访视,进行评估。评估内容包括:需要护理的情况、需要医师诊查的情况、家庭环境、需要心理咨询医师介入的情况、需要护理员进行生活护理的情况、需要家务服务的情况等。无论是哪种形式的居家护理,都需要满足以下条件,才能得到良好发展。

①病人家中必须有能担负照护的责任人,因为护士只能定期到家中进行护理和指导,24 h的照护主要依靠病人自己和家属。

②护理费用纳入相关保险,是居家护理的基本保证。

③有明确的经营方向和资源管理方法,这样才能使居家护理得到发展。

④健全相关制度。

(四)居家护理内容

1. 心理护理 居家病人由于病程较长而易出现紧张、焦虑、抑郁甚至绝望心理,社区护士应鼓励病人表达内心真实想法,并耐心倾听。联系病人的亲朋好友多探望病人,病情允许的情况下,多带病人外出,加强与外界接触。

2. 运动指导 指导居家病人合理运动,改善生理状况,促进机体功能恢复。社区护士应根据病人病情及耐受情况进行综合评估,对病人进行合理的运动指导。向居家病人及照护者详细讲解运动方式、时间、量及强度等。对于卧床病人,应根据病情,指导其在床上进行主动或被动运动,防止肌肉萎缩,促进康复。

3. 环境指导 社区护士应针对居家病人的家庭环境进行相应指导。家庭采取合适照明措施,保持光线适宜柔和;注意开窗通风,同时避免风直接吹在病人身上。对伴有残疾且需依赖轮椅的居家病人家庭,要指导其进行无障碍家庭环境改造。

4. 营养指导 合理膳食能增进居家病人的食欲,改善营养状况,促进机体康复。社区护士应指导居家病人家庭根据病人病情制订适宜的饮食计划,食物应多样化,粗细、荤素合理搭配,平衡膳食,尽量满足病人的口味,做到色香味俱全,以促进病人食欲。

5. 康复训练 对于身体缺陷或功能障碍居家病人,社区护士应协调全科团队为病人制订合理的康复训练计划,并指导和督促病人进行康复训练,防止功能障碍进一步加重。

章末小结

本章主要学习了家庭的概念、类型、结构、功能、生活周期及其发展任务,健康家庭的概念,健康家庭应具备的条件,社区护士在家庭健康护理中的作用,家庭护理的概念,家庭护理的工作内容,家庭访视的概念、类型、程序、注意事项,以及居家护理的概念、内容、目的等内容。重点是家庭的概念、类型、功能,家庭访视的概念、类型、注意事项,居家护理的概念、内容;难点是家庭护理评估。在学习过程中应注意运用护理程序对服务对象提供家庭护理。

(王水秀)

直通护考

一、A1/A2 型题

1. 社区护士评价家庭成员对事物的看法及行为规范是为了评价家庭的( )。

A. 价值观   B. 权力机构   C. 家庭角色

D. 交流方式   E. 家庭发展阶段

2. 下列有关家庭的说法不正确的是( )。

A. 家庭的界限相当于细胞膜,家庭只有保持一定的开放性才能维持其稳定性

B. 家庭价值观是一个家庭对事物价值所持有的态度或信念,往往影响家庭成员的思维和行为方式

C. 每个家庭成员在家庭中都有各自特定角色,通常家庭角色是比较固定的,随时间、空间变化小

D. 家庭成员间最好多采取明白而直接的交往方式,少采取掩饰而间接的交往方式

E. 家庭的权力结构并非一成不变

3. 不符合健康家庭的说法是( )。

A. 发挥家庭的整体功能

B. 家庭成员妥善处理

C. 家庭中各成员健康之和等于家庭整体的健康

D. 家庭很好地利用社会资源

E. 家庭具有情感功能

4. 现代社会比较理想和主要的家庭类型是( )。

A. 核心家庭   B. 主干家庭   C. 联合家庭

D. 单亲家庭   E. 隔代家庭

5. 中国"妻管严"家庭的权力结构属于( )。

直通护考
参考答案

A. 传统权威型   B. 工具权威型   C. 分享权威型

D. 情感权威型   E. 情况权威型

6. 根据家庭生活周期分期,最需要妇幼保健指导的阶段是(　　)。

    A. 新婚期家庭   B. 第一个孩子出生家庭   C. 学龄前期家庭

    D. 学龄期家庭   E. 青少年期家庭

7. 下列有关联合家庭的特点描述不正确的是(　　)。

    A. 规模大,人数多

    B. 结构复杂

    C. 难以做出统一决定

    D. 遇到危机时常因意见不统一而造成家庭解体

    E. 可利用家庭资源多,对医护人员依赖性低

二、A3/A4 型题

(8~10 题共用题干)

高某,女,55 岁,丧偶,现独居。每天早餐喝一杯豆浆,午餐、晚餐无规律,感觉饥饿时吃馒头和咸菜,不觉口渴就不主动饮水,2 个月前退休后极少与他人来往,基本不参加各种活动。

8. 该家庭属于(　　)。

    A. 核心家庭   B. 联合家庭   C. 直系家庭

    D. 旁系家庭   E. 单身家庭

9. 社区护士因该服务对象退休而进行家庭访视,请问家庭访视的类型为(　　)。

    A. 评估性家庭访视   B. 急诊性家庭访视   C. 连续照顾性家庭访视

    D. 预防性家庭访视   E. 支持性家庭访视

10. 护士进行家庭访视护理,时间一般不超过(　　)。

    A. 15 min   B. 30 min   C. 1 h   D. 1.5 h   E. 2 h

社区健康档案及评价分析

学习目标

【知识目标】

掌握社区居民健康状况评价指标、社区服务对象健康档案建立流程；熟悉社区卫生服务评价指标、社区健康档案的使用与管理内容；了解社区卫生服务信息系统在社区健康管理中的应用。

【能力目标】

能运用各项评价指标评价社区居民健康状况，能为社区服务对象建立居民健康档案。

【素质目标】

能理解病人的痛楚，主动关爱病人、尊重病人，树立护理的责任感和使命感，不断加强护理职业意识，为社区居民提供准确的健康信息化服务。

社区护理的服务对象是社区居民，服务目的在于了解社区人群的健康和疾病状况及其变化规律，发现影响社区居民健康、导致社区居民疾病的因素，以此为依据制订相应的有效的防治措施，从而维护和促进整个社区人群的健康。在社区护理工作中，熟练运用各项评价指标指导社区护理工作、建立社区健康档案的方法可以有效地实现上述目的。

案例引导

某社区护士在为本社区幼儿园中班小朋友检查龋齿的过程中发现，小朋友龋齿人数在增加。社区护士经过统计得知，原小班时共有 160 名小朋友，其中患龋齿 20 人，中班时患龋齿人数增至 30 人；后又从外社区转进该幼儿园 40 名小朋友，其中 5 人患龋齿，该幼儿园中班患龋齿总人数为 35 人。该社区护士通过调查走访，了解了小朋友龋齿人数增加的原因，将调查走访资料整理成册，并在征得家长同意后为小朋友建立了社区健康档案。后由社区居委会牵头在幼儿园举办"保护牙齿"的公益宣讲会，指导小朋友爱护牙齿并正确刷牙。

请问：

1. 该幼儿园小朋友龋齿发生率该如何计算？
2. 社区护士在调查过程中为小朋友建立社区健康档案，其建立流程是什么？

Note

第一节　社区护理中常用的评价指标

在社区护理实践工作中,为保证护理计划的实施质量,实现护理目标,评价干预措施的效果等,通常都会设置一些评价指标。本节从社区居民健康状况评价指标、社区卫生服务评价指标两方面进行阐述。

一、社区居民健康状况评价指标

(一) 人口统计指标

人口统计指标包括人口总数及人口构成、出生率、死亡率。

1. 人口总数及人口构成　人口总数是指一个国家或地区在特定时间存活的人口数量。人口构成是指人口在年龄、性别、职业、文化程度等基本特征方面的构成情况。社区的人口普查工作可提供基本的人口总数和人口构成的资料。

2. 出生率　指某地某年活产婴儿总数与该地同年平均人口数的比例,通常用千分率表示。该指标可粗略地反映一个国家或地区人口的生育水平。

$$出生率 = \frac{某地某年活产婴儿总数}{该地同年平均人口数} \times 100‰$$

3. 死亡率　指在一定期间(通常是 1 年)内,某地某年死亡人口数占该地同年平均人口数的比例,一般用千分率表示。该指标是测量人群死亡危险最常用的指标。

$$死亡率 = \frac{某地某年死亡人口数}{该地同年平均人口数} \times 100‰$$

知识拓展

　　某地某期间(通常是 1 年)内平均人口数的计算方法有两种:①该期间的期初人口数与期末人口数之和除以 2 即得;②该期间的中间时间点的人口数作为期间平均人口数。

(二) 疾病统计指标

疾病统计指标包括发病率、罹患率、患病率、感染率、病死率、存活率、治愈率等。

1. 发病率　指一定期间(一般为 1 年)内,某人群中某病新发病例出现的频率。

$$发病率 = \frac{一定期间内某病新发病例数}{同期暴露人口数} \times K$$

式中,K 为比例基数,$K = 100\%$、1000‰、10000/万或 100000/10 万等。

若在统计期间内,某人多次患病,则应多次计为新发病例数。发病率可按不同的特征(如年龄、性别、职业、民族或种族、婚姻状况等)分别统计,称为发病专率。

2. 罹患率 罹患率与发病率都是衡量人群新发病例发生频率的指标,通常是指短时间和小范围内的发病率。观察时间可以是月、旬、周、日,或一个疾病流行期或暴发期,其优点是可以根据暴露程度精确地测量发病频率,适用于局部地区疾病的暴发,如食物中毒、传染病及职业中毒等暴发流行情况。

3. 患病率 又称现患率,指一定期间内某病的病例数(包括新、旧病例)与同期平均人口数之比。

$$患病率 = \frac{一定期间内某病的病例数}{同期平均人口数} \times K$$

4. 感染率 指一定期间内被观察的人群中,感染某病的人数所占的比例。

$$感染率 = \frac{一定期间内某病的感染人数}{被观察人数} \times 100\%$$

5. 病死率 指在一定期间(通常为 1 年)内,因该病死亡的人数占该病全部病例数的比例。

$$病死率 = \frac{一定期间内某病的死亡人数}{同期患该病的人数} \times 100\%$$

6. 存活率 指以病人随访期为基础,在随访期终止时仍存活的病例数,与随访期间全部病例数之比。该指标可作为某些慢性病的远期治疗效果评价,一般以 5 年为一个期限,即 5 年存活率。

$$n\,年存活率 = \frac{随访\,n\,年存活的病例数}{随访\,n\,年全部病例数} \times 100\%$$

7. 治愈率 指某病的治愈人数与接受治疗的人数之比。

$$治愈率 = \frac{某病的治愈人数}{接受治疗的人数} \times 100\%$$

二、社区卫生服务评价指标

(一) 社区居民的群体健康指标

社区居民的群体健康指标包括社区居民就诊率,疫苗接种率,老年人、孕产妇、儿童及慢性病病人等重点人群的保健服务情况,社区居民健康知识知晓率,健康行为形成率等。

(二) 社区卫生服务满意度评价指标

社区卫生服务满意度评价指标包括社区居民对社区护理服务技术的满意度、服务态度的满意度及对社区护理服务价格的满意度等,同时也包括社区护士对本人工作内容的满意度。

(三) 社区卫生资源投入评价指标

社区卫生资源投入评价指标包括社区卫生服务中心的数量、人员配备情况、人均卫生服务经费、社区卫生服务专项经费等。

(四) 社区卫生服务影响力评价指标

社区卫生服务影响力评价指标是反映社区卫生健康护理服务对社区居民健康水平和健康质量所起的作用,以及对社会经济和社区文明事业的贡献。

(李 娟)

第二节　建立社区健康档案的意义

一、社区健康档案的概念

社区健康档案是医疗卫生机构为城乡居民提供医疗卫生服务过程的规范记录,是以居民个体健康为核心、贯穿整个生命过程、涵盖各种健康相关因素的系统化文件记录。社区居民电子健康档案是人们在健康相关活动中直接形成的具有保存备查价值的电子化历史记录,是记录生命全周期健康状况的数字化档案。

二、建立社区健康档案的目的

通过社区健康档案的建立,可以全面地掌握社区居民及社区家庭的健康状况和社区卫生资源利用状况,动态掌握社区居民现存的或潜在的健康问题,便于有针对性地实施社区健康干预。具体目标:①满足城乡居民卫生服务需求,提高自我保健能力;②开展循证个体医疗服务,实施医疗、预防、保健等医学措施;③实施循证群体健康管理;④提供科研教学资源;⑤满足健康决策需求;⑥评价服务质量。

三、建立社区健康档案的意义

建立健全社区健康档案,对于落实社区卫生服务发挥着重要作用。

(一) 获取社区居民的健康信息

通过社区健康档案可以了解社区居民的健康信息,分析社区居民存在的问题,为社区居民的健康需求提供支持。

(二) 为社区医疗人员的服务提供依据

医疗人员通过对社区健康档案的了解,可以快速、全面、系统地了解居民的健康问题、健康需求及相关背景,为社区居民提供综合性、连续性和高质量的医疗保健服务。

(三) 有助于提升社区卫生服务机构的质量

社区健康档案为评价社区卫生服务质量和技术水平提供资料,是社区卫生机构服务评价或绩效考核数据的重要来源,可以不断提升医疗质量和技术水平。

(四) 为医疗卫生部门制订政策提供参考

社区健康档案可向基层社区卫生服务机构和上级行政管理部门提供居民对各种卫生服务的利用信息,以分析居民健康需求的满足情况,为政府对公共卫生的投入以及为制订社区卫生政策方针提供参考。

（五）为医学教育和科研提供素材

社区健康档案为全科医学和社区护理学的教学和科研工作，以及为社区卫生服务人员继续教育的相关培训提供良好的素材。

（六）其他作用

社区健康档案的原始记录具有公正、客观、系统和完整等特点，当遇到医疗纠纷或有关案件需要提供当事人在社区卫生服务中涉及的原始信息时，可成为处理法律纠纷的有效证据资料。

第三节　社区健康档案的种类和主要内容

一、社区健康档案的种类

（一）个人健康档案

个人健康档案是记录自然人从出生到死亡的整个过程中健康状况的发展变化以及所接受的各项卫生服务的总和。由封面、个人健康资料、病情流程表、周期性健康体检记录、慢性病病人随访记录等组成。

1. 封面　目的是方便归类、查找及保存，要求填写完整、规范。封面内容主要包括档案号、身份证号、姓名、性别、学历、职业、家庭住址、建档医生、建档护士、建档日期等。

2. 个人健康资料　多采用以问题为导向的医疗记录，包括个人基本资料、健康问题目录、健康问题描述及进展记录等。

（1）个人基本资料。①基本信息：如姓名、性别、出生年月、学历、职业、婚姻状况、种族、医疗保障、药物过敏、身高、体重、血型、社会经济状况等；②健康行为资料：如吸烟、饮酒、饮食习惯、运动状况等；③心理行为评估：如就医行为、社会适应能力、精神状况评价等；④既往史：如住院史、手术史、药物过敏史、外伤史、有无残疾等；⑤家族史：如家庭成员患某种遗传病史等；⑥社会支持：如与家庭成员、领导、同事、亲戚朋友、邻里之间的关系等；⑦特殊事件：如失业、离婚、丧偶、意外事故等。

（2）健康问题目录。记录的问题指过去影响、现在正在影响或将来还要影响病人健康的异常情况。健康问题目录分慢性问题目录和暂时性问题目录，前者是指长期存在和未解决的问题；后者是指急性、一过性或自限性健康问题。

（3）健康问题描述及进展记录。将问题表中的每一问题依序号逐一进行描述，问题描述通常采用 SOAP 格式，即按照 S、O、A、P 的顺序进行描述。①S：病人的主观资料（subjective information，S），指病人的主诉、症状、患病史、家族史、社会生活史等，医生的主观看法不可加入其中，尽量按病人的陈述来记录；②O：客观资料（objective information，O），指记录诊疗过程中医务人员所观察到的数据，包括体征、实验室检查以及病人的心理、行为测试结果等；③A：健康问题的评价（assessment，A），指问题描述的关键部分，完整的评估应包括诊断、鉴别诊断、与其他问题的关系、问题的轻重程度及预后等；④P：对健康问题的处理计划（plan，P），指针对每一问题提出的诊断、治疗、预防、保健、康复和健康教育计划等。

3. 病人流程表 又称问题进展表。流程表通常以列表的形式描述病情在一段时间内的变化情况,包括症状、体征、辅助检查、用药、行为等的动态情况。病人流程表主要应用于患有慢性病和某些特殊疾病的病人或者需要重点随访的病人的观察,并非全部健康问题必备流程表,对不同病种的流程表,记录的项目也可不同。

4. 周期性健康体检记录 指采用标准化、格式化的健康体检表,针对个体不同年龄、性别和健康危险因素而设计的健康体检项目,如老年人健康体检表、婴幼儿健康体检表、妇女健康体检表等。

5. 慢性病病人随访记录 医务人员定期访问病人,了解病人病情,观察病情变化。慢性病病人随访记录包括疾病管理教育、病人健康监测、用药指导、生活方式指导以及心理支持和社会支持。

(二)家庭健康档案

家庭健康档案(family health record)是社区工作人员以家庭为单位进行服务的重要依据,是社区健康档案的重要组成部分,主要包括封面、家庭基本资料、家庭评估资料、家庭主要健康问题目录、家庭成员健康资料等。

1. 封面 内容简洁、直观,容易查找,主要包括档案号、户主姓名、家庭住址、联系电话、建档医生、建档护士等。

2. 家庭基本资料 包括家庭成员情况表、居住状况、生活周期、居住条件、家庭收支等。

3. 家庭评估资料 是对家庭结构、功能等方面资料的记录,一般包括对家庭结构、功能、生活周期的评估等。评估通常以量表的形式完成,如家庭功能评估常用 APGAR 量表完成,家庭适应度和凝聚度用 FACES 量表完成等。

4. 家庭主要健康问题目录 包括家庭内部较重大的健康问题或与健康密切相关的社会问题、家庭评估结果等。

5. 家庭成员健康资料 同个人健康档案。

(三)社区健康档案

社区健康档案(community health record)是了解社区卫生工作状况、确定社区主要健康问题及制订卫生保健计划的重要文献资料。社区健康档案主要包括社区基本资料、社区卫生服务资源、社区卫生服务状况、社区居民健康状况四个部分内容。

1. 社区基本资料

(1)社区的人口学资料:包括社区的总人数、老年人口数、文化构成、年龄性别构成(人口金字塔)、出生率、死亡率、人口自然增长率、种族特征、家庭构成、平均寿命等。

(2)社区的自然环境:如社区的地理位置、范围、自然气候及自然环境状况、卫生设施和卫生条件、水源、交通等。

(3)社区的人文和社会环境状况:社区居民的教育水平、宗教及传统习俗、消费水平及意识、社会团体的发展情况及作用、婚姻状况、家庭功能、公共秩序等。

(4)社区的经济状况:以一年为单位,用表格动态反映社区经济发展情况。表格内容包括家庭总收入、人均收入、消费水平、就业率、失业率等。

2. 社区卫生服务资源 社区内能够被动员起来为社区健康服务的人力、物力和财力资源,包括医院、保健所、防疫站、社区卫生服务中心、私人诊所、福利院、敬老院、老年公寓、医学院校和护理学校、居委会、志愿者协会等,为居民提供协调性保健服务。

3. 社区卫生服务状况 主要涵盖：①年门诊量、常见病因、常见健康问题、门诊服务内容种类；②家庭访视的人次、原因及结果；③转诊人次、转诊率、转诊原因、转诊问题分类；④住院率、患病种类、平均住院时间、转归等。

4. 社区居民健康状况

（1）社区健康问题的分布：社区人群的发病率、患病率及疾病构成、病死率及残疾率。

（2）社区居民健康危险因素评估：主要包括吸烟人数、酗酒人数、不良饮食习惯、缺乏锻炼、紧张的工作环境、生活压力事件、人际关系紧张、不好的就医行为、获得卫生服务的障碍等。

（3）社区患病、死亡资料：社区疾病谱、死因谱等。

（4）社区流行病、传染病的流行与监控情况。

二、社区健康档案的内容

（一）健康档案封面

健康档案封面包括个人姓名、现住址、户籍地址、联系电话、乡镇（街道）名称、村（居）委会名称、建档单位、建档人、责任医生、建档日期。封面页包括居民对应的 17 位编码，该编码是以国家统一的行政区划代码与居民建档顺序相结合进行编制，并将建档居民的身份证号作为身份识别码，让每个居民拥有唯一的健康档案编码。建立居民身份唯一识别机制，是满足居民电子健康档案唯一性和有效性的基本条件，是实现电子健康档案共享应用的基础性保障，也为实现信息平台的资源共享奠定了基础。

（二）个人基本信息表

居民首次建档时需要填写个人基本信息表，包括个人基础信息和基本健康信息。基础信息包括姓名、性别、出生日期、常住类型、文化程度、职业、婚姻状况、医疗费用支付形式等；基本健康信息包括药物过敏史、暴露史、既往史、家族史、遗传病史、残疾情况和生活环境等。

（三）周期性健康体检记录

居民首次建档进行健康体检时，以及为老年人、高血压病人、2 型糖尿病病人和重性精神障碍病人等重点人群进行年度健康体检时需填写周期性健康体检记录，内容主要包括症状、一般状况、生活方式、脏器功能、查体、辅助检查、主要现存健康问题、住院治疗情况、主要用药情况、非免疫规划预防接种史、健康评价及健康指导等。

（四）诊疗服务记录

诊疗服务记录包括接诊、会诊、双向转诊记录。接诊记录是居民由于急性或短期健康问题接受咨询或接受医疗卫生服务时使用，记录信息应如实反映居民接受服务的具体全过程；会诊记录通常在居民接受会诊时使用，由责任医师填写会诊原因、会诊意见等；双向转诊转出时需填写双向转诊记录单，内容包括病人病情初步判断、主要现病史、既往史、治疗经过、康复建议等。

（五）重点人群健康管理档案

针对社区内的 0～6 岁儿童、孕产妇、老年人、慢性病病人和重性精神障碍病人等人群还需建立相应的重点人群健康管理档案。

1. 儿童健康管理服务记录 主要根据儿童的不同年龄阶段填写健康体检表,记录内容有所差别。另附有 0～3 岁男、女儿童的生长发育检测图,根据儿童的体重与身高的健康体检结果记录儿童的生长曲线,便于动态观察和管理儿童的生长发育情况。还包括 0～3 岁儿童的中医药健康管理服务记录表,主要在儿童不同年龄阶段随访时填写。

2. 孕产妇健康管理服务记录 包括孕早、中、晚期健康管理内容。

(1)第 1 次产前随访服务记录:孕妇在孕 13 周前第一次接诊时由医生填写并记录,主要包括孕次、产次、末次月经、孕周、预产期、妇产科手术史等信息,还包括孕妇的体质指数、体格检查(体检)、妇科检查和辅助检查,以及对孕妇总体情况的评估和保健指导内容等。

(2)第 2～5 次产前随访服务记录:由有助产技术服务资质的医疗卫生机构对产妇进行相应检查后填写,主要包括孕周、主诉、体重、产科检查、辅助检查及健康指导等内容。

(3)产妇家庭访视记录:产妇出院后一周内由医务人员到产妇家中进行产后检查时填写,主要包括健康状况,心理状况,血压、乳房、恶露、伤口等检查记录和健康指导内容。

(4)产后 42 天健康体检记录:与产妇家庭访视记录表内容相似,根据产妇恢复情况记录产妇家庭访视处理结果。

3. 老年人健康管理服务记录 包括生活方式、健康评估、体格检查(体检)、辅助检查和健康指导等服务内容的记录。另外,还包括老年人中医药健康管理服务记录,主要针对辖区内 65 岁及以上常住居民提供每年 1 次的中医药健康管理服务,内容主要包括中医体质辨识和中医药保健指导。

4. 高血压病人和 2 型糖尿病病人的健康管理服务记录 包括病人的症状和体征、生活方式指导、辅助检查、服药依从性、药物不良反应、低血糖反应、随访分类、用药情况、转诊及下次随访时间等慢性病随访监测记录,为制订针对慢性病病人的干预措施提供依据。

5. 重性精神障碍病人健康管理服务记录 对于重性精神障碍病人除了需填写个人信息外,还应填写重性精神障碍病人个人信息补充表,在每次随访时还应填写随访服务记录表。

6. 肺结核病人健康管理服务记录 针对辖区内确诊的常住肺结核病人实施随访服务,并由医师填写记录表。在首次入户访视后,需填写肺结核病人第一次入户随访记录表。若继续为肺结核病人实施随访服务,则需要填写肺结核病人随访服务记录表,内容与初次入户随访记录表相似,主要增加了对药物不良反应、并发症或合并症、转诊情况及处理意见等。若需要对肺结核病人终止随访服务,则需在记录表中具体写出停止治疗的原因及全程管理情况等信息。

第四节　社区居民健康档案的建立与管理

健全的制度是社区健康档案完整反映个体、家庭和社区健康状况的重要保障。

一、社区居民健康档案的建立

(一)建立方式

乡镇卫生院、村卫生室、社区卫生服务中心(站)负责首次建立居民健康档案。根据接受社区卫生服务的对象不同进行分类后,建立健康档案,其中,社区的 0～6 岁儿童、孕产妇、老年人、慢性病病人、重性精神障碍病人等重点人群为优先建档对象。确定建档对象的具体流程见图9-1。

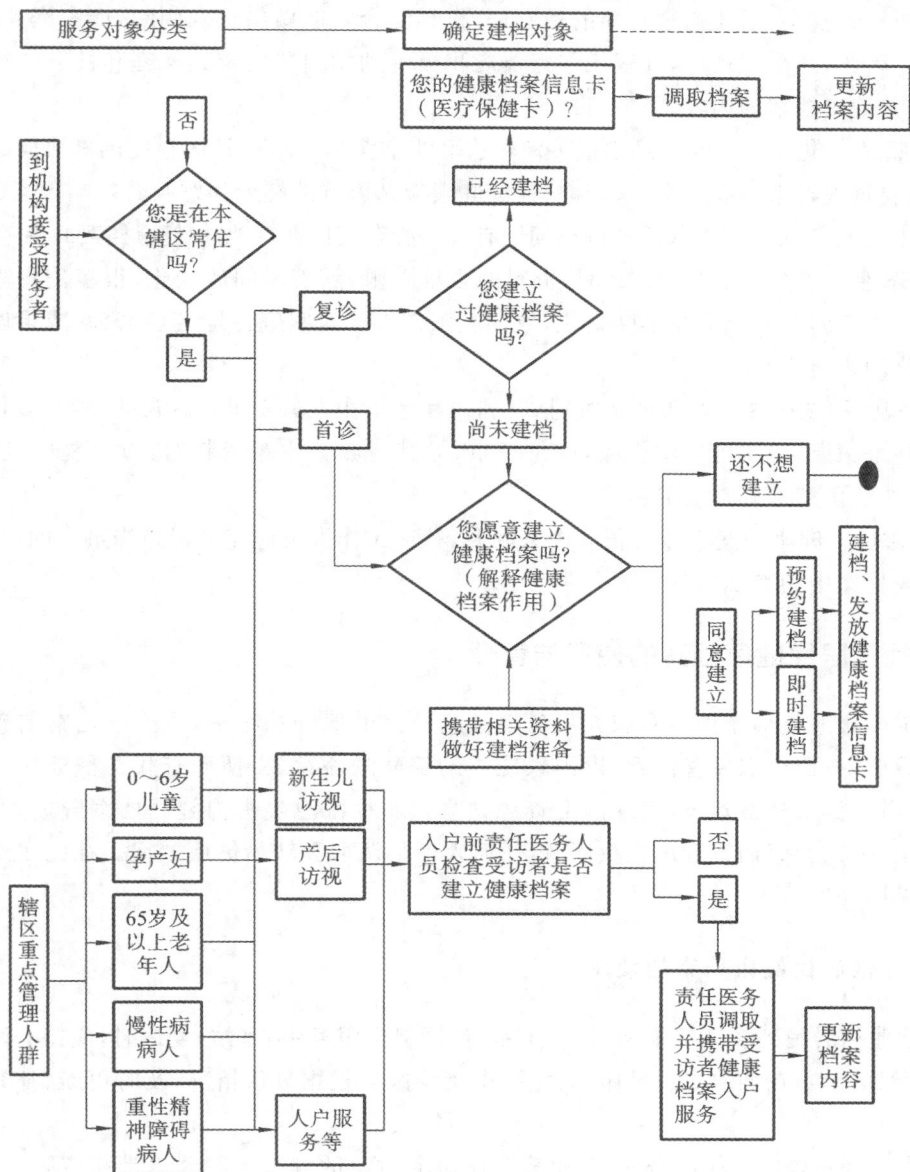

图 9-1 确定建档对象流程图

1. 个别建档 辖区居民到乡镇卫生院、村卫生室、社区卫生服务中心（站）接受服务时，由医务人员负责为居民建立居民健康档案，并根据居民主要健康问题和服务提供情况填写相应记录，并发放居民健康档案信息卡。

2. 随访建档 通过入户服务（调查）、疾病筛查、健康体检等多种方式，由乡镇卫生院、村卫生室、社区卫生服务中心（站）组织医务人员拜访社区家庭或居民工作现场，为辖区内居民建立健康档案，并根据居民主要健康问题和服务提供情况填写相应记录。

（二）建立原则与要求

社区健康档案的建立应遵循自愿与引导相结合的原则，在建档过程中，还要满足以下建档要求。

1. 完善性 健康档案中的内容,有些问题通过短期观察和了解即可做出评判,如基本情况;而有些问题较为复杂,需要通过长期的观察、分析和综合才能做出正确判断,如家庭关系、社会适应状态等。因此,初步建档后,社区工作人员应积极主动发现居民及其家庭和社区的相关健康问题,不断完善健康档案的内容。

2. 前瞻性 健康档案的记录不仅关注过去和当前个体、家庭、社区存在的健康问题及影响因素,同时也要重视将来可能对个体、家庭、社区健康带来影响的健康问题及其影响因素。在资料收集阶段,社区工作人员应注意收集与健康问题有关的所有信息资料,增加健康档案的参考价值。

3. 动态性 初次建立健康档案时,资料的收集有限,随着时间的变化,很多信息需要进一步完善。如由于家庭及其成员在不断变化,故社区工作人员对家庭住址变迁、家庭成员增加或减少等发生变化的资料要及时更新。

4. 客观性和准确性 健康档案资料收集时,社区工作人员应本着客观的原则,以科学严谨的态度进行规范记录,决不可弄虚作假,应付了事,尤其在收集主观资料时,应反复接触相关人员,深入观察,才能了解准确真实的情况。

5. 保密性 健康档案中涉及很多个人隐私,社区工作人员应充分保障当事人的权利,不得随意泄露健康档案中的隐私信息。

二、社区居民健康档案的使用与管理

社区卫生服务机构需指定专职人员负责健康档案的保管和维护,应配置档案信息室和相应的设备及设施,按照要求妥善保管,以国家统一的编号顺序存放,便于查找。积极倡导构建信息平台,完善电子健康档案建设,实现网上资源共享。非社区卫生机构健康档案管理人员,不得随意查阅档案,未经健康档案管理人员同意,任何人不得调取和转借健康档案。社区居民健康档案管理流程见图 9-2。

(一)社区居民健康档案的使用

(1)已建档居民到乡镇卫生院、村卫生室、社区卫生服务中心(站)复诊时,应持居民健康信息卡(或医疗保健卡),在调取居民健康档案后,由接诊医生根据复诊情况,及时更新、补充相应记录内容。

(2)入户开展医疗卫生服务时,应事先查阅服务对象的健康档案并携带相应表单,在服务过程中记录、补充相应内容。已建立电子健康档案信息系统的机构应同时更新电子健康档案。

(3)对于需要转诊、会诊的服务对象,由接诊医生填写转诊、会诊记录。

(4)所有的服务记录由负责医护人员或档案管理人员统一汇总,及时归档。

(二)社区居民健康档案信息的管理

按照国家有关专项服务规范要求,记录内容应齐全完整、真实准确、书写规范、基础内容无缺失。各类检查报告单据和转、会诊的相关记录应粘贴留存归档,如果服务对象需要可提供副本。已建立电子版化验和检查报告单据的机构,化验及检查的报告单据交给居民留存。

1. 建立健全规章制度 社区卫生服务机构应制订健康档案建立、保存、安全、应用、维护等各项规章制度,指定专(兼)职人员负责档案的管理工作,保证健康档案完整、安全。

2. 妥善保存与维护健康档案 社区卫生服务机构应配置纸质健康档案保管需求相对应的设

居民健康档案的建立 → 居民健康档案的使用和维护

核查填写内容的完整性、准确性　　　　必要时更新个人基本信息

建立健康档案
- 填写个人基本信息
- 填写健康体检表
- 填写各相关服务记录表
- 填写档案封面
- 核查归档保存
- 发放健康档案信息卡（医疗保健卡）

电子健康档案数据库（档案袋）

复诊或随访 → 调取档案

一般人群就诊者 → 询问病情，并填写接诊记录

重点管理人群：
- 0~6岁儿童
- 孕产妇
- 65岁及以上老年人
- 慢性病病人
- 重性精神障碍病人
- 肺结核病人
- 传染病病人

填写相关重点人群管理记录表

传染病报卡流程

是否需要转、会诊 → 否 / 是 → 填写转、会诊记录

- 到机构就诊者或随访者
出示居民健康档案信息卡（医疗保健卡），调取就诊者健康档案。
- 入户服务或随访重点管理人群
由责任医务人员调取管理对象健康档案。

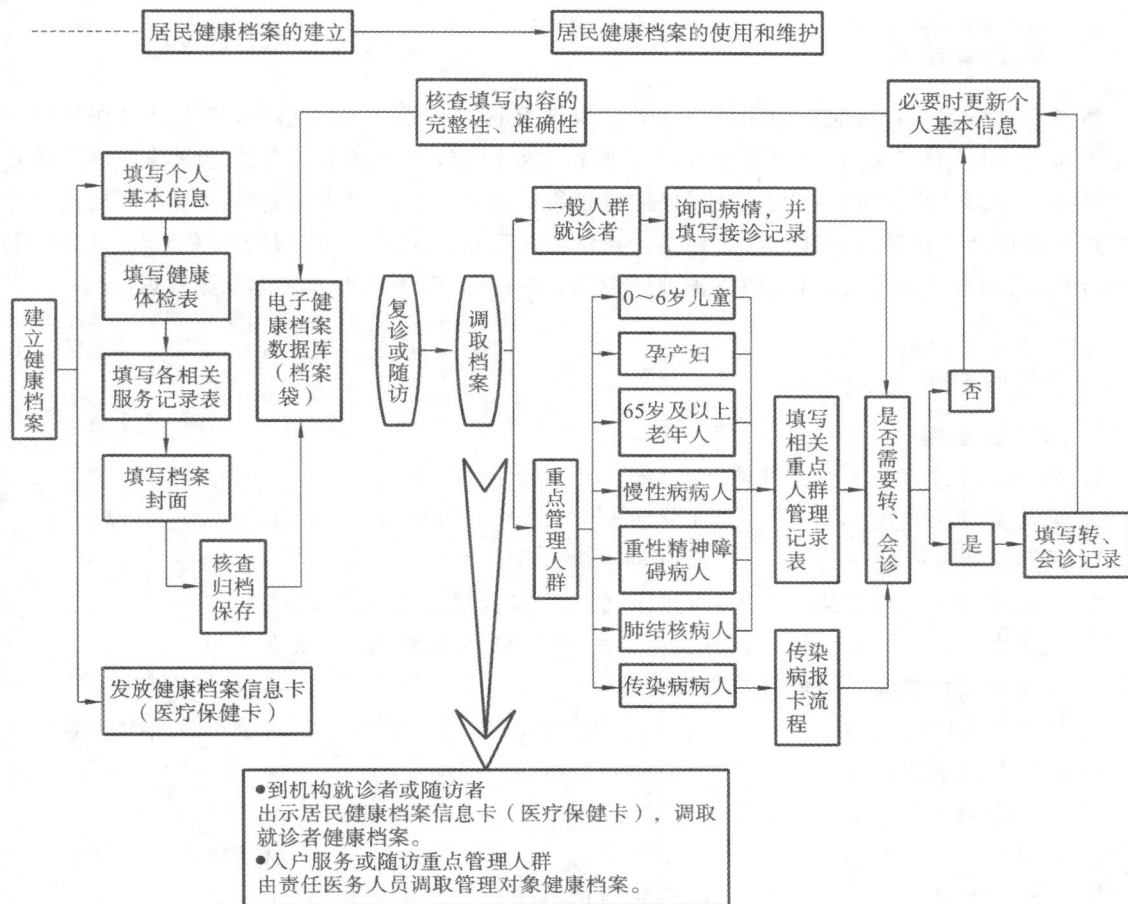

图 9-2　社区居民健康档案管理流程图

备、设施，严格按照防盗、防晒、防火、耐高温、防潮、防尘、防鼠、防虫等要求妥善保管。为了便于查找，存放的档案应按照封面 17 位编码的档案编号顺序摆放，以及参考现有规定中的病历保存年限存放。纸质健康档案应逐步过渡到电子健康档案，电子健康档案应由专（兼）职人员维护。

3. 动态管理与信息更新　采用健康档案建立、管理、应用一体化的管理办法，在基础建档、信息更新、信息应用三个重要环节制订相应规章制度及具体措施，提高健康档案的利用率。

4. 完善电子健康档案　以省（区、市）为单位，统筹社区卫生服务机构信息管理系统建设，推动社区卫生信息平台与社区公共服务综合信息平台有效对接，促进社区卫生服务与其他社区公共服务、便民利民服务、志愿互助服务有机融合和系统集成。

5. 加强档案管理督导与考核　卫生行政主管部门应定期对健康档案的建立与应用管理的质量实施量化考核办法，科学核定建立健康档案的经费补助标准。对档案建立的覆盖率、档案的完整性、信息的准确度，以及社区居民满意度进行综合评价，及时总结值得推广的先进经验，对目前工作中存在的不足进行反馈，开展监督。

6. 终止健康档案管理　当建档对象因死亡、迁出、失访等原因无法收集健康档案资料时，可终止居民健康档案。健康档案管理单位的负责人员应在档案中明示终止原因和终止日期，对于迁出辖区的建档对象，还要记录迁往地点的基本情况、档案交接记录等信息。

（晏　雁）

→ 章末小结

　　本章主要学习了社区居民健康状况评价指标及社区卫生服务评价指标,建立社区居民健康档案的概念、目的及意义,社区健康档案的种类和主要内容,社区健康档案的建立与管理。重点是社区居民健康状况评价指标及社区居民健康档案的建立流程。难点是合理运用社区居民健康状况评价指标及为社区居民建立健康档案。在学习过程中,要善于抓住问题的关键点,具体问题具体分析,找到合适的方法,自觉树立护理的责任感和使命感,不断加强护理职业意识。

→ 直通护考

一、A1/A2 型题

1. 发病率的计算公式中分母是(　　　)。

A. 某病新发病例数　　　　　　B. 被观察人数　　　　　　C. 同期平均人口数

D. 同期暴露人口数　　　　　　E. 同期患病人数

2. 一定期间内人群中某病病例数与同期平均人口数之比是(　　　)。

A. 罹患率　　　B. 患病率　　　C. 感染率　　　D. 发病率　　　E. 存活率

3. 居民健康档案编码中最后 5 位编码是(　　　)。

A. 居民家庭序号编码　　　　　B. 乡镇(街道)编码　　　　　C. 村委会或居委会编码

D. 居民个人序号编码　　　　　E. 县级行政编码

4. 下列不属于个人基本信息表填写内容的是(　　　)。

A. 月收入　　　　　　　　　　B. 家族史　　　　　　　　　C. 既往史

D. 药物过敏史　　　　　　　　E. 饮食习惯

5. 首诊测血压的健康管理服务对象是辖区内多少岁以上常住居民?(　　　)

A. 30　　　　　B. 50　　　　　C. 35　　　　　D. 18　　　　　E. 65

6. 健康档案管理规范的重点人群不包括(　　　)。

A. 0~6 岁儿童　　　　　　　　B. 成人　　　　　　　　　　C. 老年人

D. 高血压病人　　　　　　　　E. 孕产妇

7. 建立居民健康档案的方式包括(　　　)。

A. 入户服务　　　B. 疾病筛查　　　C. 健康体检　　　D. 预约建档　　　E. 以上均是

8. 下列哪项不属于建立居民健康档案的重点人群?(　　　)

A. 0~6 岁儿童　　　　　　　　B. 孕产妇　　　　　　　　　C. 肺结核病人

D. 老年人　　　　　　　　　　E. 青年人

9. 居民健康档案管理服务的对象是(　　　)。

A. 辖区内常住居民,具体指居住半年以上的户籍居民

B. 辖区内常住居民,具体指居住半年以上的户籍及非户籍居民

C. 辖区内常住居民,具体指居住一年以上的户籍居民

D. 辖区内常住居民,具体指居住一年以上的户籍及非户籍居民

E. 辖区内常住居民,具体指居住一年半以上的户籍及非户居民

10. 健康档案建立要遵循的原则是(　　　)。

A. 自愿与引导相结合　　　　　B. 强制建档　　　　　　　　C. 互惠互利

D. 免费原则　　　　　　　　　E. 平等原则

11. 居民健康档案建立过程中统一进行编码,编码制为(　　)。

A. 9 位　　　　B. 15 位　　　　C. 17 位　　　　D. 19 位　　　　E. 21 位

12. 健康体检表的用途不包括(　　)。

A. 居民　　　　　　　　　　　　　　　B. 老年人年度健康体检

C. 2 型糖尿病病人年度健康体检　　　　D. 高血压病人年度健康体检

E. 肺结核病人年度健康体检

13. 建立居民健康档案错误的做法是(　　)。

A. 居民健康档案的建立通常由社区医生单独完成

B. 入户调查建档至少 2 名调查人员一组

C. 入户调查前应张贴或发放《告居民书》

D. 入户调查前做好和当地居委会的协调工作

E. 入户调查时,调查人员必须明确身份或佩戴胸卡

14. 关于居民健康档案的保管,错误的是(　　)。

A. 社区医师保管　　　　B. 社区护士保管　　　　C. 病人自己保管

D. 挂号室人员保管　　　E. 档案室人员保管

15. 居民健康档案的内容不包括(　　)。

A. 健康档案封面　　　　B. 个人基本信息　　　　C. 健康体检表

D. 医疗服务记录　　　　E. 疾病及健康问题

16. 以下哪项不属于社区使用健康档案的内容?(　　)

A. 居民婚姻资料　　　　B. 社区环境状况　　　　C. 社区卫生服务状况

D. 家庭功能评估　　　　E. 社区疾病谱

17. 社区健康档案中错误的说法是(　　)。

A. 个人基本资料是个人健康问题记录中的主要项目

B. 个人、家庭和社区健康档案的资料是完全独立、彼此不能借用的

C. 健康档案要统一编号,集中放在社区卫生服务机构保管

D. 利用计算机建档,资料供多职能团体使用,达到资源共享

E. 记录社区健康问题,评估社区特征及健康需求

二、A3/A4 型题

(18～20 题共用题干)

某地区共有 20 万人口,2020 年患肺癌人数为 500 人。同年因各种疾病死亡的人数有 1000 人,其中有 100 人死于肺癌。

18. 该地区 2020 年死亡率是(　　)。

A. 60/20 万　　　　B. 1000/20 万　　　　C. 500/20 万

D. 100/1000　　　　E. 资料不足,无法计算

19. 该地区 2020 年肺癌的患病率为(　　)。

A. 60/20 万　　　　B. 1000/20 万　　　　C. 500/20 万

D. 100/1000　　　　E. 资料不足,无法计算

20. 根据以上资料,肺癌的病死率是(　　)。

A. 60/20 万　　　　B. 100/1000　　　　C. 500/20 万

D. 100/500　　　　E. 资料不足,无法计算

实　训

实训1　制订社区健康教育计划

【实训目的】

（1）能熟练掌握社区健康教育评估、计划制订、实施以及评价方法，并能在实际工作中开展健康教育活动。

（2）在开展社区健康教育活动中，能培养良好的沟通能力与团队合作意识。

【实训准备】

1. 教师准备　选定一个社区（或模拟一个社区），准备该社区基本资料。

2. 学生准备　复习社区健康教育相关理论知识。

【实训内容】

（1）对该社区进行社区护理评估。

（2）根据社区实际情况，制订社区健康教育计划。

【实训流程】

1. 教师布置任务　全班同学每5～6人分为一组，每组推选出1名组长，带领小组成员共同讨论。

2. 选择健康教育对象　进入社区或根据模拟社区情况，确定健康教育对象。

3. 选择合适的评估方法　对健康教育对象的一般状况、健康问题、生活方式、学习能力等方面进行评估。

4. 确定健康教育对象存在的健康问题　针对存在的健康问题确定健康教育优先项目。

5. 确定健康教育的目标　目标应针对性强、切实可行、力所能及。

6. 撰写社区健康教育计划

（1）确定健康教育内容：内容应科学、实用、通俗易懂。

（2）确定健康教育方法：方法应容易被受教育者所接受，简单、方便。

（3）选择健康教育材料：材料应符合教育内容的要求。

（4）组织与培训：确定组织网络和执行人员。

（5）安排项目活动日程。

（6）设计检测与评价方法。

【实训总结】

根据小组讨论情况，教师对各小组制订的健康教育计划进行点评，学生完成实训报告。

Note

（张奕蓉）

实训 2　新生儿和产妇的家庭访视

【实训目的】

（1）在新生儿的家庭访视中能够准确评估婴儿营养状态和生长发育情况。

（2）在产妇的家庭访视中能够准确评估产妇身体恢复情况及做好健康宣教。

【实训准备】

1. 教师布置任务　根据案例布置学生角色扮演任务，指导学生分组，明确各组分工。

2. 学生接受任务　学生小组讨论，对所需知识进行复习并在实训室提前预习操作。

3. 用物准备　产妇家庭访视专用包（口罩、帽子、手套、鞋套、无菌手套、体温枪、体重计、婴幼儿裤兜、皮尺、听诊器、血压计、0.5%碘伏、棉签、胶布、手快速消毒液、黄色垃圾袋、产妇家庭访视记录表（见附表 1）、新生儿访视记录表（见附表 2）、产后抑郁筛查表、儿童接种宣传册等健康教育宣传本）、访视员工作证、有效身份证。

【实训内容】

新生儿：

（1）观察新生儿一般情况：面色、精神、呼吸、哭声和吸吮情况。

（2）测量体重、体温、身长，听心肺，检查头颈部、口、鼻、眼、耳、脐部和臀部有无异常。

（3）边检查边询问有关病史，询问新生儿出生孕周、出生体重、有无窒息、计划免疫、出院后的喂养情况、睡眠情况、大小便情况、新生儿听力及代谢性疾病筛查结果等。

产妇：

（1）观察产妇的一般状况、精神状况和心理是否有抑郁症状。

（2）了解本次分娩过程、分娩方式、胎产次、会阴切开或腹部伤口情况，有无产后出血、感染等异常情况。

（3）测量体温、血压。

（4）观察子宫恢复情况、产后恶露情况。

（5）根据产妇测评表进行心理状况评估。

（6）健康宣教。

①休养环境：产妇居住的房间要安静、舒适、清洁，空气要流通，室温要适宜。

②休息与活动：产妇要有充足的睡眠时间，保证产后体力恢复。若是顺产的健康产妇，产后第二天可下床进行适当运动，同时开始做产后康复操（产妇若出现大出血、发烧、严重合并症与并发症，会阴严重裂伤等情况，不宜做产后体操）。

③喂养指导：早产儿、低出生体重儿出生两周后开始每天补充维生素 D，每天 1 滴，观察大便无异常，则每 2～3 天加量，逐步加量至 600～800 IU（6～8 滴），连续服用 3 个月后，改为每天 400 IU；足月儿从出生两周后开始每天补充维生素 D 400 IU，至 2 岁停止。

④皮肤护理：新生儿注意保持皮肤清洁、干爽。脐带未脱落时，可用 75%酒精擦拭其根部，预防感染。

⑤针对性指导：对新生儿疫苗接种反应、溢奶、打嗝、黄疸、湿疹等结合实际情况进行指导。

Note

【实训流程】

(1) 访视人员带上工作证,着装整齐,备齐物品。

(2) 按门铃或敲门,自我介绍,说明来访的目的,与产妇及家属沟通,取得信任。

(3) 进入产妇房间前,穿好鞋套、洗手、戴帽子、戴口罩。

(4) 先访视新生儿再访视产妇,并做好记录。

【实训总结】

根据小组讨论情况,小组互评、教师点评,学生完成实训报告。

附表 1　产妇家庭访视记录表

姓名:　　　　　　　　　　　　　　　　　　　　　　　　　　　　　　　　编号□□□-□□□□□

随访日期	年　　　月　　　日			
分娩日期	年　　月　　日		出院日期	年　　月　　日
体温/℃				
一般健康情况				
一般心理状况				
血压/mmHg				
乳房	1 未见异常　2 异常			□
恶露	1 未见异常　2 异常			□
子宫	1 未见异常　2 异常			□
伤口	1 未见异常　2 异常			□
其他				
分类	1 未见异常　2 异常			□
指导	1 个人卫生 2 心理 3 营养 4 母乳喂养 5 新生儿护理与喂养 6 其他			□/□/□/□/□
转诊	1 无　2 有 原因: 机构及科室:			□
下次随访日期				
随访医生签名				

填表说明:

1. 本表为产妇出院后一周内由医务人员到产妇家中进行产后检查时填写。

2. 一般健康状况:对产妇一般健康情况进行检查,并具体描述和填写。

3. 一般心理状况:评估产妇是否有产后抑郁的症状。

4. 血压:测量产妇血压,填写具体数值。

5. 乳房、恶露、子宫、伤口:对产妇进行检查,若有异常,具体描述。

6. 分类:根据此次随访情况,对产妇进行分类,若为其他异常,具体写明情况。

7. 指导:可以多选,未列出的其他指导请具体填写。

8. 转诊:若有需转诊的情况,具体填写。

9. 随访医生签名:随访完毕,核查无误后随访医生签名。

附表2　新生儿家庭访视记录表

姓名：　　　　　　　　　　　　　　　　　　　　　　　　　　　编号□□□-□□□□□

性别	1男　2女　9未说明的性别 0未知的性别　　　　　　□	出生日期	□□□□　□□　□□
身份证号		家庭住址	

父亲	姓名	职业	联系电话	出生日期
母亲	姓名	职业	联系电话	出生日期

出生孕周　　　　　周	母亲妊娠期患病情况：1无　2糖尿病　3妊娠期高血压　4其他　□
助产机构名称：	出生情况：1顺产　2胎头吸引　3产钳　4剖宫 5双多胎　6臀位　7其他　　　　　　　　　□
新生儿窒息　1无　2有 （Apgar评分：1 min　5 min　不详）　□	畸形　1无　2有　　　　　　　　　　　　□

新生儿听力筛查：1通过　2未通过　3未筛查　4不详　　　　　　　　　　　□

新生儿疾病筛查：1未进行　2检查均阴性　3甲低　4苯丙酮尿症　5其他遗传代谢病　□/□

新生儿出生体重　　　kg	目前体重　　　　kg	出生身长　　　cm
喂养方式　1纯母乳　2混合　3人工□	吃奶量　　　mL/次	吃奶次数　　次/日
呕吐　1无　2有　　□	大便　1糊状　2稀　3其他　□	大便次数　　次/日
体温　　　℃	心率　　　次/分	呼吸频率　　次/分
面色　1红润　2黄染　3其他　□	黄疸部位　1无　2面部　3躯干　4四肢　5手足　□/□/□/□	

前囟　　　cm×　　　cm　1正常　2膨隆　3凹陷　4其他　　　　　　　　　　□

眼睛　1未见异常　2异常　□	四肢活动度　1未见异常　2异常　□
耳外观　1未见异常　2异常　□	颈部包块　1未见异常　2异常　□
鼻　1未见异常　2异常　□	皮肤　1未见异常　2湿疹　3糜烂　4其他　□
口腔　1未见异常　2异常　□	肛门　1未见异常　2异常　□
心肺听诊　1未见异常　2异常　□	胸部　1未见异常　2异常　□
腹部触诊　1未见异常　2异常　□	脊柱　1未见异常　2异常　□
外生殖器　1未见异常　2异常　□	

脐带　　1未脱　2脱落　3脐部有渗出　4其他　　　　　　　　　　　　　　□

转诊建议　1无　2有　　□
原因：
机构及科室：

指导　1喂养指导　2发育指导　3防病指导　4预防伤害指导　5口腔保健指导　6其他　□/□/□/□/□

末次访视日期　年　月　日	下次随访地点
下次访视日期　年　月　日	随访医生签名

（戴贵花）

实训3　高血压病人慢性病管理

【实训目的】

（1）掌握沟通技巧。能合理利用沟通技巧，与家庭访视对象进行有效沟通，系统地收集高血压病人的资料。

（2）掌握高血压病人的慢性病管理评估。通过与病人的沟通交流，掌握病人对高血压的认知程度、血压监测情况、治疗态度与信念，以及服药依从性情况、疾病的控制情况。

（3）制订个体化管理方案。根据对病人进行全面健康评估的结果，与病人一同制订个体化生活方式＋药物治疗管理方案，并根据管理方案对病人实施疾病管理。

【实训准备】

1. 教师准备　联系社区卫生服务中心，确定1～3名高血压病人家庭访视与评估对象，提前一周和家庭访视对象及其家庭进行实训前沟通。

2. 学生准备　复习社区高血压病人慢性病管理相关理论知识。重点掌握高血压分级评定，初步掌握高血压用药指导，制订个体化管理方案，并根据管理方案对病人实施疾病管理。

3. 用物准备　包括一般用物：家庭访视包（内装血压计、听诊器、体温计、手电筒、量尺、剪刀、碘伏、棉签、纱布、pH试纸、常用规格注射器、洗手消毒液等）；特殊用物：根据家庭访视任务准备所需物品。

【实训内容】

根据学生人数进行分组，每组由1名具有丰富护理经验、责任心强的社区护士负责带教。

1. 为社区老年高血压病人建立个人信息档案　系统地收集病人的资料，详细记录病人基本信息（包括性别、年龄、居住情况、有无配偶、受教育程度、个人月均收入等），个人健康信息，个人既往病史（包括心脑血管疾病、慢性呼吸系统疾病、糖尿病及其他慢性病的诊断、治疗、管理等情况），病人家族史，身体测量指标，相关检查结果等信息，以及病人生活方式（饮食及生活习惯）、家庭关怀度、人际关系等。全面了解病人的危险因素。

2. 评估　跟随社区护士向病人进行自我介绍，并在与病人的沟通交流中掌握其对高血压的认知程度、血压监测情况、治疗态度与信念、服药依从性、疾病的控制等情况，明确病人潜在的风险因素。通过实际监测血压，确定是否为高危人群或慢性病人群。根据对病人的全面评估结果，与病人一同制订个体化生活方式＋药物治疗管理方案，确定适合病人的血压目标值，并根据管理方案对病人实施疾病管理。2周之后评估病人血压控制水平，评估血压是否达标。

3. 具体干预内容

（1）健康宣教：以通俗易懂的语言一对一宣教高血压相关知识、并发症防控等内容，耐心地为病人答疑解惑。同时可利用互联网、微信、手机短信等平台，向病人及其家属推送高血压相关知识、并发症防控等内容。如有条件，社区卫生服务中心开展小班课的形式对病人进行健康宣教，在社区内开展高血压相关知识讲座和免费体检，加深病人对高血压防治知识的认知，使病人认识到遵医用药的重要性，促使病人掌握血压监测的方法。

（2）心理状态的管理干预：由于高血压病程长，在长期治疗过程中病人易出现负面情绪，社区护士应多关注病人心理状态的变化,针对性地进行心理疏导,减少病人的情绪波动。

(3)健康管理。在病人遵医用药的同时,社区护士结合病人实际情况为其制订针对性的膳食方案及运动方案,确定运动时间及运动强度,注意劳逸结合,规律作息,保证营养摄入均衡。如有条件,社区护士应进行随访,对高血压病情不稳定者,每2周随访1次,病情稳定者则每季度随访1次,并填写"高血压病人随访服务记录表"(见附表3)。在随访过程中,社区护士对病人的血压水平、用药、饮食、运动情况等进行了解,纠正病人的不良行为,叮嘱病人每天监测血压,记录血压数据。根据监测结果发现问题,并与病人一同分析原因,做出正确的应对措施,调整管理方案。

【实训流程】

1. 教师布置任务 教师提前与学生沟通,确定实训时间、实训目标、实训内容,布置任务,指导学生分组,明确各组分工,并对各组完成任务的过程及质量进行指导督查。

2. 学生接受任务 学生按教师布置任务提前准备,进行小组分工,每组6~8人。

3. 学生实地考察 学生到社区卫生服务中心见习,观察社区实际家庭访视流程,并与相关人员进行交流。

4. 进行家庭访视与评估 一位社区护士和一位教师带领一组学生进入高血压病人家庭进行家庭访视与评估。

【实训总结】

根据小组成员实际访视情况,现场收集资料,提出相关问题,开展小组讨论,社区护士、教师点评,学生完成实训报告。

附表3 高血压病人随访服务记录表

姓名: 　　　　　　　　　　　　　　　　　　　　　　　　　编号□□□-□□□□□

随访日期		年　月　日	年　月　日	年　月　日	年　月　日
随访方式		1门诊　2家庭 3电话　　　□	1门诊　2家庭 3电话　　　□	1门诊　2家庭 3电话　　　□	1门诊　2家庭 3电话　　　□
症状	1 无症状 2 头痛头晕 3 恶心呕吐 4 眼花耳鸣 5 呼吸困难 6 心悸胸闷 7 鼻衄出血不止 8 四肢发麻 9 下肢水肿	□/□/□/□/ □/□/□/□ 其他:	□/□/□/□/ □/□/□/□ 其他:	□/□/□/□/ □/□/□/□ 其他:	□/□/□/□/ □/□/□/□ 其他:
体征	血压/mmHg				
	体重/kg	/	/	/	/
	体质指数/(kg/m²)	/	/	/	/
	心率/(次/分)	/	/	/	/
	其他				

Note

续表

生活方式指导	日吸烟量（支）	/	/	/	/
	日饮酒量（两）	/	/	/	/
	运动	次/周　分/次 次/周　分/次	次/周　分/次 次/周　分/次	次/周　分/次 次/周　分/次	次/周　分/次 次/周　分/次
	摄盐情况（咸淡）	轻中重/轻中重	轻中重/轻中重	轻中重/轻中重	轻中重/轻中重
	心理调整	1 良好　2 一般 3 差　　　　□	1 良好　2 一般 3 差　　　　□	1 良好　2 一般 3 差　　　　□	1 良好　2 一般 3 差　　　　□
	遵医行为	1 良好　2 一般 3 差　　　　□	1 良好　2 一般 3 差　　　　□	1 良好　2 一般 3 差　　　　□	1 良好　2 一般 3 差　　　　□
辅助检查 *					
服药依从性		1 规律　2 间断 3 不服药　　□	1 规律　2 间断 3 不服药　　□	1 规律　2 间断 3 不服药　　□	1 规律　2 间断 3 不服药　　□
药物不良反应		1 无　2 有　□	1 无　2 有　□	1 无　2 有　□	1 无　2 有　□
此次随访分类		1 控制满意 2 控制不满意 3 不良反应 4 并发症　　□	1 控制满意 2 控制不满意 3 不良反应 4 并发症　　□	1 控制满意 2 控制不满意 3 不良反应 4 并发症　　□	1 控制满意 2 控制不满意 3 不良反应 4 并发症　　□
用药情况	药物名称 1				
	用法用量	每天　次 每次　mg	每天　次 每次　mg	每天　次 每次　mg	每天　次 每次　mg
	药物名称 2				
	用法用量	每天　次 每次　mg	每天　次 每次　mg	每天　次 每次　mg	每天　次 每次　mg
	药物名称 3				
	用法用量	每天　次 每次　mg	每天　次 每次　mg	每天　次 每次　mg	每天　次 每次　mg
	其他药物				
	用法用量	每天　次 每次　mg	每天　次 每次　mg	每天　次 每次　mg	每天　次 每次　mg
转诊	原因				
	机构及科别				
下次随访日期					
随访护士签名					

填表说明：

（1）本表为高血压病人在接受随访服务时由社区护士填写。若失访，在随访日期处写明失访原因；若死亡，写明死亡日期和死亡原因。

（2）体征：体质指数（BMI）＝体重（kg）/身高的平方（m²），体重和体质指数斜线前填写目前情况，斜线后填写下次随访时应调整到的目标。如果是超重或是肥胖的高血压病人，要求每次随访时测量体重并指导病人控制体重；正常体重人群可每年测量一次体重及体质指数。如有其他阳性体征，请填写在"其他"一栏。

（3）生活方式指导：在询问病人生活方式时，同时对病人进行生活方式指导，与病人共同制订下次随访目标。

日吸烟量：斜线前填写目前吸烟量，不吸烟填"0"，斜线后填写吸烟者下次随访目标吸烟量。

日饮酒量：指白酒量。斜线前填写目前饮酒量，不饮酒填"0"，斜线后填写饮酒者下次随访目标饮酒量。（啤酒/10＝白酒量，红酒/4＝白酒量，黄酒/5＝白酒量）

运动：填写每周几次，每次多少分钟，即"××次/周""××分/次"。横线上填写目前情况，横线下填写下次随访时应达到的目标。

摄盐情况：根据病人饮食的摄盐情况，按咸淡程度在列出的"轻""中""重"上打"√"，斜线前填写目前摄盐的咸淡情况，斜线后填写病人下次随访目标摄盐情况。

心理调整：根据医生印象选择对应的选项。

遵医行为：指病人是否遵照医生的指导去改善生活方式。

（4）辅助检查：记录病人上次随访到这次随访之间在各医疗机构进行的辅助检查结果。

（5）服药依从性："规律"指遵医嘱服药，"间断"指未遵医嘱服药，频次或数量不足，"不服药"指医生开了处方，但病人未使用此药。

（6）药物不良反应：如果病人服用的降压药有明显的药物不良反应，应具体描述哪种药物，何种不良反应。

（7）此次随访分类：根据此次随访时的分类结果，由随访护士在4种分类结果中选择一项在"□"中填上相应的数字。"控制满意"指血压控制满意，无其他异常；"控制不满意"指血压控制不满意，无其他异常；"不良反应"指存在药物不良反应；"并发症"指出现新的并发症或并发症出现异常。如果病人同时并存几种情况，填写最严重的一种情况，同时结合本次随访情况确定下次随访时间，并告知病人。

（8）用药情况：根据病人整体情况，为病人开具处方，并填写在表格中，写明用法、用量，同时记录其他医疗卫生机构为其开具的处方药。

（9）转诊：如果要转诊，应写明转诊的医疗机构及科室类别，如"××市人民医院心内科"，并在原因一栏写明转诊原因。

（10）下次随访日期：根据病人此次随访分类，确定下次随访日期，并告知病人。

（11）随访护士签名：随访完毕、核查无误后，随访护士签署其姓名。

（罗永刚）

实训 4 手足口病病人的社区管理与护理

【实训目的】

（1）学生通过角色扮演，模拟手足口病病人的社区护理，能熟练掌握手足口病病人的社区管理与护理技能，并能在实际工作中开展健康宣教。

（2）在开展社区手足口病病人护理过程中，具有尊重病人、关爱病人的意识。

【实训准备】

1. 教师准备 准备手足口病病人病例和必要用物（病历本、消毒剂、体温计等），将学生分组并分配任务，提前设计和演练社区居家护理过程。

2. 学生准备 学生课前复习手足口病相关理论知识与护理技能，开展课前演练。

【实训内容】

制订社区手足口病管理方案与护理要点。

【实训流程】

（1）教师介绍实训的要求及目的，讲解手足口病病人的社区护理与管理要点。

（2）教师课前将学生分组并设置任务点，4～6 人为一组，每组推选出 1 名组长，带领小组成员角色扮演，1 人扮演病人，1～2 人扮演家属，1 人扮演医生，1～2 人扮演社区护士，模拟手足口病病人的社区管理与护理，从不同角色体现人文关怀。

（3）通过角色扮演，分组讨论，制订社区手足口病管理方案与护理要点。

（4）学生分组讨论，学生互评，分析和总结本次课的收获和存在的问题。

（5）重现案例：患儿，1 岁 4 个月，13 天前无明显的诱因出现发热，体温高达 39 ℃，无咳嗽、气促、恶心、呕吐，曾在某医院就诊，拟诊断为"发热查因：急性上呼吸道感染？"，经输液治疗，仍有间断发热，体温在 36.8～40 ℃之间波动。今早来社区医院门诊求诊，发现双侧膝关节及足底部散在皮疹，诊断为手足口病。

（6）教师对社区护士制订的护理管理方案和护理要点进行点评。

【实训报告】

根据小组讨论情况，教师对各小组制订的手足口病病人的社区管理方案和护理要点进行点评，学生完成实训报告。

（欧翠翠）

实训 5　家庭访视与评估情景模拟实训

【实训目的】

（1）在家庭访视与评估中，能正确评估访视对象及其家庭并记录。

（2）能合理利用沟通技巧，与家庭访视与评估对象进行有效沟通，在实践中用知识、耐心、爱心与被访视者构建良好的信赖关系。

【实训准备】

1. 教师准备　教师联系社区卫生服务中心，确定家庭访视与评估对象，提前一周和家庭访视与评估对象及其家庭进行实训前沟通。

2. 学生准备　学生复习社区家庭护理相关理论知识。

3. 用物准备　根据家庭访视与评估任务准备所需物品，包括一般用物（家庭访视包，内装血压计、听诊器、体温计、手电筒、量尺、剪刀、碘伏、棉签、纱布、pH试纸、常用规格注射器、消毒液等），以及特殊用物。

【实训内容】

（1）学生实地考察。

（2）进行家庭访视与评估。

【实训流程】

1. 教师布置任务　教师提前与学生沟通，布置任务，指导学生分组，明确各组分工，并对各组完成任务的过程及质量进行指导督查。

2. 学生接受任务　学生按教师布置任务进行小组分工，每组6～8人。

3. 学生实地考察　学生到社区卫生服务中心见习，观察社区实际家庭访视与评估流程，并与相关人员进行交流。

4. 进行家庭访视与评估　一位社区护士和一位教师带领学生进入受访者家庭进行家庭访视与评估。

【实训总结】

根据小组讨论情况，社区护士、教师点评，学生完成实训报告。

（王水秀）

实训6 建立社区居民健康档案

【实训目的】

（1）通过入户服务的方式,说服社区居民建立健康档案。

（2）在为社区居民建立健康档案过程中,能正确运用健康档案并记录。

（3）能合理利用沟通技巧进行有效沟通,在实践中用知识、耐心、爱心与建立健康档案的社区居民构建良好的信赖关系。

【实训准备】

1. 教师准备 教师负责联系社区卫生服务中心,确定入户服务的对象,提前一周和服务对象及其家庭进行实训前沟通。

2. 学生准备 学生复习社区居民健康档案相关理论知识,观看视频,学会视频中工作人员的沟通技巧。

3. 用物准备 社区居民健康档案相关表格等资料、笔记本、笔等。

【实训内容】

（1）学生选择入户服务对象。

（2）学生建立社区居民健康档案。

【实训流程】

1. 教师布置任务 教师提前与学生沟通,布置任务,指导学生分组,明确各组分工,并对各组完成任务的过程及质量进行指导督查。

2. 学生接受任务 学生按教师布置任务进行小组分工,每组6～8人。

3. 学生查阅资料 学生小组讨论,对所需知识进行复习。

4. 学生实地考察 学生到社区卫生服务中心见习,观察社区工作人员建立健康档案的流程,并与相关人员进行交流。

5. 用物准备 社区居民健康档案相关表格等资料、笔记本、笔等。

6. 进行入户服务 一位社区护士和一位教师带领学生进入受访者家庭进行入户服务。

【实训总结】

根据小组讨论情况,社区护士、教师点评,学生完成实训报告。

（李　娟）

References | 主要参考文献

［1］ 卫生部疾病控制司.全国社区慢性非传染性疾病综合防治方案（试行）［J］.中国慢性病预防
与控制,1997,5(3):135-137.

［2］ 徐国辉.社区护理学［M］.4版.北京:人民卫生出版社,2019.

［3］ 周卓轸,乌建平.社区护理［M］.武汉:华中科技大学出版社,2013.

［4］ 邓一洁.老年护理学［M］.北京:北京出版社,2014.

［5］ 姜瑞涛,徐国辉.社区护理［M］.3版.北京:人民卫生出版社,2015.

［6］ 徐国辉,姜瑞涛.社区护理学习指导［M］.北京:人民卫生出版社,2016.

［7］ 李春玉,姜丽萍.社区护理学［M］.北京:人民卫生出版社,2017.

［8］ 邓红,朱秀敏,殷建营.社区护理［M］.北京:中国科学技术出版社,2017.

［9］ 李明子,黄惟清.社区护理学［M］.北京:北京大学医学出版社,2010.

［10］ 王刚.社区康复学［M］.2版.北京:人民卫生出版社,2018.

［11］ 余兰,刘雪琴.社区护理［M］.上海:同济大学出版社,2018.

［12］ 谢幸,孔北华,段涛.妇产科学［M］.9版.北京:人民卫生出版社,2018.

［13］ 毛萌,江帆.儿童保健学［M］.4版.北京:人民卫生出版社,2020.

［14］ 姜丽萍.社区护理学［M］.5版.北京:人民卫生出版社,2021.

［15］ 杨芙蓉.社区护理［M］.2版.北京:人民卫生出版社,2021.

［16］ 全国护士执业资格考试用书编写专家委员会.2023全国护士执业资格考试指导［M］.北
京:人民卫生出版社,2022.

Note